Hans Höting
Die Moxa-Therapie

Hans Höting

Die Moxa-Therapie

Wärmepunktur –
Eine klassische chinesische Heilmethode

Ratgeber Ehrenwirth

Die Deutsche Bibliothek – CIP-Einheitsaufnahme

Höting, Hans:
Die Moxa-Therapie : Wärmepunktur – eine klassische
chinesische Heilmethode / Hans Höting. – 2. Aufl. München :
Ehrenwirth, 1995
(Ehrenwirth-Ratgeber)
ISBN 3-431-03219-2

2. Auflage 1995

ISBN 3-431-03219-2
© 1993 by Ehrenwirth Verlag GmbH
Schwanthalerstraße 91, 80336 München
Layout: Helga Schömig, München
Umschlag: Rainald Schwarz, München
Satz: ew print & medien service g.m.b.h., Würzburg
Druck: Interdruck, Leipzig
Printed in Germany 1995

Inhalt

Die Akupunkturmeridiane und Extrapunkte

Das Beifußkraut: Grundstoff der Moxa-Therapie

Wo und unter welchen Bedingungen Sie nicht moxen sollten

Behandlungsvorschläge

Widmung

Der Liebe Ziel: des andern Last freudig mitzutragen;
der Liebe Lohn: mehr Zeit im Sein, mehr Inhalt im Leben.

In Dankbarkeit widme ich mit diesen Worten Wei mein Buch.

Vorwort von Hans Höting

»Krankheiten«, pflegte meine Großmutter immer zu sagen, »werden eigentlich erst durch die gelehrten Doktoren mit ihrem unverständlichen Fachlatein zu einem Problem. Früher hatte man eine einfache Erkältung, heute leidet man an einem rezidivierenden grippalen Infekt. Je unverständlicher das Wort, desto größer der Eindruck beim Patienten, und um so schlimmer erscheint diesem die Krankheit. Dabei behandelt man sie am besten mit den einfachen, natürlichen Methoden der Volksheilkunde und nicht, wie man uns glauben machen will, auf moderne wissenschaftliche Art, mit Chemie.«

Sprach's, verschwand und kam mit einer Tasse heißer Milch mit Honig zurück. Diese Mixtur schmeckte zwar greulich, aber der Husten wurde besser. Und wenn es ganz schlimm kam, gab es hinterher noch eine Schwitzpackung im Bett. Danach war das Problem meistens gelöst.

Die Methoden und Mittel der Volksheilkunde sind meistens ohne großen Aufwand und einfach anwendbar, preiswert, in der Regel leicht verfügbar, schonend und angenehm in der Anwendung, packen das Übel an der Wurzel, stärken die Selbstheilungskräfte und sind dazu noch nahezu nebenwirkungsfrei. Der Körper geht, so behandelt, aus der Krankheit gestärkt und gereinigt hervor. Aus den genannten Gründen eignen sie sich auch für die Anwendung durch den medizinischen Laien. Es ist somit kein Wunder, daß sich angesichts dieser Vorteile immer mehr Menschen für die Methoden und Mittel aus der Naturheilkunde interessieren, vor allem wenn sie die mitunter gefährlichen Nebenwirkungen der schulmedizinischen Mittel auf den Beipackzetteln lesen.

Die Schattenseiten einer »Do-it-yourself-Krankheitsbehandlung« sollen hier nicht verschwiegen werden. Als Laie sollte man niemals allzu forsch und verantwortungslos ein Risiko tragen, das man nicht überblicken kann und das man lieber in die Hand eines Mediziners legen sollte. Bevor man selbst behandelt, muß man absolut sicher sein, daß es sich bei der zu behandelnden Beschwerde wirklich nur um eine harmlose Erkrankung handelt.

Sind dagegen Zweifel angebracht, ob es sich um eine harmlose Erkrankung handelt, oder zeigt sich, daß man mit der angefangenen Behandlung die Dinge nicht zum Besseren wendet, sollte unbedingt ein naturheilkundlich ausgerichteter Arzt oder ein Heilpraktiker aufgesucht werden.

Die hier im Buch vorgestellte Moxa-Therapie entstammt der asiatischen Volksmedizin oder, um genauer zu sein, der traditionellen chinesischen

Medizin. Deren Methoden bzw. die der asiatischen Volksheilkunde gehen auf einen jahrtausendealten Erfahrungsschatz zurück. Mit den Methoden der traditionellen Medizin, wovon die Moxa-Therapie eine Möglichkeit ist, werden heute noch über die Hälfte der in Asien lebenden Menschen medizinisch versorgt; das entspricht über einem Fünftel der gesamten Menschheit (vgl. Quellenangabe 9). Professor Porkert, einer der bedeutendsten deutschen Sinologen und bekannter Mediziner, somit auch Fachmann für die traditionelle chinesische Medizin, schreibt in seinem Buch »Klinische chinesische Pharmakologie«: ». . . fast zwei Drittel der heute gebrauchten Pharmaka [Arzneimittel] sind schon seit fast 2000 Jahren offizinell, fast alle übrigen aber seit einem Jahrtausend. Das wiederum bedeutet innerhalb ihres Anwendungsbereiches eine therapeutische Sicherheit und Präzision, die von keiner anderen [. . .] Therapie übertroffen und von wenigen in einzelnen Fällen erreicht wird. Die überlieferte Pharmakologie [der Arzneimittelschatz Chinas] kann wissenschaftlich methodisch nicht oder zumindest nicht wesentlich verbessert werden.« (8)

Das Urteil von Professor Porkert über die Arzneimittel trifft sinngemäß auch auf die Behandlungsverfahren aus der traditionellen chinesischen Medizin zu, und somit gilt es auch für die hier vorgestellte Moxa-Therapie. Es wird hier mit der Moxa-Therapie eine dem Laien zugängliche Behandlungsmethode vorgestellt, die alle Merkmale der obengenannten naturheilkundlichen Therapien in sich trägt: Sie ist preiswert, leicht anzuwenden und stellt eine ganzheitliche, wirkungsvolle und nebenwirkungsfreie Therapie dar. Außerdem ist sie bei einer Vielzahl von Beschwerden anwendbar.

Es wäre zu wünschen, daß diese wunderbare, wirkungsvolle Moxa-Therapie mehr und mehr Anhänger findet. Mit ihr bekommt der medizinische Laie eine wirksame Waffe gegen Krankheiten in die Hand, die er sofort einsetzen und damit unter Umständen auch eine Ausbreitung und Verschlimmerung der Krankheit verhindern kann. Und nicht nur das – die Moxa-Therapie beinhaltet auch die Möglichkeit der Krankheitsvorbeugung und der Konditionsverbesserung.

Überhaupt spricht vieles für eine Selbstbehandlung. Durch solche Selbstbehandlung »erfahren« wir unseren Körper. Wir lernen seine Belastbarkeit und seine Reaktionsweise kennen. Wir werden uns dadurch unseres Körpers bewußter, entwickeln wieder eine gesunde Sensibilität für Körperzusammenhänge und -funktionen. Selbstbehandlung erzieht auch zur Selbstverantwortung gegenüber unserer Gesundheit und unserem Körper. Wir sollten diese Verantwortung nicht nur anderen übertragen, so wie es leider gang und gäbe geworden ist. Wenn ich die gegenwärtige Situation mit der Zeit meiner Kindheit vergleiche, wo wir selten einen Arzt brauchten, so stelle ich mit Erschrecken fest, wie leichtfertig man heute sein Krankheitsproblem der Tablette oder dem Behandler überantwortet. Es wäre besser, sich zunächst einmal selbst zu fragen, was man persönlich für sich in der jeweiligen Situation tun kann.

Ohne die Unterstützung meiner chinesischen Freunde wäre es mir nicht möglich gewesen, dieses Buch in dieser praxisbezogenen Form zu schreiben und die Aussagen durch viele Zitate aus alten Literaturquellen zu untermauern.

Ich danke deswegen an dieser Stelle Frau Dr. med. Wai Cao, Nanking, für ihre Hilfe, z.B. bei der Erarbeitung von Behandlungsvorschlägen und bei der Korrektur. Mein Dank gilt weiterhin meinem Freund Herrn Dr. med. Chang Chung Gwo, Taipei. Mit seinem großen Wissen als Praktiker steuerte er viele Behandlungsvorschläge und so manches wertvolle Bildmaterial bei. Zu Dank verpflichtet bin ich außerdem Herrn Dr. med. Li De An, Kanton, für seine freundliche und so wertvolle Hilfe. Durch meinen Aufenthalt in Kanton konnte ich aus seiner Akupunkturabteilung der Klinik so manche praktische Anregung mit nach Hause nehmen und in diesem Buch verwerten. In diesen Dank schließe ich darüber hinaus all meine Lehrer und die Dolmetscher an der Hochschule für traditionelle chinesische Medizin und in den Kliniken Nankings ein. Bei ihnen konnte ich die Theorie und Praxis des Moxens erlernen, sie in eigener Praxis vertiefen und so die Grundlagen für die Erstellung dieses Buches überhaupt schaffen.

So entstand ein Buch, daß die Moxa-Therapie in ausführlicher Form praktisch und theoretisch vorstellt.

Bremen, im Sommer 1993   *Hans Höting*

Die benötigten Moxa-Utensilien sind in vielen auf Esoterik und Naturheilverfahren spezialisierten Läden erhältlich. Sollten Sie dort keinen Erfolg haben, hilft Ihnen der Autor gern mit Hinweisen weiter:
Hans Höting, Heilpraktiker
Twiedelftsweg 13
28279 Bremen
Tel. 0421/825677 u. 820395

Vorwort von Dr. Chang Chung Gwo

Ich kenne Herrn Hans Höting nun seit vielen Jahren. Bei seinen Bemühungen, die traditionelle chinesische Medizin vor Ort zu studieren, hat er fast sämtliche Länder Asiens bereist. Dabei war er auch verschiedentlich in meiner Praxis in Taipei.

Es hat mich sehr gefreut, daß Herr Höting nunmehr mit einem weiteren Buch bemüht ist, sein großes Wissen deutschsprachigen Kollegen und Patienten weiterzugeben. Ich wünsche deswegen seinem Buch über chinesische Moxa-Therapie viel Erfolg. Gerade die Moxa-Therapie hat eine lange Tradition in der Volksmedizin. Jeder interessierte Laie kann sie anwenden. Bislang fehlte es aber an einer Anleitung hierfür. Das Buch meines Freundes Hans Höting aus Bremen schließt hier eine Lücke. Es ist zu hoffen, daß mit Hilfe dieses Buches die wirkungsvolle Moxa-Therapie auch im deutschsprachigen Raum die Bedeutung und Verbreitung findet, die sie verdient.

Taipei, im September 1991   *Dr. med. Chang Chung Gwo, M.D.*

Was ist Moxen?

Grundlegende Gedanken

Hand aufs Herz, lieber Leser, könnten Sie diese Frage beantworten? Vielen von Ihnen würde es wahrscheinlich genauso gehen wie einigen Patienten in meiner Praxis. Eröffnet man ihnen, daß es nun an der Zeit sei, eine Moxa-Behandlung vorzunehmen, so trifft mich oft ein ängstlich fragender Blick. Moxa? Was ist das?
Die Moxa- oder auch Brenntherapie ist ein uraltes Heilverfahren aus der traditionellen chinesischen Medizin. Indem man brennendes Beifußkraut *indirekt* am Körper anwendet (die *direkte* Anwendung auf der Haut muß erfahrenen Moxa-Therapeuten vorbehalten bleiben), mobilisiert man reaktiv die Selbstheilungskräfte im Körper.
Moxa wendet man gezielt, punktuell und vorzugsweise dort an, wo Akupunkturpunkte auf der Körperdecke zu finden sind oder wo sich der Hauptschmerz lokalisiert. Großflächig behandelt man Hautareale, beispielsweise über Gelenken oder an Reflexzonen innerer Organe.

Merke: Wo sich Beschwerden zeigen – dort kann gemoxt werden. (Zu den Ausnahmen vgl. das Kapitel »Wo und unter welchen Bedingungen Sie nicht moxen sollten«, Seite 116–122.)
Moxa ist mithin eine Reiztherapie, als Reizmittel dient dabei die Wärme.
Warum man gerade an Akupunkturpunkten moxt, soll uns in diesem Kapitel noch beschäftigen. Über das »Wie« des richtigen Moxens erfahren Sie im Kapitel »Moxa-Technik« mehr (Seite 47–76). Was beim Moxen alles abläuft, sagt Ihnen das Kapitel »Forschungen zur Moxa-Therapie und deren Anwendungsgebiete« (Seite 33–46).

Grundbegriffe zur Moxa-Therapie

Nun sollen uns einige Grundbegriffe zur Moxa-Therapie beschäftigen. Sie zu kennen ist wichtig, da man sonst das ganze Heilverfahren nicht versteht und auch die Technik des Anwendens nicht erlernen kann. Das Verstehen der Zusammenhänge und der Therapie sowie die Sicherheit im Umgang mit der Technik des Moxens sind aber gerade wichtig, um Erfolge zu erzielen. Die nun folgenden Hinweise sollen Ihnen dazu verhelfen. Wärme ist lebensnotwendig. Ein Mangel an Wärme kann tödlich sein. Kälte kann aber nicht nur töten. Der Tod selbst ist Kälte. Das erfährt man sehr schnell, wenn man einen Leichnam berührt. Leben ist umgekehrt Wärme. Deshalb ist Wärme so lebensnotwendig. In einem alten Akupunkturwerk, dem Bian Gue Shin Shu, kann man hierzu nachlesen:»Dringen Kälte und Wind in den Körper ein, behandle man mit Moxa.« An anderer Stelle heißt es im gleichen Buch:»Im Alter wird die Yang-Energie [Wärme] schwach. Deshalb werden Arme und Beine kalt. Ob er [der Körper] stirbt, hängt von seiner Yang-Energie [Lebenswärme] ab.« (9) Die Chinesen wußten schon genau Bescheid, was zu tun war, wenn jemand seine Lebenswärme verlor. Sie moxten den Punkt KG 6 oder M 36 (vgl. Kapitel »Die Sondermeridiane«, Seite 103–106). KG 6 ist die im Westen gebräuchliche Akupunkturpunktbezeichnung, die Chinesen haben für die Punkte Namen, z.B. für KG 6 Qihai (= Meer der [Lebens-]Energie).

Sie haben nun schon einen Begriff kennengelernt, die Yang-Energie. Dieser Begriff deckt unter anderem den Wärmeaspekt ab und steht somit dem Aspekt »Kälte« gegenüber – Kälte ist eine Yin-Energie. Yin und Yang beschreiben jeweils bestimmte Zustandsformen, von denen Kälte bzw. Wärme nur Teilaspekte sind. Die gegensätzlichen Zustandsformen des Yin- und Yang-Aspekts sind wiederum Teilaspekte ein und desselben Phänomens. Was heißt das genauer?

Die entgegengesetzten Aspekte Kälte und Wärme sind nach der Deutung der taoistischen Philosophie die sich notwendig ergänzenden Aspekte des Phänomens »Temperatur«. Denken Sie einmal darüber nach, und suchen Sie die Bestätigung für diese Behauptung. Sie werden sie überall im Alltag finden.

Je weiter Sie in dieses Wissen eindringen, desto mehr werden Sie erkennen, daß in dieser Aussage eine tiefe Wahrheit steckt, die letzten Endes auf das hermetische Lebensgesetz der Polarität zurückführt.

Das Leben ist voll von diesen scheinbaren Gegensätzen. Forschen Sie weiter, und prüfen Sie genau, wo sie eine Ganzheit bilden. Diese Gegensätze stehen in einem ständigen Wechsel zueinander, weil Leben Wechsel ist und Wandel. Dabei ist das eine immer auch in dem jeweils anderen vorhanden. Auf Yin und Yang bezogen bedeutet dies, daß der Yang-Aspekt im Yin-Aspekt enthalten ist und umgekehrt. In jeder Freude steckt auch ein wenig Trauer. Und in jeder Trauer können wir auch sicherlich ein wenig Freude entdecken, vor allem wenn wir sie gemeistert haben und dadurch

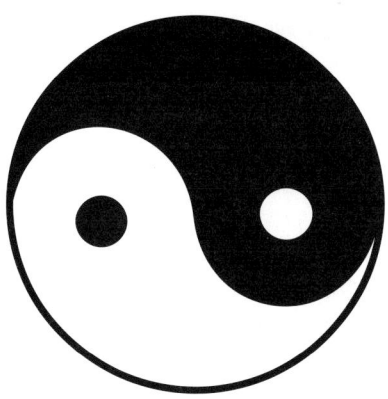

Abbildung 1: Die chinesische Monade. Die in Weiß und Schwarz dargestellte Fläche versinnbildlicht die Polarität. Der weiße Punkt im Schwarzen bzw. der schwarze im Weißen symbolisiert, daß immer ein Anteil des einen Bestandteils auch im anderen enthalten ist. Das links zaghaft beginnende und nach rechts hin stärker werdende Schwarz verdeutlicht, daß das andere im selben Verhältnis schwindet, ebenso daß auf dem Höhepunkt des einen das andere zu wachsen beginnt. Die geschwungene Trennungslinie ist ein Hinweis auf die stets wechselnden Anteile der Polaritäten am Ganzen.

reifer geworden sind. Sinnbild dieses Yin-Yang-Bezugs ist die chinesische Monade.

Es gibt keinen absolut reinen Aspekt. In jedem Aspekt ist ein Anteil des anderen Aspekts zu finden; z.B. die Zeitaspekte »Tag« und »Nacht«. In der tiefsten Nacht beginnt bereits wieder der Tag zu wachsen – und damit der Nachtaspekt.

Der Kernsatz aus dem Suwen, einem der beiden Teile aus dem Akupunkturklassiker Huangdi Neiching, lautet entsprechend: »Stärkt sich das Yin, schwächt sich das Yang ab.« Umgekehrt nimmt das Yin ab, wenn das Yang zunimmt. Habe ich zuviel des einen, wird das andere genau um diesen Betrag unterdrückt. Hierin liegt auch der Kerngedanke für den Begriff der Gesundheit: Yin und Yang müssen sich in einem harmonischen Verhältnis zueinander befinden, da das Übergewicht des einen sonst zu einer Schwächung des anderen führt. Die Folge davon ist Disharmonie. Deshalb heißt es auch im Lei-Jing-Fu-Yi aus der Ming-Dynastie (1368–1644): »Große Aktivität soll durch Ruhe reguliert werden. Das Yang (hier: Aktivität) auf dem Höhepunkt muß mit dem Yin (hier: Ruhe) überwunden werden.« Dies ist fast eine Lebensregel, gegen die wir beinahe täglich verstoßen mit unserer unablässigen überschäumenden Aktivität. Bei diesem Übergewicht an Yang dürfen wir uns nicht wundern, wenn wir eine Yin-Krankheit bekommen, nämlich eine Yin-Mangel-Krankheit bzw. eine Yang-Fülle-Krankheit. Denken Sie einmal darüber nach.

Aber jetzt ist es an der Zeit, einige Aspekte aufzulisten, die Yin- bzw. Yang-Charakter haben.

Yin-Aspekt	Yang-Aspekt
vorne	hinten
unten	oben
innen	außen
Speicherung, Materie	Verdauung, Umwandlung
Stofflichkeit	Aktivität, Energie
Blut	Qi
Kälte (Kühle)	Hitze (Wärme)
Mangel	Überfluß
Ruhe	Bewegung
weiblich	männlich
Depression	Fröhlichkeit
schwach	stark
Abwärtsbewegung	Aufwärtsbewegung
trüb	klar
dunkel	hell
Nacht	Tag
feucht	trocken
weich	hart

Sicherlich wird der eine oder andere beim Lesen dieser Tabelle schon gestutzt haben, als er das Wort »Qi« las. Dieser Begriff soll nunmehr erklärt werden.

Zunächst einmal seien Sie nicht verwirrt, wenn Sie in anderen Akupunkturwerken diesen Begriff verschieden geschrieben finden. Man schreibt ihn u.a. Qi, Tschi, Chi, um nur einige Beispiele zu nennen. Es bedeutet alles dasselbe und ergibt sich aus der Übersetzung der lautlichen Artikulation in die schriftliche Darstellungsform.

Der Begriff »Qi« ist sehr vielschichtig. Um den Sachverhalt aber nicht unnötig zu komplizieren, setzen wir ihn vereinfachend gleich mit »Lebensenergie«. Es gilt hier ja nur, das Prinzip zu verdeutlichen. Und das läßt sich in Form dieser Gleichsetzung am besten erreichen.

Stellen Sie sich vor, daß diese Lebensenergie aus vielen Quellen gespeist wird. Ein Aspekt dieser Lebensenergie ist das Erb-Qi, das Sie von Ihren Eltern erhalten. In Ihrem Leben ergänzen Sie dieses »Anfangskapital« in Ihrem Körper durch die Atmung in Form des Atem-Qis oder durch die Nahrung in Form des Nahrungs-Qis. Sie verbrauchen allerdings auch laufend Qi bei allen Aktivitäten, durch Streß, aber auch durch Krankheit. Der »Kontoeinzahlung« aus Atmung und Nahrung steht also die »Kontoabhebung« durch Aktivitäten, Krankheit und Streß gegenüber. Im Körper benötigen wir Qi, damit unsere Organe funktionieren und unsere Muskeln und Gelenke sich bewegen können. Ohne Qi ist Denken nicht möglich, ohne Qi können wir nicht fühlen, empfinden, dynamisch sein. Nach dem Prinzip der Dualität bzw. Polarität muß es zu dem »guten« Qi, das uns gesund erhält, aber auch ein »schlechtes« Qi geben, das unsere Gesundheit gefährdet. Und in der Tat ist das so. Nach den Lehren der traditionellen chinesischen Medizin sind die Phänomene, die unsere Gesundheit beeinträchtigen, unterschieden nach den Begriffen des äußeren und des inneren Qis. Die äußeren krank machenden Qis sind z.B. der Wind, die Kälte, die Hitze und die Feuchtigkeit. Das innere krank machende Qi finden wir beispielsweise in Form der Sorge, der Wut, des Ärgers, der Trauer und des Grübelns.

Das ganze Spektrum dieser unterschiedlichen Qis unterteilt sich wieder nach dem Yin- und Yang-Aspekt. Sowohl das Yin- als auch das Yang-Qi finden wir einerseits im gesundheitsfördernden, andererseits aber auch im gesundheitsschädigenden Aspekt des Qi. Warme Luft, die wir im Sommer einatmen, hat vornehmlich Yang-Charakter. Enthält sie Feuchtigkeit, ist das der Yin-Anteil. Kalte, frostige, feuchte, neblige Luft hat extremen Yin-Charakter. Warme Suppe führt uns Yang zu, die kalte Vorspeise dagegen Yin-Qi. Der Wind hat Yang-Charakter. Ist es ein warmer Wind, steigert das den Yang-Anteil. Ist es dagegen ein kalter Wind, ist das der Yin-Aspekt im Yang-Element »Wind«.

Moxen ist von seiner Qualität her Yang und eignet sich so zur Behandlung von Yin-Krankheiten. Deshalb kann man beispielsweise einen mit zuviel Speiseeis verdorbenen Magen mit einer Moxa-Behandlung wieder ins Lot bringen. Ebenso greift man beinahe instinktiv zur Wärmflasche, um sie bei Bauchschmerzen auf den Bauch zu legen, da dies als wohltuend empfunden wird.

Jetzt verstehen Sie schon besser, was Yin- und Yang-Krankheiten bedeuten. Beim ersten handelt es sich um eine Kältekrankheit, einen Zustand, in dem man sich nach Wärme sehnt. Das zweite dagegen ist die Yang-Krankheit. Bei ihr wäre eine Wärmeanwendung fatal, da sie eine Verschlimmerung nach sich ziehen würde. Vernünftigerweise zieht man sich in der brütenden Hitze des Sommers keine wärmende Winterkleidung an. Anderenfalls wird die Wärme und damit das Yang im Körper noch mehr vergrößert. Man bekäme einen extremen, schädigenden Yang-Zustand.

Überlegen Sie einmal, bei welchen Schmerzen Ihnen Wärmeanwendungen besser geholfen haben und bei welchen Kälteanwendungen. Bei einigen Schmerzen war Ihnen wohler, wenn Sie auf die Stelle des Schmerzes drückten, bei anderen war Ihnen ein Druck nicht angenehm. Hier finden

Sie die klassische Unterscheidung in Yin- und Yang-Schmerz. Ein Schmerz, der auf Yang-Wärme positiv reagiert, ist ein Yin-Schmerz. Einen Yang-Schmerz dagegen mit Wärme behandeln hieße, ihn zu verstärken. Was rebellisch ist, soll man nicht noch mehr reizen, sondern beruhigen. Was ohnehin schon vor Schwäche lethargisch ist, soll man nicht noch mehr dämpfen, sondern stärken. Wie man das macht, finden Sie im Kapitel »Moxa-Technik«. Merken Sie sich vorab aber schon einmal folgendes: Wenn Sie Moxa einsetzen wollen, müssen Sie prüfen, ob die Voraussetzungen einer Moxa-Behandlung, gemessen an den Yin- und Yang-Kriterien, gegeben sind. Hierbei hilft Ihnen die Checkliste in diesem Buch, die Sie im Kapitel »Behandlungsvorschläge« noch kennenlernen werden. Zum weiteren Verständnis der Therapie müssen Sie sich noch über einige Begriffe Klarheit verschaffen, z.B. über den des Meridians und der Akupunkturpunkte, darüber hinaus über die Bedeutung von Sedation und Tonifikation sowie über die Lage der Akupunkturpunkte. Verzweifeln Sie jetzt nicht. Die Sache ist viel einfacher, als Sie im Moment vielleicht vermuten. Ich will es Ihnen an einem Beispiel aus dem täglichen Leben verdeutlichen. Die Bundesrepublik ist durchzogen von unzähligen Leitungen, durch die Gas, Wasser, Öl und Elektrizität transportiert werden. An einigen Stellen dieser Leitungen sind Ventile eingebaut, an denen man in die Leitungen etwas hineinfügen oder aber etwas herausziehen kann. Sehen Sie diese Leitungen als Meridiane und die eingebauten Ventile als Akupunkturpunkte, so haben Sie ein praktisches Beispiel, das Sie auf den menschlichen Körper übertragen können. 14 Meridiane überziehen den menschlichen Körper, und auf diesen 14 Meridianen sind etwa 750 Akupunkturpunkte verteilt. An diesen Akupunkturpunkten kann man auf die Energie in den Meridianen einwirken. Wenn das Qi des menschlichen Körpers bzw. die Vitalkraft in den Meridianen gleichmäßig verteilt ist, gleichmäßig zirkuliert, von der Energiestruktur her gesund und ausreichend vorhanden ist, dann ist der Mensch gesund. Er wird dann kaum Schmerzen und kaum Schwellungen haben. Kommt es aber zu einer Störung in der Zirkulation, die eine Leere oder eine Fülle im Rohrsystem bewirkt, oder ist das Qi von minderer Qualität, dann treten Störungen auf, die es zu behandeln gilt. Man kann bei einer Fülle durch Manipulation »das Ventil aufdrehen« und den Überdruck ablassen. Analog kann man bei einer Leere durch das geöffnete Ventil fehlende Stoffmengen nachfüllen. Man kann auch dafür sorgen, daß besseres Material, sei es Gas oder Öl, durch das Rohrsystem fließt, damit es beispielsweise weniger aggressiv wirkt und nicht die Wände dieses Rohrsystems angreift. Auf den menschlichen Körper übertragen, bedeutet das, daß man z.B. durch bessere Nahrung und durch gesünderes Atmen besseres Qi erhält. Eine dieser Methoden, das »menschliche Ventil« zu öffnen und den »Unterdruck« auszugleichen bzw. die »Fließgeschwindigkeit des Rohrinhalts« zu verbessern, ist die Moxa-Therapie. Wie wichtig dabei die richtige Lokalisation des »Ventils« ist, geht schon aus dem alten Akupunkturbuch »Tausend goldene Regeln« von Sun Si-Miao hervor. Er schrieb in diesem Buch: »Wird der Punkt einer Behandlung nicht richtig getroffen, bringt die Behandlung keine Resultate.« Nun resignieren Sie bitte nicht und klappen das Buch nicht zu, sondern lesen Sie es zu Ende – Sie werden feststellen, daß Sie noch genaue Instruktionen erhalten, damit Sie die Punkte richtig treffen. Außerdem ist es absolut nicht schlimm, wenn Sie den jeweils anvisierten Punkt nicht exakt treffen. Die Wärme erreicht das Ziel dennoch, allerdings in abgeschwächter Form. Zur möglichst genauen Punktfindung werden Sie oft das Körpermaß »Zun« benötigen. Zun ist ein individuelles Maß; es ist das Maß einer Daumenbreite, über dem Nagel gemessen, oder aber das Maß zwischen der oberen und mittleren Beugefalte des Mittelfingers (vgl. Abb. 2).

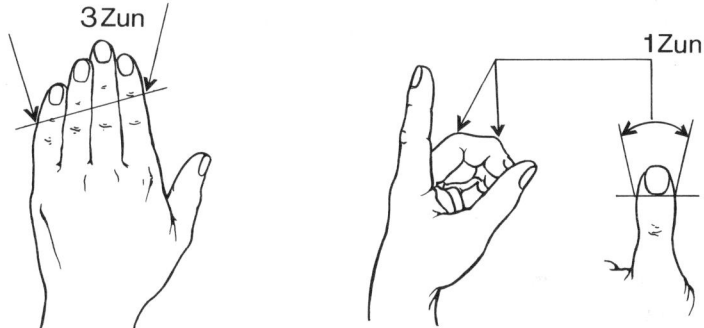

Abbildung 2: Das individuelle Körpermaß »Zun«.

So, jetzt atmen Sie am besten einmal kräftig durch, wenn Sie die bisherigen Ausführungen etwas verwirrt haben sollten. Moxa ist leichter anzuwenden, als es aufgrund der vielen theoretischen Hinweise vielleicht erscheinen mag. Dafür gibt es sogar ein klassisches Zitat von Chen Yan Zhi, einem der berühmtesten Ärzte aus der Chin-Dynastie (265–316 n. Chr.). Er sagte folgendes: »Als Akupunkteur muß man eine gute Ausbildung haben, um sie praktizieren zu können. Moxa aber kann von jedermann angewendet werden. (. . .) Man kann Moxa nach den Hinweisen in Büchern oder nach Karten durchführen, auf denen die Punkte beschrieben sind.

Aber selbst wenn man Bücher und Karten nicht lesen kann, kann man Moxa dort anwenden, wo sich Krankheit zeigt. Nur wenn er das Gesicht fürs Moxen nicht ausspart, kann er Schaden tun.« (9) Dieses Zitat müßte Sie eigentlich so richtig motivieren, Moxa anzuwenden. Und noch mehr Auftrieb müßten Sie bekommen, wenn ich Ihnen sage, daß auch der Hinweis, das Gesicht auszusparen, heute nicht mehr stimmt. Man kann durchaus einige Punkte im Gesichtsbereich moxen, nur vorsichtig und behutsam muß man dabei sein. Ich werde hierzu im Kapitel »Moxa-Technik« (Seite 47–76) noch genaue Anweisungen liefern.

Warum sich Moxa für die Selbstbehandlung eignet

Was Chen Yan Zhi sagte, bestätigt, daß sich Moxen für die Selbstbehandlung sehr gut eignet. Eine weitere Bestätigung hierfür findet sich darin, daß die Moxa-Therapie nicht nur im alten China weit verbreitet war, sondern auch im heutigen China in den Kliniken und in der Laientherapie noch sehr häufig angewandt wird. Auch in anderen asiatischen Ländern ist Moxa ein weitverbreitetes Hausmittel. Moxa-Utensilien gehören auch immer zu meiner Reiseapotheke. Moxa hat mir sowohl bei den Reisen durch Asien als auch in anderen Ländern oft in schwierigen Situationen geholfen und mir manches Reiseerlebnis gerettet. Auch in Notfällen hat sich die Wirksamkeit der Moxa-Therapie immer wieder bis heute bewahrheitet. Hillier und Jewell empfehlen den Moxa-Stab als wichtigsten Bestandteil eines Erste-Hilfe-Bestecks. Dessen Bedeutung kann ich aus eigener Erfahrung in chinesischen Krankenhäusern und in meiner eigenen Praxis nur bestätigen. So manchen Kreislaufkollaps bekamen wir im Krankenhaus mit Moxa-Therapie wieder unter Kontrolle. Und in der eigenen Praxis konnten wir manchen Patienten, den aus Angst vor Spritzen eine plötzliche Kreislaufschwäche überfiel, damit wieder auf die Beine bringen.
Ich wiederhole mich zwar aus dem Vorwort, aber weil es so wichtig ist, sei es noch einmal betont: Ich hoffe, daß dieses Buch dazu beiträgt, die körperfreundliche, nebenwirkungsfreie, preiswerte und überall anwendbare Moxa-Therapie mehr und mehr einzusetzen. Das wäre ein echter Beitrag zur Kostendämpfung und zur Verhütung von iatrogenen Krankheiten – Krankheiten, die aufgrund von Nebenwirkungen anderer Therapien und Medikamente entstehen. Moxa könnte auch helfen, das Verständnis für Gesundheit, Krankheit und die Funktion des eigenen Körpers zu aktivieren, – Voraussetzungen für eine gesunde Lebensweise.

Geschichte der Moxa-Therapie

Der Weg der Moxa-Therapie in China
durch die verschiedenen Dynastien bis zur Gegenwart

In der Zeit 9000–4000 v. Chr. lebte im Norden Chinas ein Verwandter des Neandertalers, der die Moxa-Behandlung anscheinend bereits anwandte. Darauf deuten entsprechende Grabfunde hin. Ebenfalls aus dieser Zeit stammt ein Werk, das auch die Bewohner Südchinas als moxakundig beschreibt. Hierin wird vor allen Dingen auch gesagt, daß damals die Moxa-Behandlung unter Laien weit verbreitet war. Diese Literaturquelle (»Tausend goldene Rezepte für Notfälle« von Sun Si-Miao) ist auch deshalb so wichtig, weil sie nämlich belegt, daß sich schon damals Moxa in Notfällen als wirksam erwies. (9)

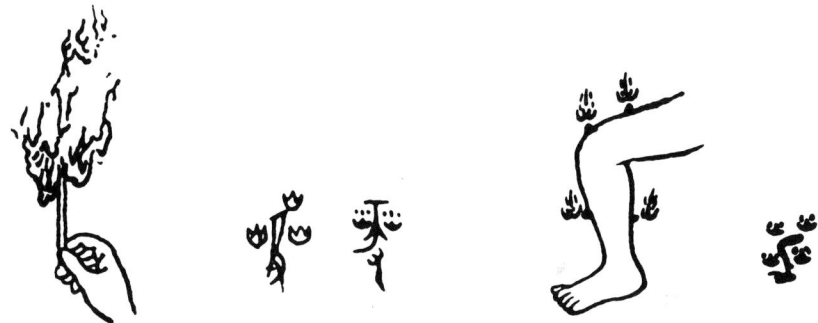

Abbildung 3: Vorgeschichtliche Darstellung einer Moxa-Behandlung.
Die hier wiedergegebenen Darstellungen und Schriftzeichen stammen von alten Bronzegefäßen, die man der Yin-Dynastie zuordnet (15.–11. Jh. v. Chr.). Die bildliche Darstellung des Moxens findet sich in den altchinesischen Schriftzeichen für Moxen wieder. Ein gutes Beispiel dafür, daß die chinesischen Schriftzeichen piktographische (bildhafte) Bedeutung haben. (4)

Ein weiteres altes literarisches Dokument über Moxa ist das Zouzhun. Es wird der Frühlings-Herbst-Dynastie zugeordnet, die 770 bis 476 v. Chr. regierte. (9) Ein anderes Akupunkturwerk aus jener Zeit beschäftigt sich mit dem Ernten von Moxa-Kraut. Ebenfalls aus dieser Zeit stammt eine Niederschrift, die feststellt, daß »zur Krankheit nichts mehr durchdringen kann, wenn wir angesichts einer Krankheit machtlos sind«. (9) Aus dem

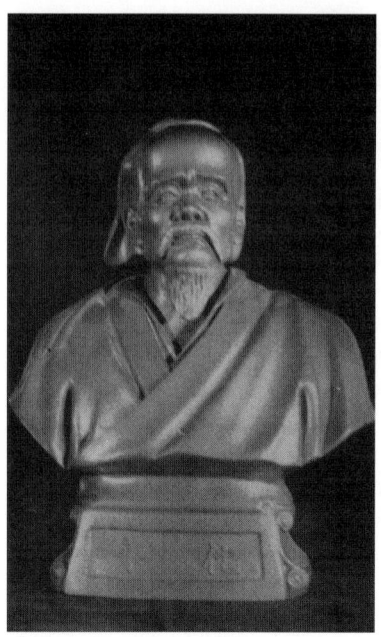
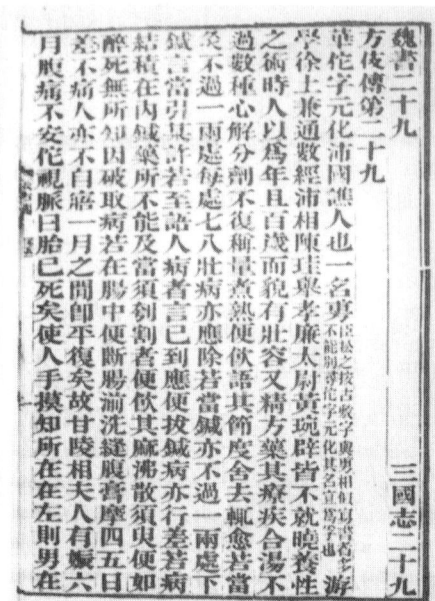

Abbildung 4: Büste Huatos – einer der bedeutendsten Ärzte des alten Chinas. Die abgebildete Textseite stellt einen Auszug aus seiner Biographie dar. (4)

weiteren Text ergibt sich, daß sich »machtlos« auf die Akupunktur und »durchdringen« auf die Moxibustion bezieht. Offensichtlich hat man diese Meinung später nicht mehr geteilt, denn in Li Tings »Einführung in die Medizin« ist zu lesen: »Ist eine Krankheit weder durch Medizin noch durch Akupunktur zu heilen, wende man Moxen an.« (9) Diese Aussage wird durch den berühmten Akupunkturklassiker Lingshu gestützt, in dem es heißt: »Was die Nadel nicht zu heilen vermag, dagegen wirkt das Brennen [= Moxa].« (9)
Gräber erweisen sich oft als wahre Fundgruben wichtiger Zeitdokumente. Und so war es auch an einem Grab der Han-Dynastie (206 v. Chr. bis 220 n. Chr.). In ihm stieß man nämlich auf einen »Klassiker der Moxibustion«. Sicherlich hätte es damals nicht so einen »Klassiker« gegeben, wenn nicht schon vor 2000 Jahren die Moxibustion eine bedeutende Therapie gewesen wäre. (9)

Auch einer der bedeutendsten chinesischen Ärzte aus der Frühzeit der Geschichte der Moxa-Therapie ist zu erwähnen, nämlich Huato. Huato

Abbildung 5: Moderne Akupunk-
turpuppe aus Weichplastik mit
Darstellung der Meridiane und
Akupunktur- bzw. Moxa-Punkten
auf der Oberfläche.

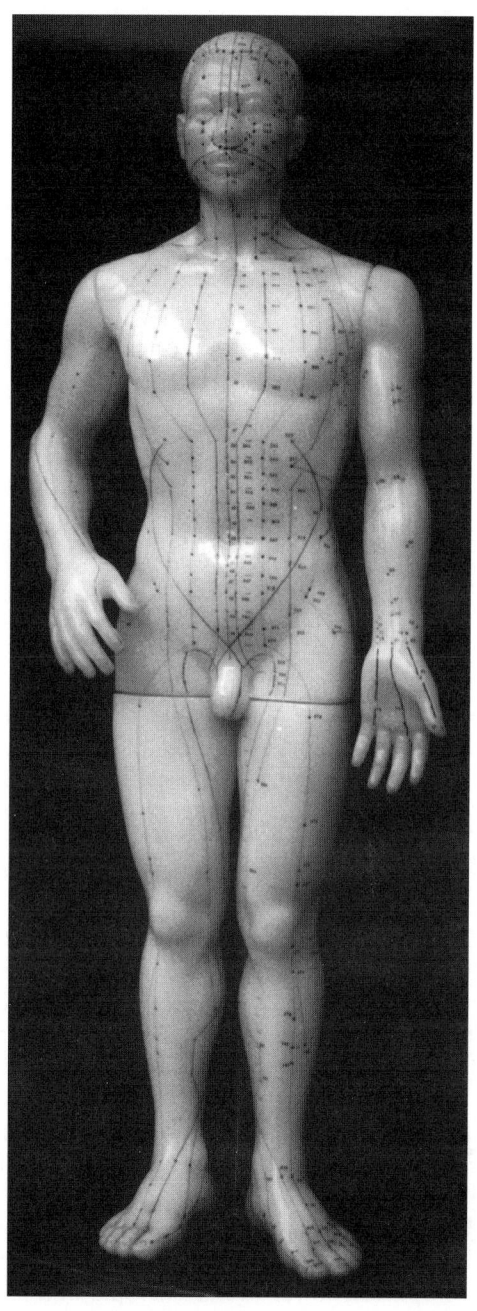

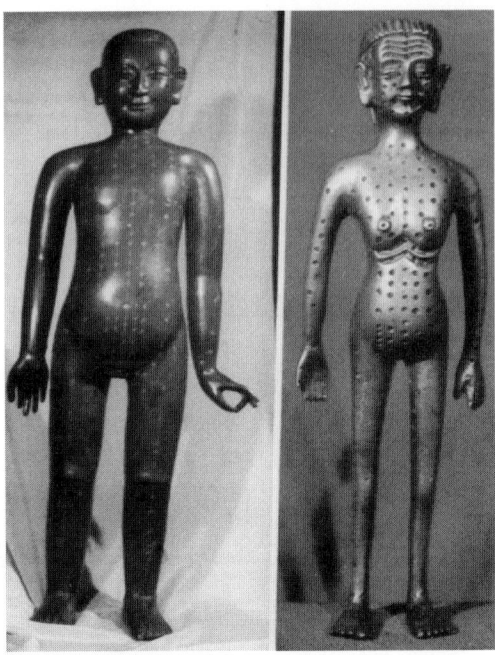

lebte um 200 n. Chr. Er führte Operationen mit Hilfe von Heilkräuteranästhesie, Moxa und Akupunktur durch. Alles zusammen hatte eine betäubende Wirkung. Die historische Gestalt des Huato wird allerdings von der Geschichte seines tragischen Endes umrahmt. Huato war durch seine Tüchtigkeit dem Kaiser aufgefallen. Dieser zitierte ihn als Behandler an den kaiserlichen Hof. Huato gefiel es dort aber überhaupt nicht. Er betrachtete sich zudem als Arzt für alle Kranken und nicht nur für eine auserwählte Schicht am Kaiserhof. Er wollte sich deshalb absetzen, und so bat er um Urlaub, der ihm auch gewährt wurde. Aber sein Entschluß, daraus nicht zurückzukehren, war für ihn fatal. Der Kaiser sandte nämlich seine Häscher aus. Die ergriffen Huato und warfen ihn ob seiner Untreue in den Kerker. Der Kaiser verzieh ihm seine Abtrünnigkeit nicht und ließ ihn zum Tode verurteilen. Huato übergab seine Aufzeichnungen vor seiner Hinrichtung seinem Wärter. Dieser hat sie dann aus Angst leider vernichtet. So ist das große Werk dieses begnadeten Heilers der Nachwelt nur noch vom Hörensagen erhalten geblieben.

Die einzige Frau, die sich als Moxa-Therapeutin hervortat und sich in der Medizin als Domäne der Männer behaupten konnte, war Pao Ku. Sie galt als Spezialistin für Moxa-Therapie und lebte zwischen 288–343 n. Chr.

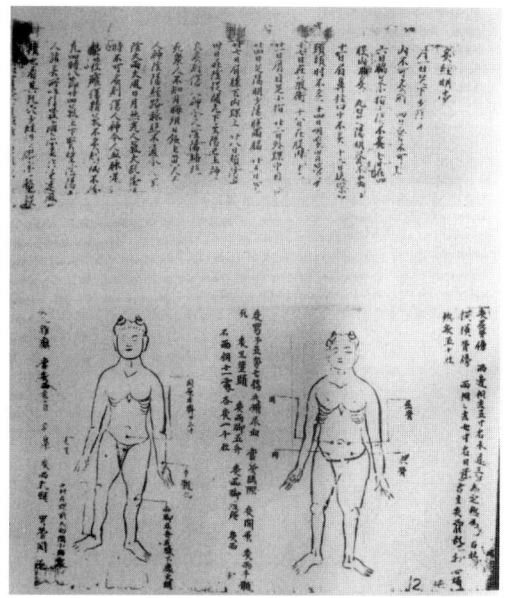

Abbildung 7: Alte Darstellungen zur Moxa-Therapie. Sie stammen aus der Tang-Dynastie (618–907 n. Chr.) und befinden sich heute im Britischen Museum in London. (4)

Bekannt wurde sie durch ihre Erfolge in der Behandlung von Hautkrankheiten, gut- oder bösartig, mit Hilfe der Moxa-Therapie.

Wenn Sie mal nach Nanking kommen, sollten Sie dort ins Museum gehen und sich das Bronze-Akupunkturmodell anschauen. An solch einem Modell erlernten im 5. Jh. n. Chr. die angehenden Akupunkteure die Akupunkturpunkte. Diese Puppe, eine getreue Nachbildung des menschlichen Körpers, hatte an den Akupunkturpunkten Durchstiche, die man listigerweise für die Prüfung mit Wachs ausfüllte. Der Akupunkteur mußte nun millimetergenau den jeweiligen Punkt lokalisieren. Ließ sich die Nadel eindrücken, hatte er den Punkt richtig getroffen, wenn nicht, stieß sie auf Metall und zeigte verräterisches Durchbiegen. Auf dieses Akupunkturmodell bezieht sich auch ein Lehrbuch der Akupunktur und Moxibustion aus dem 5. Jh. n. Chr. von Liu Sung. (9) Übrigens, das ausgestellte Modell in Nanking ist eine Nachbildung und nicht das Original. Dieses ging leider verloren.

Aus der Tang-Dynastie (618–907 n. Chr.) stammt das Werk »Moxibustion gegen Knochenschwäche«. (3) Die Aussagen dieses Buches haben bis heute Gültigkeit. Im 8. Jh. erscheint ein grundlegendes Textbuch über die Moxibustion von Wang Tao unter dem Titel »Wichtige Rezepte eines Pro-

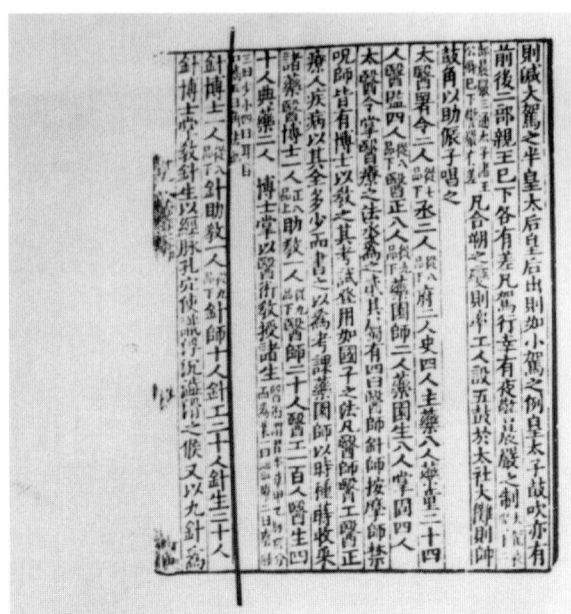

Abbildung 8: Auszug aus einem Lehrbuch der Tang-Dynastie. Vor dieser Zeit wurde das praktische Wissen einer Therapie mündlich in der Familie weitergegeben. In der Tang-Dynastie wurde ein Ausbildungsinstitut für Moxa und Akupunktur gegründet. Die Richtlinien für Ausbildung und Anwendung der Therapien waren in diesem Buch enthalten. (4)

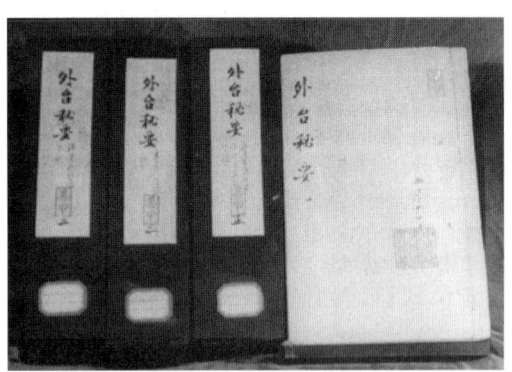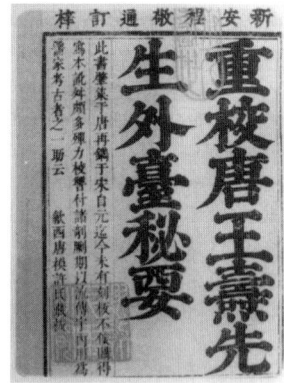

Abbildung 9: Abbildung des historischen Lehrbuchs »Wichtige Rezepte eines Provinzgouverneurs« von Wang Tao aus dem 8. Jh. Es beschäftigt sich hauptsächlich mit der Moxa-Behandlung. (4)

28

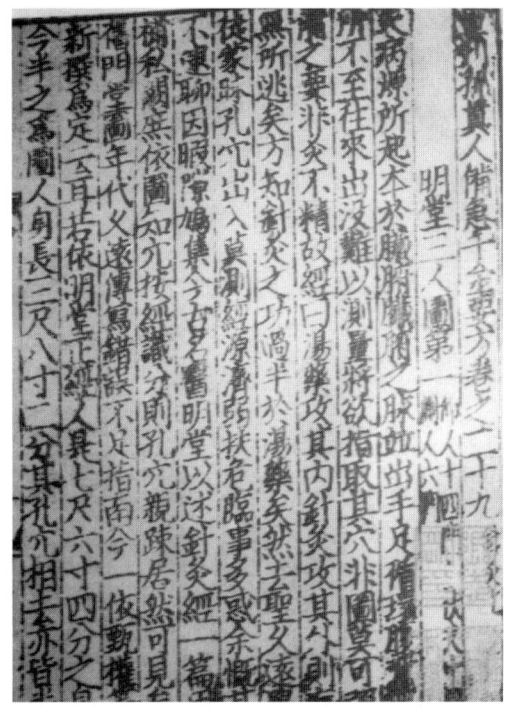

Abbildung 10: Auszug aus den Rollenbüchern Nr. 26–28 von Sun Si Miao, die sich mit Moxa-Therapie beschäftigen. Sie werden deshalb auch als Moxa-Klassiker bezeichnet. Die Rollen werden der Yuan-Dynastie zugeschrieben (1260–1368). (4)

vinzgouverneurs«, nachdem im 7. Jh. schon ein »Lehrbuch der Moxibustion für alle Teile des Körpers« erschienen war. Der Autor Wang Zhong beschreibt in seinem Buch »Klassiker der Akupunktur und Moxibustion« schließlich 195 Krankheiten, die durch Moxa behandelbar sind.
Gegen Ende des 13. Jh.s setzte der Niedergang der Moxa-Therapie ein, weil »die aufgeblasenen und eingebildeten Typen unter den Wohlhabenden Angst vor Schmerzen haben und bei der leisesten Erwähnung des Brennens wütend werden«. So schrieb jedenfalls ein Autor jener Zeit. (9) In der folgenden Yuan-Dynastie (1260–1368) und auch während der Ming-Dynastie (1368–1644) setzte sich dieser Niedergang fort. Überhaupt waren Moxa und Akupunktur, beide eigentlich feste Bestandteile der traditionellen chinesischen Medizin, schon vorher auseinandergedriftet. Es hatten sich inzwischen drei Schulen gebildet:

■ die »Warme Schule«. Diese verwendete fast ausschließlich Moxa;
■ die »Kalte Schule«, die hauptsächlich Akupunktur verwendete;
■ die »Synthese-Schule«, die beides miteinander verband.

Diese Trennung und die daraus entstehenden Querelen trugen sicherlich zum Niedergang der Moxa-Therapie bei, der sich in der Ching-Dynastie (1644–1911) noch verstärkte. Hier gab man der wissenschaftlichen Medizin den Vorzug und unterdrückte sogar die Akupunktur- und Moxa-Ausbildung. Tschiang Kai-schek tat sich später mit dieser Diskriminierung besonders hervor. Erst Mao Tse-tung sorgte wieder für eine Förderung der traditionellen chinesischen Medizin.

Der Weg der Moxa-Therapie nach Europa

Es stellt sich nun die Frage: Wie kam Moxa eigentlich zu uns nach Europa? Werfen wir vor Beantwortung der Frage noch einen Blick in die europäische Geschichte. Es ist belegt, daß schon im 2. Jh. n. Chr. Aretaios von Kappadokien, ein griechischer Arzt, Moxa anwendete. (7) Auch Hippokrates kannte und empfahl im 4. vorchristlichen Jahrhundert die Wärmebehandlung, wie ein ihm zugeschriebenes Zitat belegt: »Was die Arznei und das Messer nicht heilen, heilt das Feuer.« (9)

Nun, wie Moxa nach Europa gelangte, erklärt sich zu einem guten Teil aus der europäischen Kolonialgeschichte, und dabei sind vor allem die seefahrenden Portugiesen und die Niederländisch-Ostindische Kompanie von Bedeutung. Auf die Portugiesen weisen z.B. etymologische Untersuchungen hin: Es gibt im Portugiesischen das Wort »Mogusa«, und das bedeutet »Docht«. (7) Der langsam abbrennende Moxa-Stab gleicht ja in der Tat einem Docht. Außerdem weiß man um die rege Handelsverbindung der Portugiesen gerade nach Ostasien. Es sei hier nur an die Besitztümer von Goa in Indien und Macao vor dem chinesischen Festland erinnert. Eine historische Persönlichkeit der Niederländisch-Ostindischen Kompanie war u.a. Engelbert Kaempfer (1651–1716). Als deutscher Arzt, der in Schweden Medizin studiert hatte, wirkte er an der schwedischen Botschaft in Persien und gelangte von dort aus im Rahmen seiner Tätigkeit für die Niederländisch-Ostindische Kompanie z.B. nach Indien und Ceylon. Im Fernen Osten lernte er Moxa kennen und beschäftigte sich fortan damit. Er beschrieb in seinem Buch »Spiegel der Moxibustionspunkte« 60 Akupunkturpunkte und nannte sogar wirksame Punkte für die Empfängnisverhütung und zur Behandlung der Unfruchtbarkeit. Sein besonderes Verdienst war aber die Erforschung der Behandlung von bakteriellen Dickdarmentzündungen mit Hilfe von Akupunktur und Moxa. (7)

Erwähnt werden sollte auch Thunberg, der lange Zeit in Ostasien war und dort die traditionelle chinesische Medizin kennenlernte. Er kehrte 1779 nach Europa zurück und schrieb: »Was Moxa betrifft, wird es von fast jedermann verwendet. Es hat sich als Segen bei Gicht und Rheuma erwiesen.« Auch die Familie des Komponisten Berlioz, der Schriftsteller Honoré de Balzac und der Eau-de-Cologne-Produzent Farina kannten Moxa durch eigene gute Erfahrungen mit dieser Therapie an sich selbst.

Ten Rhijne war ein niederländischer Arzt. Er war ebenfalls im Rahmen der Niederländisch-Ostindischen Kompanie im heutigen Indonesien tätig. Dort behandelte er den holländischen Minister Hermann Busachow erfolgreich gegen Gicht und Arthritis. Dieser berichtete 1674 als Ausdruck des Dankes über diese Behandlung. Dies war die erste Erwähnung von Moxa in Europa. Ten Rhijne wurde später immer wieder zitiert, z.B. mit seinen Worten: »Die Chinesen und die Japaner kennen eine Behandlungsart, alle Krankheiten zu behandeln mit Erfolg durch Abbrennen von Moxa und Implantieren von goldenen Nadeln.« (7)

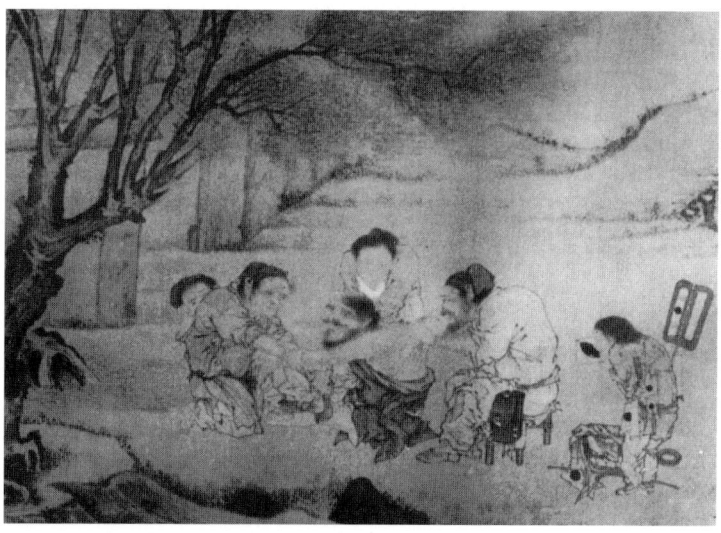

Abbildung 11: Historische Darstellung einer Moxa-Behandlung durch einen Landarzt in Form eines klassischen Rollenbildes von Li Tang (1049–1130). Auf einem Hocker sitzend, sieht man halbrechts den Arzt. Vor ihm kniet der Patient. Hinter dem Arzt steht der Gehilfe mit einem Wundpflaster und den Moxa-Utensilien. Zwei weitere Gehilfen halten den Patienten. (4)

Die Ausbreitung in Europa

Anfang des 18. Jh.s erschien Moxa bereits in einem Lehrbuch der Chirurgie von Heister. 1788 erfolgte in Uppsala eine Doktorarbeit über Moxibustion. (7)

In England hielt Moxa durch den chinesischen Kaufmann Whan-a-Tong Einzug, der erstmals auch ein Akupunkturmodell nach London brachte. An der weiteren Verbreitung von Moxa und Akupunktur waren ebenso die Handels- und Kolonialbeziehungen Englands mit dem Fernen Osten maßgebend beteiligt. Von England aus erreichte die Moxa-Behandlung 1927 Irland und schließlich auch die USA. In Deutschland hatte es Moxa anfangs jedoch schwer. Obwohl sich der berühmte Arzt Theodor Billroth im 19. Jh. mit traditioneller chinesischer Medizin befaßte, setzte dies keine Signalwirkung. Ausgangs des 18. Jh.s hatte sich sogar ein Professor in Erlangen intensiv mit dieser Therapieform beschäftigt. Aber Impulse konnte auch das nicht auslösen. 1950 gründete sich schließlich in Frankreich eine Akupunktur-Gesellschaft, 1952 dann auch in Deutschland. Ihr folgte 1954 die Internationale Akupunktur-Gesellschaft. Damit waren wichtige Sprachrohre und Sprungbretter auch für die Verbreitung der Moxa-Behandlung gegeben. Sie sorgten für Publikationen entsprechender Literatur und für Ausbildungsmöglichkeiten. Das waren wesentliche Voraussetzungen, um diese Therapie zu nutzen und einen breiten Anwendungsbereich zu schaffen.

Forschungen zur Moxa-Therapie und deren Anwendungsgebiete

Wirksame Bestandteile im Moxa-Kraut

Der Volksmund sagt: »Es gibt keine Krankheit, gegen die nicht ein Kraut gewachsen ist.« Eines dieser Kräuter, die der liebe Gott gegen Krankheiten hat wachsen lassen, ist das Beifußkraut, lateinisch Artemisia vulgaris. In der Therapie nennt man es Moxa- oder Brennkraut.

Wie Sie jetzt schon aus dem vorausgegangenen Kapitel wissen, wird dieses Kraut seit Jahrtausenden gegen eine Vielzahl von Krankheiten eingesetzt. In den letzten Jahren wurden nun auch mit wissenschaftlicher Gründlichkeit das Wesen und die Wirkungsweise der Moxa-Therapie untersucht. So wurden viele wirksame Substanzen im Moxa-Kraut entdeckt, z.B. ätherische Öle, von denen die wichtigsten das Cineol und das Thujaöl sind. Weitere Bestandteile sind das Cholin, Baumharze, die Vitamine A, B, C und D, das Tannin, Kaliumchlorid, Eisen und Magnesium. (1)

Bei welchen Krankheitsbildern greift die Moxa-Wirkung am besten?

Aufgrund der jahrtausendealten Anwendung hat sich ein riesiger Erfahrungsschatz zum Moxa-Kraut angesammelt. Nach und nach wußte man immer besser, welche Krankheiten mit Moxa erfolgreich behandelt werden konnten. Diese Erfahrungen wurden nun wissenschaftlich durchleuchtet. Dabei ergaben sich 22 Krankheitsbilder, die besonders gut auf die Moxa-Therapie ansprechen. Dies sind im einzelnen:

1. Krebs – jedoch nur im Sinne der Zusatztherapie. Eine Heilung allein durch das Moxen kann man nicht erwarten;
2. Korrektur der Steißlage des Ungeborenen;
3. Durchblutungsstörungen (blasser Typ);
4. Asthma, allerdings nur das sogenannte Leere-Asthma;
5. Lähmungen; bei zentralbedingten Lähmungen nur als Zusatztherapie;

6. Wasserkopf;
7. Lymphdrüsenentzündungen; Spezialtechnik erforderlich;
8. Fieberzustände; Spezialtechnik erforderlich;
9. Blutungen des Leere-Typs;
10. Organsenkungen;
11. Regelstörungen;
12. Unfruchtbarkeit des Mannes;
13. Durchfälle;
14. Bluthochdruck; nur blasser Hochdruck;
15. Blutfett;
16. kindliche Entwicklungsstörungen;
17. Abwehrschwäche;
18. Rheuma;
19. degenerative Gelenk- und Wirbelsäulenerkrankung;
20. Magen-Darm-Beschwerden;
21. Kopfschmerz;
22. Blasen- und Nierenschwäche.

Auswirkungen der Moxa-Therapie auf den Organismus

■ Die Moxa-Therapie bewirkt eine bessere Gewebsdurchblutung;
■ sie aktiviert den Stoffwechsel im Gewebe;
■ sie regt über den sogenannten Haut-Organ-Reiz die Organfunktion an.
Dieser Reiz verläuft von der Hautoberfläche, wo die Einwirkung der
Moxa-Therapie erfolgt, zum inneren Organ, das genau an dieser speziellen Hautstelle, wo gemoxt wird, sein Reflexfeld hat. Die Nervenverbindung verläuft von der Haut über die Schaltstelle »Gehirn« zum Organ
zurück;
■ die Produktion roter Blutkörperchen wird angeregt. Damit wird die
Sauerstoffversorgung im Körper verbessert. Die roten Blutkörperchen
sind nämlich Transporteure für den Sauerstoff;
■ die Fließeigenschaft des Blutes wird verbessert;
■ die Körperabwehr wird angeregt, sowohl im lokalen Bereich wie auch
allgemein;
■ der Flüssigkeits-pH-Wert im Gewebe verändert sich zum Alkalischen
hin. Das wirkt sich günstig bei Entzündungsprozessen aus. Der pH-Wert ist eine Meßgröße, die Auskunft darüber gibt, wie »sauer« oder
basisch eine Lösung ist.

- Moxa wirkt desinfizierend, da es bakterientötende Wirkung hat;
- Moxa hat eine beruhigende Wirkung. Es wirkt regulierend auf die Nervenfunktionen und beeinflußt somit Streßerscheinungen und Organneurosen positiv.

All diese Wirkungen sind es, die die Moxa-Therapie so wertvoll machen.

Wie erklärt sich die Moxa-Wirkung?

Die Wissenschaft hat herausgefunden, daß die Moxa-Therapie nach dem Prinzip der Gegenregulation wirkt. Was heißt das? Nehmen wir einmal an, Sie wären ausgekühlt. Dann fangen Sie vielleicht zu zittern an. Dieses Zittern ist eine Gegenreaktion des Körpers, um durch Muskelbewegungen und dadurch bedingte Muskelfaserreibung sowie durch Durchblutungsförderung und Stoffwechselaktivierung mehr Wärme zu erzeugen. Wenn Sie andererseits zuviel heiße Getränke getrunken haben, wird Ihnen heiß, Sie fangen an zu schwitzen. Dieses Schwitzen ist ebenfalls eine solche Gegenregulation, indem durch Verdunstung des Hautschweißes Wärme abgeleitet wird.

Das Prinzip der Gegenregulation war schon im 7. Jh. n. Chr. bekannt. (7) Bei dieser Gegenregulation wird durch Moxa in den Schweißdrüsen der Haut ein Stoff freigesetzt, der die Nervenendigungen der Haut anregt. Durch diese Anregung kommt es zu einer Aktivierung der Hirnanhangdrüse und der Nebennieren. Diese setzen dann wiederum Hormone frei, die im Körper ihre Wirkung auslösen. (7)

Anwendungsgebiete der Moxa-Therapie

Faßt man die Anwendungsmöglichkeiten von Moxa gruppenweise zusammen, ergeben sich folgende Anwendungsempfehlungen:

- Yin-Zustände;
- chronische Erkrankungen;
- Yang-Mangel-Zustände;
- Ödembildungen (»Wasser im Gewebe«);
- Erkrankungen des Atmungssystems;
- Erkrankungen des Magen-Darm-Systems;

- Erkrankungen im Bereich der Knochen und Gelenke;
- hormonelle Störungen;
- Erkrankungen im Nieren-Blasen-Bereich;
- Frauenkrankheiten;
- Kinderkrankheiten;
- Durchblutungsstörungen;
- Herzerkrankungen;
- Erkrankungen des zentralen und besonders des peripheren Nervensystems;
- diverse Erkrankungen wie Stoffwechselstörungen, Abwehrschwäche.

Nachfolgend werden nun die aufgeführten Krankheitszustände erklärt.

Yin-Zustände

Sie treten bei einem Übermaß an Yin auf. Yin schwächt dabei das Yang. Ein Yin-Zustand äußert sich in folgenden Beschwerdebildern:
Der Patient ist bedrückt bis depressiv. Seine Haut fühlt sich stumpf an, sie ist glanzlos und dunkelfarben. Der Patient ist schwach und ermüdet leicht. Er spricht mit leiser Stimme, zeigt sich wortkarg, lebt zurückgezogen und meidet den Kontakt zu anderen – es ist ihm zu anstrengend. Hände und Füße fühlen sich kalt an; generell friert der Patient leicht. Beim Schlafen liegt er zusammengerollt. Oft ist er kurzatmig. Er leidet unter Geschmacksstörungen, liebt warme Getränke. Sein Urin ist hellfarbig. In manchen Fällen ist eine Neigung zu Durchfällen mit Bauchschmerzen zu beobachten. Die Zunge ist hell. Der Puls ist nur schwach tastbar.
Die Intensität dieser Erscheinungen ist individuell unterschiedlich stark, und es müssen auch nicht alle Symptome gleichzeitig vorhanden sein.

Chronische Erkrankungen

Chronische Erkrankungen haben ein sich langsam entwickelndes und/ oder ein schon lange bestehendes Krankheitsbild. Der Körper wird mit der Krankheit nicht mehr fertig, er hat schon kapituliert. Immer wieder treten Verschlimmerungen auf bzw. ist ein Aufflackern des Krankheitszustands zu beobachten. Im einzelnen werden die Beschwerdebilder unter den Organgruppen, wie z.B. Atmungssystem und Magen-Darm-System, erklärt.

Yang-Mangel-Zustände

Der Yang-Mangel-Zustand äußert sich am Patienten wie folgt:
Der Patient klagt über Schweißausbrüche, wobei sich der Schweiß kalt anfühlt. Es fehlt an Unternehmungslust. Inneres Frieren wird angegeben. Der Patient hat wenig Appetit. Der Stuhl ist dünnflüssig bis hin zum Durchfall. Weitere Symptome: häufiges Wasserlassen, Impotenz, nächtlicher Samenerguß. Auch der Puls ist schwach, die Zunge etwas weißlich belegt.

Im Gegensatz zum Yin-Zustand steht hier mehr die Schwäche im Vordergrund, beim Yin-Zustand dagegen mehr die Depression und die Flüssigkeitsansammlung. Auch beim Yang-Mangel-Zustand gilt das gleiche wie beim Yin-Zustand: Die Intensität der Erscheinungen ist individuell unterschiedlich, und es müssen nicht alle Symptome gleichzeitig vorhanden sein.

Ödembildungen

Wesentlich ist hier das »blasse« Ödem, nicht jedoch Ödeme, die durch eine Entzündung mit starker Blutansammlung entstanden sind. Auch Ödeme, die durch eine Herzschwäche bedingt sind, werden nicht mit Moxa behandelt – wohl aber Ödeme, die nach stumpfen Verletzungen auftreten können oder ihre Ursache in einer Nierenschwäche finden. Blässe ist jedenfalls das ausschlaggebende Symptom. Grundsätzlich gilt hier: Äußerst vorsichtig moxen, da die Haut im Bereich des Ödems oft ein Sensibilitätsdefizit aufweist, so daß zu starke Hitzeentwicklung vom Patienten nicht oder zu spät registriert wird. Zudem reagiert die Haut im Bereich des Ödems oft übermäßig empfindlich und hat eine schlechte Heilungsqualität.

Erkrankungen des Atmungssystems

Hierunter fällt z.B. das sogenannte Kälteasthma. Diese Krankheit wird durch Kälte noch schlimmer. Der Auswurf ist weiß und zäh (nicht gelblich). Der Patient sieht blaß aus und zieht Wärme vor. Diese Charakteristika betreffen auch die chronische Bronchitis. In beiden Fällen ist jedoch erst zu testen, ob Moxa auch toleriert wird. Gute Erfahrungen mit Moxa haben sich auch bei allergisch bedingtem Fließschnupfen sowie bei Nebenhöhlenerkrankungen ergeben.

Erkrankungen des Magen-Darm-Systems

Relevante Krankheitsbilder sind u.a. chronischer Durchfall und Magenschmerzen, seien sie durch eine Magensenkung oder auch durch einen sogenannten Reizmagen bedingt. Die nervös bedingte Magenschleimhautentzündung gehört ebenfalls zu dieser Gruppe, des weiteren zuwenig Magensäure, Appetitlosigkeit, Völlegefühl, Aufstoßen, Schluckauf, Verkrampfungszustände im Oberbauch, unklare Oberbauchbeschwerden, Funktionsstörungen der Leber/Galle chronischer Art, Verstopfung, Mastdarmvorfall und chronische Dünn- und Dickdarmentzündungen.

Erkrankungen im Bereich der Knochen und Gelenke

Hierzu zählen alle chronischen Krankheiten, wie Arthrosen, Schulter-Arm-Beschwerden, Wirbelsäulenbeschwerden, Tennisellenbogen, ein springender Finger, Rheuma – insbesondere Gelenkrheuma, Polyarthritis (Rheumatische Veränderungen der meisten Gelenke), Knochenhautreizungen, Reizungen an den Stellen, wo sich Sehne und Knochen verbinden (sogenannte Insertionstendinosen), Überlastungsschmerzen nach Sport und körperlicher Überanstrengung sowie Bindegewebsschwächen und Fersensporn.

Hormonelle Störungen

Von Bedeutung sind hierbei die Impotenz des Mannes, die Frigidität der Frau, der unfreiwillige Samenabgang durch die Harnröhre ohne geschlechtliche Erregung, eine mangelnde Libido (sexuelles Verlangen), ein Kältegefühl am Rücken (Nebennierenschwäche) und vorzeitiger Samenabgang, mangelnde Penissteife beim Geschlechtsverkehr.

Erkrankungen im Nieren-Blasen-Bereich

In dieser Gruppe lassen sich Inkontinenz (unfreiwilliger Urinabgang), chronische Nieren-Blasen-Entzündungen, nächtlicher Samenabgang, Prostatitis und verminderte oder übermäßige Harnausscheidung gut behandeln.

Frauenkrankheiten

Anwendungsmöglichkeiten in diesem Bereich sind Regelstörungen, wie schmerzhafte, übermäßige, fehlende und unregelmäßige Regel, unklare Vaginalblutungen (klinisch unbedingt abklären!), Schwangerschaftserbrechen, ungenügende Milchbildung, Brustdrüsenentzündungen und Gebärmutterverkrampfungen. Auch zur Erleichterung des Geburtsvorgangs kann Moxa angewendet werden. Hervorragend geeignet zur Lagekorrektur des Fötus.

Kinderkrankheiten

Sehr gute Erfahrungen mit Moxa bestehen beim Magen-Pförtner-Krampf, bei Milcherbrechen, chronischem Durchfall, Keuchhusten, Nahrungsverwertungsstörungen und anfallsweisem Auftreten von Zuckungen oder Krämpfen unklarer Genese, kindlichen Entwicklungsstörungen, Infektanfälligkeit, Appetitmangel.

Durchblutungsstörungen

Hierbei in Frage kommende Anwendungsmöglichkeiten sind mangelnde Gehirn- und Beindurchblutung, mangelnde Kreislaufleistung, Zustände nach einem Schlaganfall sowie Schwindel, sofern er durchblutungsbedingt ist.

Herzerkrankungen

Gute Erfahrungen wurden mit Moxa bei Herzklopfen, nervös bedingter Angina pectoris, Bluthochdruck (blasser Hochdruck) und zu niedrigem Blutdruck gemacht.

Erkrankungen des Nervensystems

Hierzu zählen im Sinne einer Zusatzbehandlung mit Moxa die progressive Muskeldystrophie, die Epilepsie, die Synkope (eine Störung der Gehirndurchblutung mit einem kurz andauernden Bewußtseinsverlust) und zentralbedingte oder periphere Lähmungen, Neuralgien, Zustand nach Schlaganfall, Polyneuropathien.

Diverse Erkrankungen

Neben den bereits genannten Anwendungsmöglichkeiten sind noch folgende Krankheitsbilder zu nennen: Hernien (Eingeweidebrüche), hierzu zählt der Leistenbruch genauso wie der Zwerchfellbruch (Sie können allerdings keinen Leistenbruch durch die Moxa-Therapie heilen, Sie können damit allenfalls Beschwerden lindern), übermäßiges Schwitzen, das Erscheinungsbild der Skrofulose (Haut- und Lymphknotenerkrankungen bei Kindern), Furunkel, Organsenkungen, wie bei Nieren oder Gebärmutter,

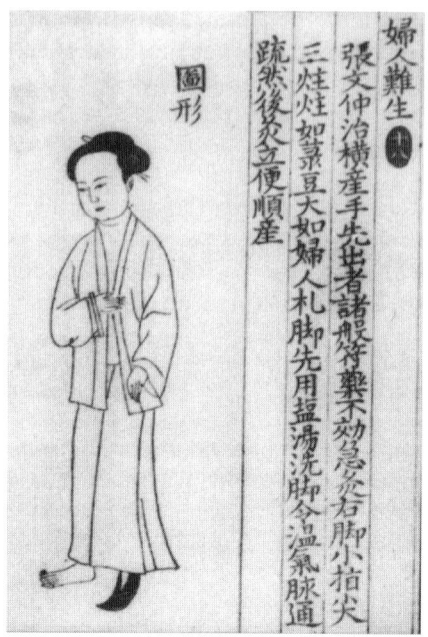

Abbildung 12: Historische Darstellung des Akupunkturpunktes B 67 an der kleinen Zehe in einem alten Akupunkturklassiker. Der Punkt B 67 wird zur Erleichterung des Geburtsvorgangs gemoxt, vor allem zur Korrektur der gefürchteten Steißlage des Kindes.

Nachtschweiß, Zahnfleischbluten, Allergien, Muskelrheuma, Steißlage des Ungeborenen, Infektanfälligkeit, allgemeine Entwicklungsstörungen, nachlassende Leistungsfähigkeit, vorzeitiges Altern und Notfallsituationen, Anomalien der Stoffwechselparameter wie Blutfett und Harnsäure im Sinne der Zusatztherapie.

Die Wirksamkeit der Moxa-Therapie ist in verschiedenen Versuchsreihen bewiesen worden:

Krebstherapie

Die Hypophyse (Hirnanhangdrüse) im Gehirn und die Nebenniere im Rumpf arbeiten eng zusammen. Deshalb spricht man dabei von einer Hypophysen-Nebennieren-Achse. Diese Achse ist für die Erhaltung der Körperabwehrkräfte sehr wichtig. Je nachdem, wie man sie anregt, mögen sich gewisse Erfolge bei der Krebstherapie erklären. So hat man bei Versuchen an Mäusen diese künstlich mit Krebszellen geimpft und in den Fällen eine erstaunlich hohe Überlebensrate erzielt, wenn mit Moxa behandelt wurde. Diese lag in der Moxa-Gruppe bei 99,5 Prozent, während die anderen Mäuse nur eine Überlebensrate von 46,3 Prozent hatten. (6) An der Akademie für traditionelle chinesische Medizin in Peking wurden in einem anderen Versuch 180 Tiere künstlich mit Knochenkrebszellen geimpft. Die 180 Tiere wurden daraufhin in zwei Gruppen aufgeteilt, wobei die eine mit Moxa behandelt wurde und zu 91,7 Prozent überlebte, während die andere unbehandelt blieb und nur eine Überlebensrate von 34,6 Prozent hatte. (6)

Steißlage des Ungeborenen
Diese Problematik ist sehr gefürchtet und erfordert bei Entbindungen besondere Geburtshilfen. Man versucht in der 37./38. Schwangerschaftswoche durch äußere Maßnahmen eine Drehung des Embryos zu erreichen. Dies kann man erfolgreicher, weniger unbequem für Mutter und Kind sowie erheblich weniger risikoreich mit Moxa erreichen. Versuche an 2069 Schwangeren in China ergaben dabei eine Erfolgsrate von 90,3 Prozent. (6) Diese guten Ergebnisse wurden durch zwei andere Forschungsgruppen bestätigt. In einem Institut war man bei 896 Fällen mit 95,4 Prozent und in einem anderen bei 200 Fällen mit 90,1 Prozent erfolgreich. (6)

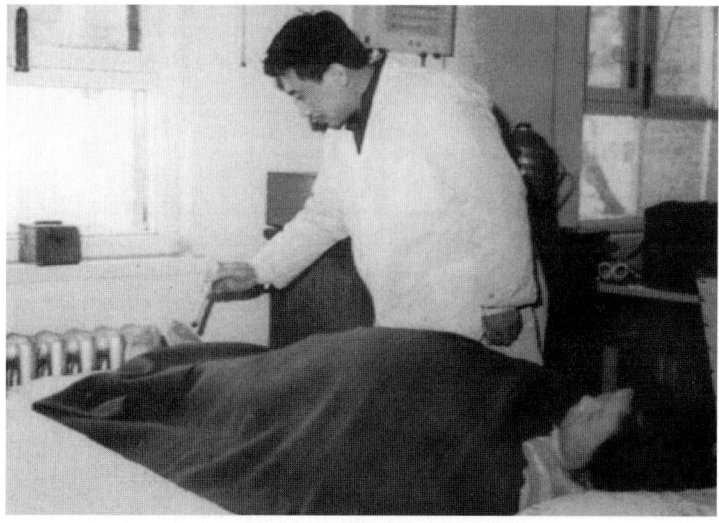

Abbildung 13: Eine zeitgenössische Darstellung der Behandlung des Punktes B 67 an einer Schwangeren in einer chinesischen Klinik. (9)

Durchblutung

Bei der Auflistung der Wirkungsweisen des Moxens wurde bereits von einer Verbesserung der Fließeigenschaft des Blutes gesprochen. Dazu gibt es einen Versuch mit 54 Fällen, die über fünf Jahre zunächst in kurzen Abständen und später in immer größeren Zeitintervallen mit der Moxa-Therapie behandelt wurden. In der Moxa-Gruppe traten bei 27 Patienten nur vier Schlaganfälle auf, in der unbehandelten Gruppe dagegen zwölf.

Lähmungen

Auch in solchen Fällen spricht Moxa gut an, wie das Beispiel einer Versuchsgruppe von 212 Fällen mit Gesichtsnervenlähmungen zeigt. Die Heilungsrate betrug dabei 62,7 Prozent, wobei eine deutliche Besserung 6,1 Prozent erreichten und eine Besserung 26,9 Prozent. Insgesamt sprachen also über 95 Prozent der Patienten gut auf die Therapie an. In einem anderen Krankenhaus gab es 600 Fälle mit Gesichtsnervenlähmung. Davon wurden durch Moxa 56 Prozent geheilt, und eine deutliche Besserung erreichten immerhin 12 Prozent.

Bei 500 Patienten im Alter zwischen sieben und 63 Jahren, die von Halbseitenlähmungen infolge von Verletzungen betroffen waren, wurde bei 15 Prozent das Ergebnis »fast geheilt«, bei 30,4 Prozent eine »deutliche Besserung« und bei 37,8 Prozent eine »geringe Besserung« erzielt. Nur wer weiß, wie schwer gerade Halbseitenlähmungen zu behandeln sind, wird hier den großen Erfolg bei diesen Prozentsätzen ermessen können. (6)

Asthma

In einem Versuch wurden 299 Fälle einer Akupunkturabteilung eines Krankenhauses in Shanghai mit Moxa behandelt. Ein exzellenter Erfolg wurde dabei bei 29,1 Prozent, eine auffallende Besserung bei 70,6 Prozent der Fälle erreicht. Deutlich war auch die Zunahme der roten Blutkörperchen nach einer Moxa-Behandlung. Und das bedeutet, daß sich mehr Sauerstoff im Körper befindet, denn die roten Blutkörperchen sind Sauerstoffträger. (2)

Lymphangitis (Entzündung der Lymphwege)

Diese sehr schmerzhafte Entzündung wird normalerweise mit einem Antibiotikum behandelt. Am Gansu-Krankenhaus in China wurden dagegen in einem Versuch 138 Patienten nur mit Moxa behandelt – 78,9 Prozent waren nach acht und 13 Prozent nach weiteren acht Behandlungen geheilt. (9) Diese Ergebnisse sind insofern interessant, als es sich bei der Lymphangitis um ein akutes Geschehen handelt, das als Yang-Zustand (schlimmere Schmerzen durch Drücken, Schwellung, Hitze etc.) eigentlich nicht mit Moxa therapiert werden sollte. Mit Spezialtechniken ist es Moxa-Fachleuten jedoch auch hier möglich, Erfolge zu erzielen. Für Laien gilt aber: Hände weg von allen akuten Entzündungen!

Thrombangiitis obliterans

Bei dieser chronisch entzündlichen Gefäßerkrankung im Bereich des Unterschenkels, des Unterarms, des Fußes und der Hand besteht die Gefahr einer Verschlußbildung. Symptome wie Kältegefühl, Taubheitsgefühl, brennende Schmerzen und Verringerung der Gehstrecke bzw. Belastbarkeit treten auf. 58 solcher Fälle wurden in einem Krankenhaus in China mit Moxa behandelt. Innerhalb von nur fünf Tagen wurde bei 15 Prozent der Patienten eine Schmerzbefreiung erreicht. (6)

Blutungen in der Sehschicht

Dies ist ein ernstes Problem mit schwerwiegenden Auswirkungen auf die Sehfähigkeit. Die Schulmedizin steht ihm einigermaßen ratlos gegenüber. Vielen Betroffenen könnte geholfen werden, würde man Moxa einsetzen. Das beweist eine Untersuchung am Guanganmen-Krankenhaus, Akademie für traditionelle chinesische Medizin, in China: Die Erfolgsrate betrug im entsprechenden Versuch 87,6 Prozent. Es wurde dabei mit einer Walnußschale im Bereich der Augenhöhlen jeden Tag gemoxt. (6) Dies ist insofern ein interessanter Hinweis, als es den Rat alter Akupunkturwerke widerlegt, im Bereich des Gesichts nicht zu moxen. Wenn Sie als Laie diese Walnußschalentechnik bei chronischen (nicht akuten) Augenerkrankungen, wie grüner oder grauer Star, versuchen, so achten Sie bitte darauf, daß der Schalenboden nicht zu heiß wird. Außerdem sind eine ständige Sichtkontrolle und eine einwandfreie Behandler-Patient-Kooperation erforderlich.

Amenorrhö (Ausbleiben der Regel)

Bei diesem Krankheitsbild war man am gleichen Krankenhaus zu 100 Prozent erfolgreich: von 17 Fällen wurden 17 geheilt. (6)

Rheuma

Rheuma kostet die Versicherungsträger jedes Jahr mit steigender Tendenz immense Geldbeträge. In einer Versuchsreihe an 180 Rheumapatienten konnten 164 von ihnen nach einer Moxa-Behandlung deutliche Fortschritte nachweisen. Dasselbe gilt für 40 Fälle von rheumatisch bedingten Schulter-Arm-Beschwerden. (6)

Organsenkungen

Sie sind eine besonders gute Indikation für die Moxa-Therapie. 69 Fälle von Magensenkungen wurden in einem Versuch behandelt: Geheilt wurden dabei 23,3 Prozent, eine deutliche Besserung erzielten 40,6 Prozent, eine Verbesserung 23,2 Prozent.

Fiebersenkende Wirkung

154 Patienten mit Temperaturen über 38 Grad Fieber wurden mit Moxa therapiert. Bereits nach einer Behandlung sank das Thermometer innerhalb von zwei Stunden um ein Grad, und nach 12–14 Stunden war kein Fieber mehr meßbar. Das Besondere bei dieser Gruppe war, daß die Patienten vorher über drei Jahre lang immer wieder auftretende Fieberschübe hatten. Nach dieser Moxa-Behandlung traten diese Fieberschübe nie wieder auf. (6) Ich selbst hatte eine arabische Patientin mit ständigem Fieber über 38 Grad. Sie war in den teuersten und besten Kliniken untersucht und behandelt worden – stets ohne Erfolg. Wenige Moxa-Behandlungen heilten sie auf Dauer.

Bakteriell bedingte Dickdarmentzündung

Behandelt wurden 370 Fälle einer akuten infektiösen Dysenterie (Durchfall). Die Heilungsrate betrug dabei 90,6 Prozent. (6)

Impotenz des Mannes

248 Fälle männlicher Impotenz wurden in China anläßlich eines Versuchs mit Moxa behandelt. Eine Besserung erzielte man bei 70,5 Prozent der Patienten. (6)

Bluthochdruck

Geeignet für die Moxa-Therapie ist nur der »blasse« Hochdruck. Das Gesicht des Patienten ist mithin bläßlich. Die Möglichkeiten, mit Moxa erfolgreich zu therapieren, wurden in Korea bewiesen. Dort stellte man fest, daß bei diesem Bluthochdruck der Dopamin- und der Plasma-Renin-Spiegel im Blut des Patienten erhöht waren, sich während der Moxa-Therapie aber senkten. Parallel dazu senkte sich auch der Blutdruck. (6)

Blutzirkulation

Die Verbesserung der Blutzirkulation in den feinen Gefäßen (Kapillaren) wurde in einem chinesischen Krankenhaus bei Asthmatikern anhand der Fingerkapillaren kontrolliert.
Bei Tieren wurde die Darmdurchblutung durch Messungen der Fußkapillaren untersucht. Moxte man an bestimmten Akupunkturpunkten, war eine Verbesserung der Blutzirkulation im Bereich des Nagelbetts bei Asthmatikern bzw. der Füße bei Tieren und damit der Darmdurchblutung festzustellen. Bei Patienten mit mangelnder Gehirndurchblutung konnte nach der Moxa-Therapie eine bessere Durchblutung im Bereich der Bindehaut festgestellt werden. Eine bessere Kapillardurchblutung in der Bindehaut kann hier mit einer besseren Gehirndurchblutung gleichgesetzt werden.

Blutfett

Japanische Wissenschaftler bewiesen die Wirksamkeit der Moxa-Therapie bei erhöhtem Blutfettgehalt. (6)

DNS-Synthese

Die DNS ist ein Zellbaustein. Shanghaier Wissenschaftler konnten nachweisen, daß sich durch Moxa die DNS-Syntheserate erhöht. (6)

Photonen

Photonen sind Lichtquanten, die die Zellkommunikation steuern. Die Zellen»reden« mit Hilfe des Photonenaustausches miteinander. Die Aktivität dieser Photonen erhöhte sich durch die Moxa-Behandlung. (6)
All diese Forschungsergebnisse zeigen eindeutig, daß die Moxa-Therapie äußerst wirksam ist, und zwar bis in den Informationsaustausch der menschlichen Zelle durch Photonen. Moxa bewirkt also nicht nur biochemisch Veränderungen, sondern sogar energetisch. Und das ist in der Tat eine wichtige Erkenntnis. Kein anderes Medium, das man verbrennt, kann solch eine Wirkung erzielen. Das Moxa-Kraut brennt langsam und strahlt dabei eine milde, aggressionslose, wohlig empfundene Hitze ab, die zudem tief eindringt und sich deswegen lange am Ort hält. Die Asche des Moxa-

Krauts fällt durch sachgemäße Handhabung beim Brennen kaum herab. All das sind günstige Eigenschaften, die durch die obengenannten Bestandteile des Beifußkrautes möglich werden.

Moxa-Technik

»Mach's nach, aber mach's richtig nach« – das ist ein geflügeltes Wort aus der Homöopathie, das zum Lernen und zur Verantwortung mahnt. Was für die Homöopathie gilt, gilt gleichermaßen für die Moxa-Therapie. Nur richtig angewendet kann man mit ihr auch Erfolge erwarten und Schaden vermeiden. Und wie Sie mit Moxa richtig behandeln, erfahren Sie in diesem Kapitel.

Die verschiedenen Anwendungsmöglichkeiten der Moxa-Therapie im Überblick

In der traditionellen chinesischen Medizin gibt es etwa 50 verschiedene Techniken der Moxa-Behandlung. Wenn man sich das einmal vor Augen führt, kann man ermessen, wie differenziert, individuell und reichhaltig die Anwendungsmöglichkeiten der Moxa-Therapie sind. Ein Großteil dieser Techniken bleibt aber dem ausgebildeten Therapeuten vorbehalten. Es gehört nämlich großes Fachwissen dazu, um die Möglichkeiten jeder einzelnen Therapie auszuschöpfen und die Feinheiten dieser rund 50 verschiedenen Moxa-Techniken in der ganzen Bandbreite zu beherrschen. Sie als Laie brauchen dieses Wissen nicht, da Sie mit wenigen Techniken nur einfache und mittelschwere Krankheitsbilder behandeln sollen.

Hier sind die unterschiedlichen Anwendungsmöglichkeiten im Überblick:

Direktes Moxen

- mit Hautkontakt (dem erfahrenen Moxa-Therapeuten vorbehalten)
- ohne Hautkontakt

Indirektes Moxen mit einer zur Haut hin trennenden Zwischenlage; Möglichkeiten:

- Ingwer-Zwischenlage
- Knoblauch-Zwischenlage
- Salz-Zwischenlage

- Papier-Zwischenlage
- Münz-Zwischenlage
- Heilerde-Zwischenlage
- Mehl-Zwischenlage

Moxen mit verschiedenen Moxa-Kraut-Qualitäten

- mit feinwolliger Moxa-Qualität
- mit grober Moxa-Qualität

Moxen mit handgeformten Moxa-Kügelchen aus Moxa-Kraut

- im direkten Verfahren
  (dem erfahrenen Moxa-Therapeuten vorbehalten)
- im indirekten Verfahren

Moxen mit der Moxa-Zigarette oder mit der kleinen Moxa-Zigarre verschiedener Qualität: reines Beifußkraut oder Beifußkraut, dem Zusatzstoffe wie Angelikakraut, Realgar, Schwefel, Moschus, Orangenschale, Myrrhe, Baumrinde, Baumharz, Tierbestandteile und Kolophonium – um nur einige zu nennen – zugefügt sind, (1)

- im direkten Verfahren (bei einer Behandlung mit Hautkontakt bleibt dies dem erfahrenen Moxa-Therapeuten vorbehalten; außer bei Warzenbehandlung)
- im indirekten Verfahren

Moxen an verschiedenen Körperorten
Moxen auf Akupunkturpunkten
Moxen auf Akupunkturmeridianen
Moxen mit Zusatzwirkstoffen, wie z.B. ätherischen Ölen, Räucherbalsam und Heilkräutern
Moxen mit Moxa-Kohle
Moxen mit unterschiedlichen Hilfsmitteln wie Elektrogeräten oder Metallhülsen, die mit warmem Öl oder Wasser gefüllt sind.

Diese Techniken werden im Sinne der Sedation, d.h. Beruhigung bzw. Ableitung von zuviel Energie, oder aber der Tonifikation, d.h. Stärkung bzw. Energiezufuhr, angewandt.

Merke: Prüfen Sie vor Behandlungsbeginn, ob die Sedations- oder Tonifikationstechnik in Frage kommt.

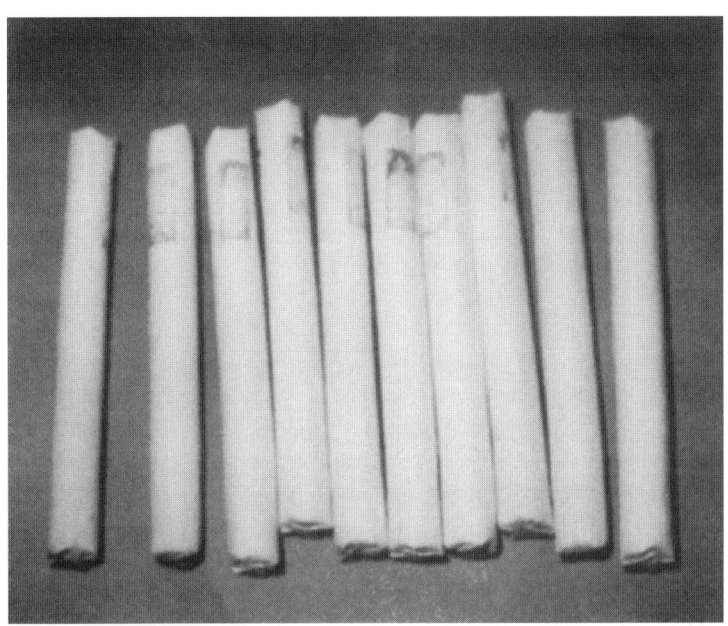

Abbildung 14: Moxa-Zigarren (Länge ca. 21 cm, Durchmesser ca. 2 cm).
Sie werden wie eine Zigarre angezündet und mit der Brennfläche so weit wie möglich senkrecht zum zu moxenden Punkt gehalten, ohne ihn zu berühren. (1) Das gleiche gilt für die
kleinere, hier nicht abgebildete Moxa-Zigarette.

Beurteilungskriterien für eine erforderliche Sedation (für Moxen allerdings nicht geeignet, wenn Wärme als deutlich unangenehm empfunden
wird): Druck verschlimmert die Beschwerden; Wärme wird als nicht so
angenehm, aber auch nicht als ausgesprochen unangenehm empfunden;
Wärme wird als neutral empfunden; Bewegung verschlimmert die Beschwerden; die Beschwerden sind tagsüber schlimmer.
Beurteilungskriterien für eine erforderliche Tonifikation: Druck wird als
angenehm empfunden; Wärme wird ebenfalls als angenehm empfunden;
Bewegung lindert die Beschwerden; diese sind nachts schlimmer.
Die oben genannten Anwendungstechniken können am liegenden, stehenden und am sitzenden Patienten durchgeführt werden.

Merke: Behandle im Liegen, wenn Sitzen nicht notwendig! Behandle im
Sitzen, wenn Stehen nicht erforderlich! Behandle nur ausnahmsweise
im Stehen!

49

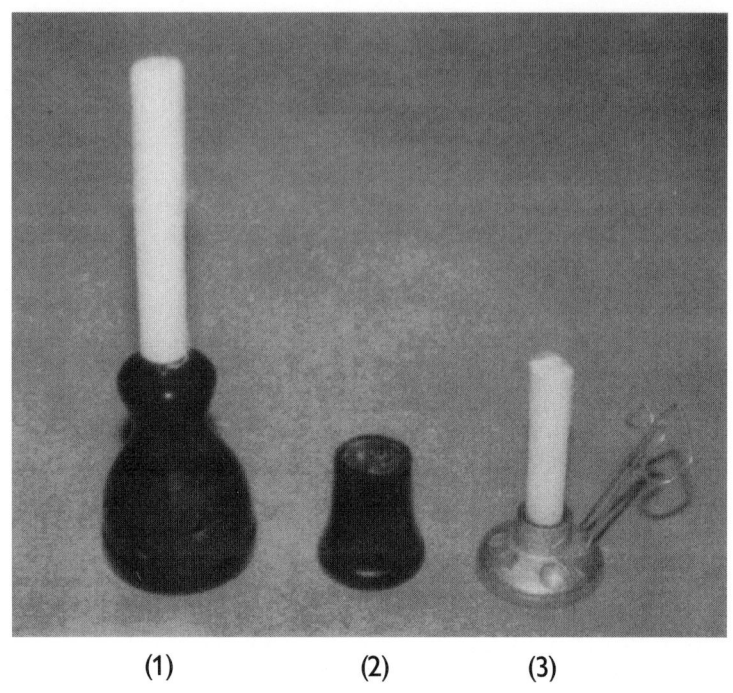

(1)   (2)   (3)

Abbildung 15: Moxa-Halter und -Ständer.
Abgebildet sind ein Moxa-Halter für die Therapie und Moxa-Ständer zum Löschen (2) bzw. Abstellen (3) der brennenden Moxa-Zigarre. Der Moxa-Halter (1) ist nach unten hin offen, so daß die Hitze auf den gemoxten Punkt abstrahlen kann. In den Moxa-Ständer (2) wird die Moxa-Zigarre mit der Brennfläche hineingesteckt, luftdicht abgeschlossen und damit gelöscht. Mit der Brennfläche nach oben kann die Moxa-Zigarre in den Moxa-Ständer (3) bei Behandlungsunterbrechung abgestellt werden.

Entscheidend für die Wahl der jeweiligen Positionierung des Patienten ist die Lage der zu behandelnden Körperteile oder -punkte bzw. der ausdrückliche Wunsch des Patienten. Zur richtigen Lagerung bzw. Positionierung des Patienten heißt es im Akupunkturklassiker Chen Chin Fang: »Wenn die Punkte beim Patienten im Sitzen fixiert [d.h. lokalisiert, markiert] worden sind, dann soll auch im Sitzen gemoxt werden. Dasselbe trifft zu für den liegenden oder für den stehenden Patienten. Der Körper muß gerade und nicht verkrampft sein. Andernfalls wird die Moxa-Behandlung nicht wirken.« (9)

Notwendige Vorbereitungen für die Moxa-Therapie

Der Behandlungsraum sollte gut beleuchtet und auch gut belüftet sein, da sich der Moxa-Rauch in Stoff, Gardinen, Teppichen und Polstermöbeln festsetzt und sich dort lange hält. Rauch färbt mit der Zeit auch die Gardinen ein. Achten Sie andererseits unbedingt darauf, daß der Patient keinem Zug ausgesetzt ist. Der Raum sollte zudem Ruhe ausstrahlen. Cremen Sie Ihre Hände richtig ein, da Sie vom Moxen sonst gelbe Finger bekommen und in den Verdacht geraten, Kettenraucher zu sein.

Der zu behandelnde Patient sollte weder hungrig noch übersättigt sein. Er darf außerdem weder durstig noch übermüdet sein, da im Zustand der Müdigkeit fehlende Energie nicht bewegt, und somit mangels Masse auch keine Reaktion ausgelöst werden kann. Fühlen Sie weiterhin den Puls. Ein schneller, rasender Puls schließt eine Moxa-Behandlung aus. Weitere notwendige Vorab-Überprüfungen entnehmen Sie bitte der Checkliste auf Seite 126 f.

Dann suchen Sie die zu moxenden Punkte, lokalisieren diese genau, und markieren sie mit einem Farbstift. Stellen Sie sich die Moxa-Utensilien bereit. Sie benötigen

- ein Feuerzeug zum Anstecken;
- Moxa-Wolle oder eine Moxa-Zigarette bzw. Moxa-Zigarre;
- einen Behälter zum Abstreifen der Asche bzw. zum Ablegen der ausgewechselten Moxa-Konen, eventuell mit Wasser gefüllt zum Löschen;
- eine nicht brennbare Unterlage, falls glühendes Moxa-Kraut herabfällt (in einigen Stoff- und Resteläden erhalten Sie hierzu sogenannte nichtbrennbare technische Gewebe);
- einen Behälter, in dem Sie die Moxa-Zigarre kurzzeitig abstellen können, also nicht legen. Das heißt, daß der brennende Teil der Moxa-Zigarre einer Kerze gleich nach oben zeigen sollte. Sie brauchen also ein Gefäß mit enger Öffnung, das etwa dem Durchmesser der Moxa-Zigarre entspricht. Arbeiten Sie mit Moxa-Wolle, können Sie diese in den Aschenbecher geben;
- eine Pinzette zum Anfassen und Entfernen der brennenden Moxa-Wolle bzw. zum Abstreifen von losen Resten an der Brennfläche der Moxa-Zigarre;
- einen verschließbaren Behälter mit engem Hals, in den Sie zum Abschluß der Behandlung den brennenden Moxa-Stab geben, um ihn durch eine blockierende Luftzufuhr zu löschen. Es reicht dabei, wenn die brennende Spitze der Zigarre luftdicht untergebracht ist.

Prüfen Sie die augenblickliche Verfassung des Patienten und auch dessen Haut. Patienten mit kräftiger Konstitution, mit Ödemen, Taubheit und Lähmungserscheinungen können intensiv gemoxt werden. Dies gilt bei Ödemen allerdings nur dann, wenn die Haut nicht unter Spannung steht. Vorsicht ist geboten bei glasiger, verquollener Haut: Hier allenfalls kurzzeitig und mit großer Vorsicht moxen, dabei die Haut und die Reaktion des Patienten sehr genau beobachten (vgl. Seite 60). Auch Patienten mit einem sehr schwachen Puls kann man stärker moxen, und zwar so lange, bis der Puls wieder stark geworden ist. Junge bzw. kreislauflabile Patienten sollten dagegen vorsichtig gemoxt werden: In den ersten Sitzungen kann nur kurz gemoxt werden, dann können von Sitzung zu Sitzung Intensität und Zeitdauer langsam gesteigert werden. Auch die Haut gibt wichtige Hinweise dafür, wie lang und intensiv gemoxt werden kann. Eine sensible Haut erfordert rücksichtsvolles Moxen. Sie weist auf einen überreagierenden Patienten hin. Wenden Sie dazu den sogenannten Scratch-Test an: Fahren Sie mit dem Fingernagel über die Haut. Wenn Sie nach kurzer Zeit einen deutlichen roten Strich sehen, braucht dieser Patient einen geringen Moxa-Reiz, denn so, wie er auf den Fingernagel reagiert, reagiert er auch auf die Moxa-Wärme.

Ebenfalls vorsichtig zu moxen sind Neurastheniker (sie leiden unter Ermüdung, körperlicher Schwäche, Gefühlslabilität, Reizbarkeit, Konzentrationsschwäche, Schlafstörungen, leichtem Schwitzen); der Scratch-Test spricht bei ihnen schnell positiv an, außerdem sind sie schmerzempfindlich und reagieren übermäßig schnell oder extrem langsam auf Wärme.

Die letzten Hinweise zu den Vorbereitungen haben nichts mit Bereitstellen, sondern mit Entfernen zu tun. Entfernen Sie unbedingt alle leicht entflammbaren Lösungen und Gegenstände aus dem Umkreis des Behandlungsortes. Ziehen Sie nicht gerade Ihren besten Anzug oder Ihr bestes Kleid an, da diese Kleidungsstücke hinterher den Moxa-Geruch für lange Zeit annehmen. Schließen Sie aus Geruchsgründen auch die Tür des Behandlungszimmers, und moxen Sie nicht unbedingt in einem Zimmer, in dem Sie anschließend schlafen oder eine Party geben wollen. Geruchsempfindliche Personen und Asthmatiker sollten generell vorher ihre Geruchs- und Rauchtoleranz prüfen.

Bevor Sie nun mit dem Moxen beginnen, müssen Sie sich noch entscheiden, ob Sie tonifizieren oder sedieren wollen. Hierzu heißt es im Lehrbuch für Akupunktur »Zhu Dan Xi«: »Das Moxen hat zwei Funktionen, tonifizieren und sedieren. Will man tonifizieren, so muß man kräftig moxen. Wenn man aber sedieren will, soll man die Haut nur vorsichtig und sanft behandeln. Die Hitze muß man wegblasen. Denn Wind zerteilt.« (9)

Im Nei Ching Lingshu heißt es zum selben Thema: »Wenn mit Moxen ge-stärkt werden soll, darf man das Feuer nicht spontan entfernen. Will man aber sedieren, entferne man das Feuer vorsichtig und blase dabei während der Behandlung ein- bis zweimal bzw. zum Abschluß auf die behandelte Stelle.« (9) An anderer Stelle heißt es im Lingshu: »Will man durch das Feuer stärken, so soll man das Feuer nicht anblasen, sondern allein bren-nen lassen. Will man sedieren, soll man das Feuer [den brennenden Moxa-Stab] anblasen, damit das Moxa-Kraut schnell verbrennt. Drei bis vier Moxa-Kegel in Kirschgröße nacheinander jeden Tag angewandt, das ist Se-dieren. Acht bis zehn Moxa-Kegel in Kirschkerngröße auf denselben Punkt, das ist Tonifizieren. Morgens Moxen, das ist Tonifizieren.« (9) Merken Sie sich also: Tonifizieren heißt kräftig, lang anhaltend und mit in-tensiver Wärmeeinwirkung auf die Haut moxen. Nach Abschluß der Be-handlung wird der Moxa-Stab oder das Moxa-Kraut entfernt und die be-handelte Stelle mit dem Daumen noch eine Weile gehalten. Sedieren heißt dagegen vorsichtig, behutsam moxen, den Moxa-Stab immer wieder von der Haut wegführen und die Wärmeeinwirkung unterbrechen, kurz über die Behandlungsstelle pusten und den Abstand zur Haut etwas größer als beim Tonifizieren gestalten. Wenden Sie das Verfahren des Wedelns oder des »Spatzenpickens« (vgl. Abb. 21) an, und decken Sie die behandelte Stelle nicht ab. Nach Abschluß der Behandlung entfernen Sie den Moxa-Stab behutsam von der behandelten Stelle und pusten noch darauf.

So moxen Sie – Anwendungsbeispiele für das Moxen

Abbildung 16: Das Moxen mit dem Moxa-Stab (2)

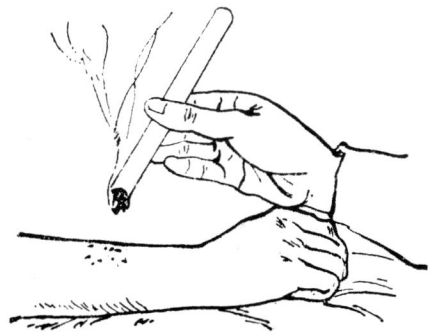

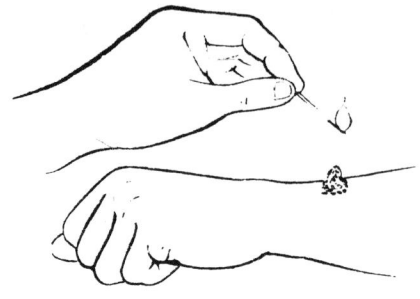

Abbildung 17: Das Abbrennen von Moxa-Kegeln direkt auf der Haut. Diese Methode ist nur Therapeuten vorbehalten. (2)

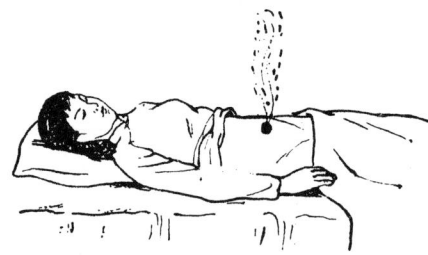

Abbildung 18: Das Abbrennen von Moxa-Kegeln direkt auf der Haut. Diese Methode ist nur Therapeuten vorbehalten. In der gleichen Art, jedoch mit Zwischenlagen wie Ingwer oder Knoblauchscheiben, eignet sich diese Methode auch für den Laien, sofern der Behandelnde den Vorgang ständig überwacht. (2)

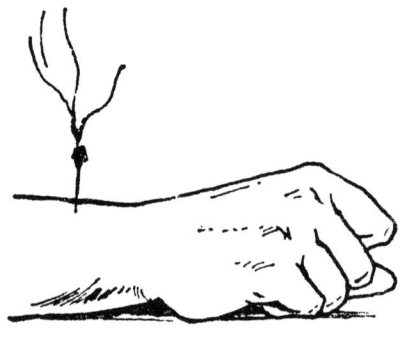

Abbildung 19: Auf einer Akupunkturnadel aufgesteckter Moxa-Kegel. Diese Methode ist nur Therapeuten vorbehalten.

Abbildung 20: Moxa-Kegel als Zwischenlage. (9)

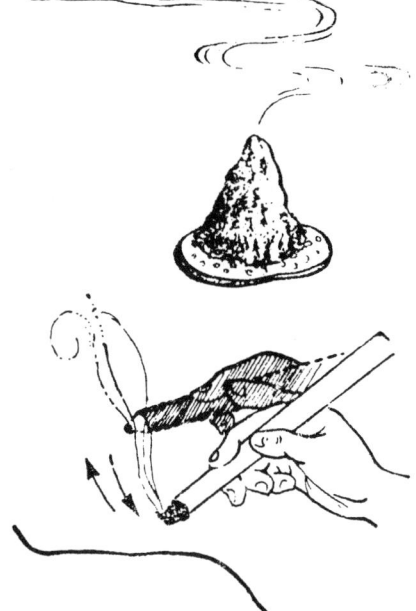

Abbildung 21: Bildliche Darstellung der sogenannten Spatzenpickmethode mit schneller Heran- und Rückführung des Moxa-Stabes an den Behandlungspunkt. (9)

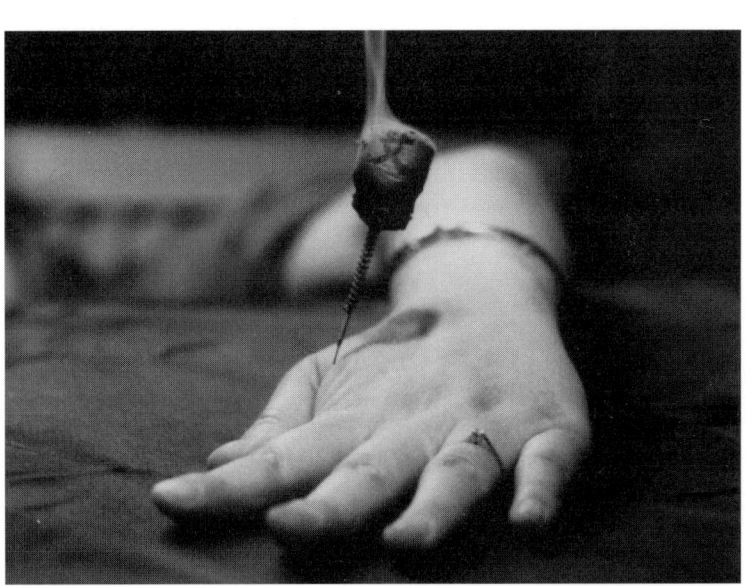

Abbildung 22: Auf einer Akupunkturnadel aufgesteckter Moxa-Kegel. Dieses Verfahren bleibt für medizinische Behandlung zugelassenen Therapeuten vorbehalten.

55

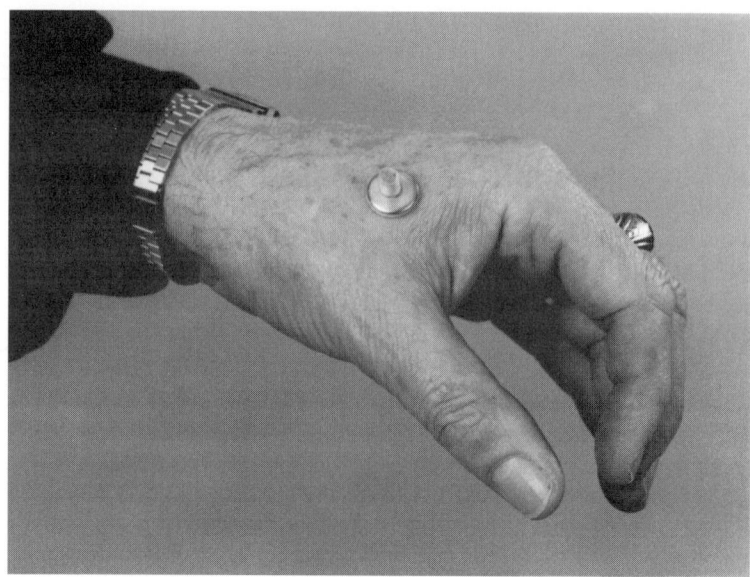

Abbildung 23: Selbstklebendes Moxa-Hütchen mit fest verbundener Pappbodenzwischenlage. Es handelt sich bei der Bodenplatte um Spezialmaterial, das zudem nach oben hin mit einer metallfarbenen Beschichtung versehen ist. Die Bodenplatte saugt die Wärme auf und hält sie sehr lange. Aber Vorsicht: Anwendung unter Kontrolle halten, da die Bodenplatte zuweilen so heiß wird, daß Hautverbrennungen möglich sind!

Grundlegende Hinweise zum Moxa-Gebrauch

Entscheiden Sie zunächst, ob Sie mit dem Moxa-Stab, der Moxa-Wolle oder anderen Moxa-Utensilien behandeln wollen, des weiteren, ob Sie direkt oder indirekt zu arbeiten gedenken. Lokalisieren Sie dann die Moxa-Stelle sorgfältig, und stellen Sie eine möglichst präzise Diagnose, um damit über Tonifikations- oder Sedationsverfahren zu entscheiden. Greifen Sie mit der Pinzette die selbstgeformten Moxa-Wollkonen und zünden Sie sie an. Vorher haben Sie bereits die entsprechende Unterlage bzw. Moxa-Hütchen auf der Körperdecke befestigt. Dazu können Sie Vaseline benutzen, um damit z.B. eine Ingwerscheibe oder Münze zu fixieren. Jetzt setzen Sie den Moxa-Konus auf und fixieren die zu moxende Stelle links und rechts mit je einem Finger. Dazu verwenden Sie am besten Zeige- und Mittelfinger. Dieses Vorgehen ermöglicht es Ihnen, an den eigenen Fingern zu spüren, wann es dem Patienten zu heiß wird. Dasselbe gilt auch beim Arbeiten mit dem Moxa-Stab.

Grundsätzlich sollten Sie die Wärme punktförmig anwenden. Dies gilt insbesondere beim Tonifizieren, wo Sie einen kräftigen Reiz ausüben. Beachten Sie, daß ein Moxa-Konus um so mehr Hitze nach unten abstrahlt, je weiter er abgebrannt ist, und daß ein Moxa-Stab um so mehr Hitze abstrahlt, je voller die Spitze brennt und je senkrechter sie zur Hautoberfläche steht. Im Fall des Moxa-Konus müssen Sie diesen deshalb rechtzeitig entfernen und in eine mit Wasser gefüllte Schale geben, beim Moxa-Stab müssen Sie den Abstand zur Haut mit zunehmender Brennfläche vergrößern. Die links und rechts fixierten eigenen Finger geben Ihnen hier die nötige Sicherheit zur Beurteilung.

Wollen Sie sedierend behandeln, können Sie zwei Alternativtechniken anwenden:

1. Wedeln. Hierbei halten Sie den Stab nicht punktförmig auf die zu moxende Stelle, sondern wedeln über eine größere Fläche hin und her, und zwar parallel zur Oberfläche.
2. Spatzenpickmethode. Hierbei gehen Sie mit dem Stab ganz kurz an die zu behandelnde Hautstelle heran und ziehen ihn sofort wieder zurück. Es handelt sich hierbei um ein ständiges Vor- und Zurückführen des Moxa-Stabes – nur mit ihm sind diese Methoden möglich.

Man beginnt mit dem Moxen immer rechts oben und geht dann zum unteren Abschnitt über. Danach wird auf der linken Seite gleichermaßen verfahren: erst oben moxen, dann unten. Hierzu heißt es im Akupunkturwerk Zhenjiu Dacheng: »Man soll immer zuerst oben moxen und dann unten, zunächst wenige Moxa-Kegel einsetzen, dann viele. Man darf niemals erst unten beginnen, sondern immer oben. Zuerst moxt man das Yang oben und dann das Yin unten.« (1) Zur gleichen Frage äußert sich auch der Nei Ching im Kapitel 73: »Wenn der obere Abschnitt des Körpers energieleer ist [dies äußert sich in Blässe bzw. in Schwindel beim Aufrichten], dann muß man im unteren Teil des Körpers moxen.« (9)

Die einzelnen Anwendungsmöglichkeiten

1. Das direkte Moxen

Direktes Moxen mit Hautkontakt

Dieses Verfahren setzt einen kräftigen Reiz und ist für kräftige Patienten mit chronischen Leiden und reduzierter Reaktionsfähigkeit geeignet. Verwendet werden kann hierzu der Moxa-Kegel. Je fester er gepreßt wird, desto mehr Hitze strahlt er ab. Seine Größe wechselt zwischen Reiskorngröße als kleinster, Bohnengröße als mittlerer und Kirschgröße als größter Form. Am stärksten kann bei akutem Geschehen gemoxt werden, sofern keine Zeichen der Fülle wie Rötung, Druckschmerz in Verbindung mit Schwellung vorhanden sind. In Relation dazu ist dieses Moxa-Verfahren beim chronischen Patienten schwächer anzuwenden. Bei Moxa-Punkten, die dicht über den Knochen oder Gefäßen liegen, sollte nicht auf diese Weise gemoxt werden.

Das direkte Moxen mit Hautkontakt unterscheidet sich im Grunde genommen noch einmal: Erwärmen der Haut durch Moxa-Kegel und Erwärmen der Haut mit zusätzlicher Erzeugung von Brandblasen.

Diese Methoden werden nur der Vollständigkeit halber erwähnt, und kein Laie sollte sie anwenden. Falls Sie einmal zu einem Behandler gehen und dieser die letztgenannten Verfahren anwendet, sollten Sie wissen, daß kein Fehler passiert ist, sondern die Brandblase beabsichtigt ist. Das Gesetz schreibt aber dem Therapeuten vor, den Patienten vorher über diese Prozedur aufzuklären. Hierzu wiederum ein Hinweis aus dem Akupunkturwerk Zhenjiu Dacheng: »Wenn sich eine Blase zeigt, so wird der Patient geheilt. Erreicht man die Blase nicht, ist die Krankheit nicht überwunden.« (9) Aus der Ableitung des hier Gesagten verwendet man die Blasen-

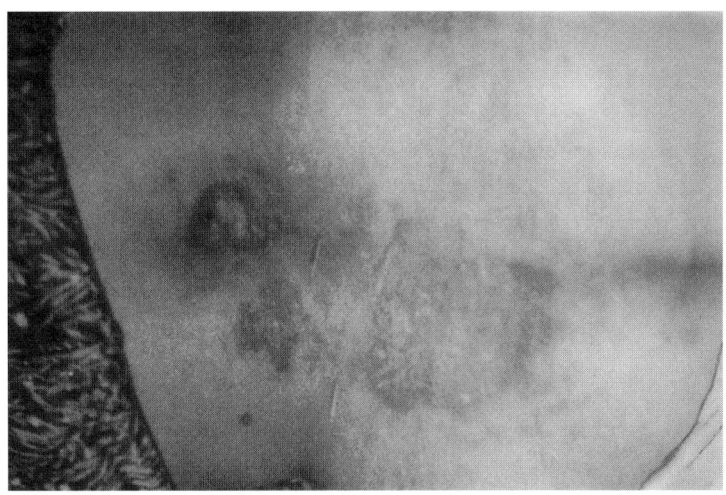

Abbildung 24: Hautreaktion nach direktem Moxen.
Achtung! – dieses Verfahren ist nur Therapeuten vorbehalten. Es wird dringend davor gewarnt, diese Behandlung ohne große Erfahrung und ohne medizinische Kenntnisse durchzuführen. (1)

bildung auch als diagnostisches Hilfsmittel in der Weise, daß eine mangelnde Blasenbildung als Reaktionsarmut und Schwäche des Körpers angesehen wird, mit der Krankheit fertig zu werden.

Direktes Moxen ohne Hautkontakt

Bei dieser Methode wird der Moxa-Kegel mit der Pinzette während des Abbrennens kurz über der Haut gehalten. Diese Form wirkt milder als die des direkten Hautkontakts. Es empfiehlt sich – wie im übrigen auch beim Moxen mit Hautkontakt –, mit gespreizten Fingern zu arbeiten.
Den Moxa-Kegel kann man beim Auflegen mit etwas Vaseline oder Traumasalbe »Rödler« befestigen, um so die beim direkten Moxen mit Haut-/ Wärme-Kontakt wie auch ohne Hautkontakt notwendige Voraussetzung, daß die Brennquelle senkrecht über der zu behandelnden Hautstelle steht, zu erfüllen und auch das Abrutschen des Kegels zu verhindern. Der untere Teil des Kegels soll hier zur Haut hin als Wärmefilter bzw. Wärmespeicher dienen, man läßt also nicht allzu tief abbrennen.

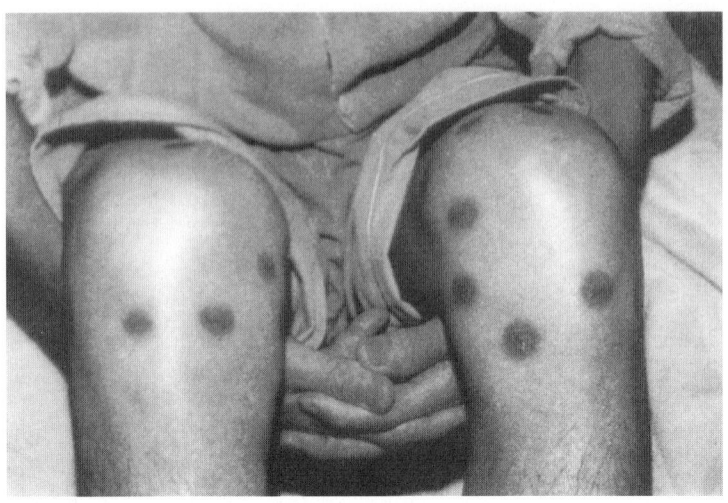

Abbildung 25: Hautreaktion nach intensiver Moxa-Therapie mit dem Moxa-Stab bzw. dem Moxa-Kegel.

Brandblasen und deren Versorgung

Bei der Erzeugung von Brandblasen wird ein außerordentlich intensiver Heilungsprozeß in Gang gesetzt, da zum Abheilen dieser Blasen das gesamte Abwehrsystem gefordert wird. Die Versorgung der Blasen erfordert ein Brand- und Wundgel, Kamillenextrakt, einen geeigneten Heilpuder, Heilerde und -salbe (z.B. Ortitruw oder Calendula-Salbe). Will man keine Blasen erzeugen, so wartet man, bis der Patient deutlich Wärme spürt, nimmt dann mit der Pinzette den Moxa-Konus herunter und setzt gleich wieder einen neuen auf. Diese Methode ist besonders angezeigt bei Qi- und Blutmangel mit den Symptomen »Allgemeine Schwäche«, »Ameisenlaufen«, Hautblässe, leichte Ermüdung sowie bei Schwindel und Bronchialasthma. Vorsicht ist dagegen bei Patienten mit Hautsensibilitätsstörungen geboten: sie spüren unter Umständen die Wärme nicht und deswegen auch nicht ein eventuelles Verbrennen. Solche Patienten leiden oft unter Rückenmarkserkrankungen.

Den Moxa-Konus, den Moxa-Kegel oder das Moxa-Hütchen löscht man in einem Wasserbad.

60

2. Das indirekte Moxen mit einer zur Haut hin trennenden Zwischenlage

Dies ist eine sehr milde Form des Moxens, die sich, je nach Unterlage, spezifisch gegen bestimmte Leiden richtet. Zur Anwendung kommt hierbei feinwollige Moxa-Wolle. Man kann sich die Moxa-Konen selbst anfertigen oder käuflich fertige Konen erwerben. Diese haben oft schon eine fertige Klebeunterlage. Anderenfalls kann man Vaseline oder Traumasalbe »Rödler« verwenden, um die Konen zu befestigen.

Ingwer-Zwischenlage

Ingwer als Trennlage hat tonisierenden, wärmenden Effekt. Bei Kopfschmerzen kann man so z.B. den Punkt »Taiyang« in der Schläfenmitte mit Ingwer moxen. Angewendet wird Ingwer als Zwischenlage auch bei Oberbauchbeschwerden, um damit Schmerz und Kälte aus dem Bereich Magen und Milz zu entfernen: Moxa-Konen auf Ingwer aktivieren das Qi in den Meridianen, vertreiben die Kälte und leiten Schmerzen ab.
Folgende Indikationen sprechen für eine Behandlung mit Ingwer als Zwischenlage:
Magen-Milz-Kälte-Patienten; diese haben den Wunsch, Warmes zu trinken, und empfinden Wärmeanwendungen als angenehm;
Mangel an Qi und Blut, allgemeine Schwäche und Blässe;

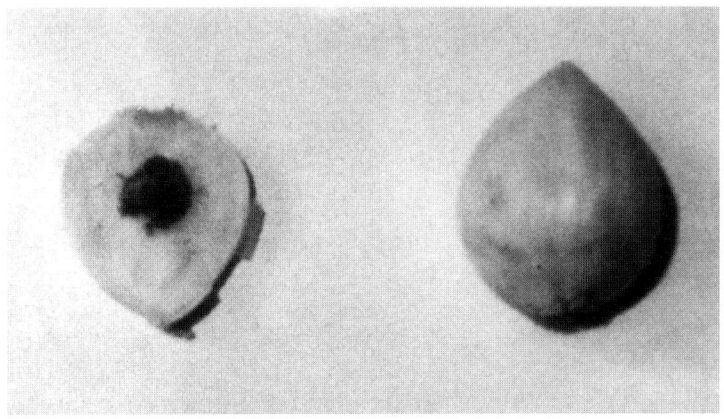

Abbildung 26: Knoblauchscheibe als Zwischenlage. (1)

Windkrankheiten; deren Symptome kommen schnell, verschwinden schnell und wechseln schnell die Beschwerdelokalisation; Gelenkbeschwerden mit Feuchtigkeit; dies sind bohrende Gelenkschmerzen, die bei Kälte und Feuchtigkeit schlimmer werden, wie z.B. bei Rheuma.

Knoblauch-Zwischenlage

Knoblauch reizt durch die ätherischen Öle von sich aus die Haut und setzt in Verbindung mit der Wärmeeinwirkung durch die Konen einen intensiven Reiz. Heilungserfolge lassen sich mit ihm bei Krampfzuständen, chronischer Lymphdrüsenentzündung, chronischer Mandelentzündung, Rückenschwäche mit Rückenschmerzen und bei Furunkeln, die sich nicht öffnen, erzielen. Zu dieser Technik steht im Handbuch »Behandlung von Notfällen« von Tehong: »Um Schwellungen zu beseitigen, moxt man wie folgt: Man schneidet eine Knoblauchscheibe zurecht, ungefähr zwei Millimeter dick, und legt sie auf die höchste Stelle der Schwellung. Dann brennt man Moxa-Konen von der Größe einer Erbse so lange ab, bis die Schwellung zurückgeht.« (9) Die Knoblauchunterlage ist während des Moxens mehrmals auszuwechseln. Diese Methode ist auch dazu geeignet, um skrofulös bedingte Abwehrschwäche zu therapieren. Diese äußert sich in Schnupfen, triefenden Augen, Ohrenschmerzen und in Bindehautentzündung.

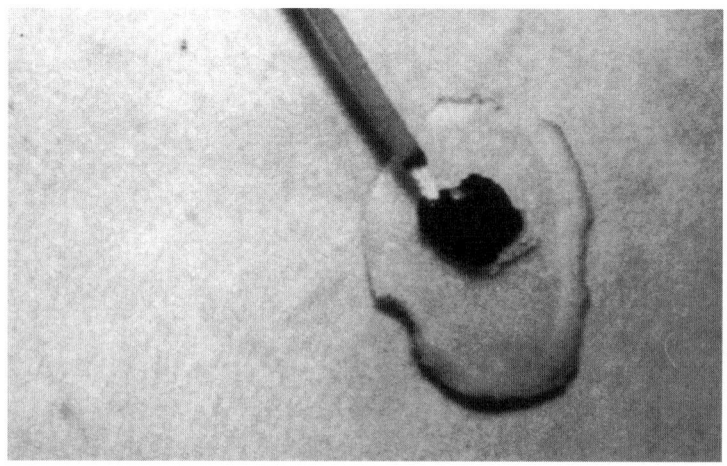

Abbildung 27: Knoblauchmus als Zwischenlage. (1)

Eine etwas abgewandelte Form davon ist die Verwendung von Knoblauch-
brei als Zwischenlage, der mit etwas Mehl versetzt sein sollte. Der Brei hat
nämlich durch den Mehlzusatz eine besonders kräftig reizende Wirkung,
da in ihm die ätherischen Öle freigesetzt sind. Der Brei wird direkt auf die
Haut aufgetragen, darauf wird etwas Seidenpapier gelegt und auf das Seidenpapier Vaseline oder Traumasalbe »Rödler« gestrichen, was dann den
Moxa-Konus hält. Ätherische Öle bedingen die starke Hautreizung. Die
Wärme bewirkt wiederum das Eindringen dieser Öle in die Haut. Bewährt
hat sich diese Form bei Rücken- und auch bei Bauchbeschwerden. Bei letz-
teren empfiehlt es sich, den Moxa-Brei mit Zimt, Mehl und etwas Schwefel
zu versetzen. Geschwüre, die sich nicht öffnen, behandelt man wie folgt:
Etwas angefeuchtetes Seidenpapier auf den Kopf des Geschwürs legen
und antrocknen lassen. Darauf eine Knoblauchscheibe legen und dann so
lange mit Moxa-Konen moxen, bis die schmerzende Stelle nicht mehr
empfindlich ist.

Salz-Zwischenlage

Diese Methode wendet man über dem Bauchnabel an. Hierzu wird dieser
mit Salz aufgefüllt und das Salz mit einem angefeuchteten Papier bedeckt.
Hierauf wird der brennende Moxa-Konus gesetzt. Wirksam ist dieses Verfahren bei Schmerzen im Magen-Darm-Bereich, bei Durchfall, Harnverhal-
tungen, Gewebsbrüchen wie Leistenbruch, Schockzuständen, kalten
Gliedmaßen und bei Erbrechen. Man kann den Nabel auch mit Mehl und
gemahlenem Pfeffer auffüllen. Dies hat sich als wirksames Mittel gegen
Reizdarm, Blähungszustände, Unfruchtbarkeit der Frau, Impotenz des
Mannes, Menstruationsstörungen, rheumatisch bedingte Schmerzen und
gegen Taubheitsgefühl bewährt.

Tofu-Zwischenlage

Tofu ist ein aus Sojabohnen hergestelltes quarkähnliches Nahrungsmittel.
Man nimmt davon eine dünne Scheibe und brennt Moxa-Kegel darauf ab.
Da Tofu die Lymphzirkulation verbessert, bewährt er sich bei Schwellungen und Ödemen. Im Kopfbereich, neben den Nasenflügeln und unterhalb
der Nase dient er zur Behandlung von Nebenhöhlenerkrankungen.
Generell wichtig ist noch, daß alle Zwischenlagen durchlöchert werden
müssen, damit die Hitze nach unten abstrahlen kann.

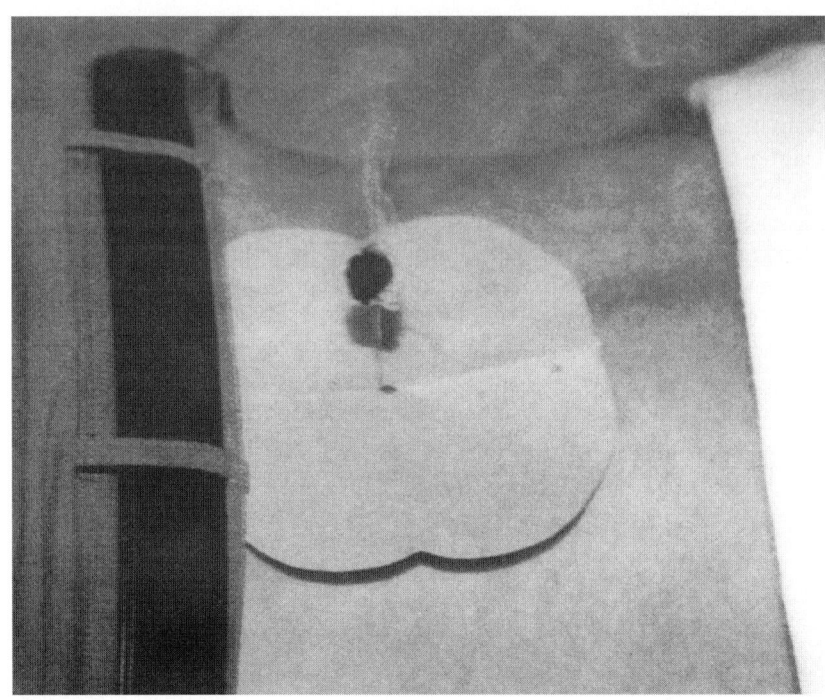

Abbildung 28: Moxen mit Papier als Zwischenlage.
Diese Anwendung erfordert ebenfalls ständige Sichtkontrolle. Die Papier-Zwischenlage dämpft einerseits die punktuelle Wärmeeinwirkung, andererseits bewirkt sie durch die Wärmeaufladung des Papiers eine Wärmeverteilung auf eine größere Fläche, eine Wärmespeicherung zwischen Papier und Haut und dadurch eine milde Intensivierung der Moxa-Wirkung. (1)

Papier-Zwischenlage

Dies ist eine Universalmethode, wenn man die Hitzeabstrahlung etwas mildern will. Man kann anstelle von Papier auch Pappe nehmen. Vorsicht, das Papier darf nicht durch die abgestrahlte Hitze zu brennen anfangen.

Münz-Zwischenlage

Da das Metall der Münze die Wärme länger hält, ergibt sich eine ganz intensive Wirkung auf das zu moxende Areal. Doch Vorsicht! Hierbei treten leicht Verbrennungen auf. Gute Dienste leistet diese Methode bei Rücken-schmerzen, ebenso im Nackenbereich bei Schulter-Arm-Halswirbelsäu-len-Beschwerden.

Heilerde-Zwischenlage

Die Heilerde wird mit Wasser zu einem Brei verarbeitet und auf die zu be-handelnde Stelle aufgelegt. Dann brennt man darauf Moxa-Konen ab. Die Wirksamkeit dieser Methode hat sich vor allem bei Ödemen und Furun-keln gezeigt.

3. Moxen mit verschiedenen Moxa-Kraut-Qualitäten

Feinwollige Qualität

Diese strahlt eine wohlige, sehr milde Wärme ab und hat sich bei chroni-schen Erkrankungen und an empfindlichen Stellen wie z.B. im Gesichtsbe-reich oder über Stellen, die direkt oberhalb von Knochen liegen, gut be-währt.

Grobe Qualität

Grobes Moxa-Kraut strahlt eine aggressive Hitze ab und geht mitunter aus während der Behandlung. Deswegen muß man diese Art der Behandlung besonders intensiv unter Sichtkontrolle halten, was selbstverständlich auch für die Behandlung mit feinwolliger Qualität gilt. Nur ist bei der gro-ben Qualität die Gefahr von Verbrennungen noch größer. Geeignet ist die-se spezielle Anwendungsmöglichkeit vor allem für robuste Haut und robu-ste Patienten.

4. Moxen mit handgeformten Moxa-Kügelchen aus Moxa-Kraut

Indirektes Verfahren

Vgl. »2. Das indirekte Moxen mit einer zur Haut hin trennenden Zwi-schenlage«.

Direktes Verfahren

Vgl. »1. Das direkte Moxen«.

5. Moxen mit der Moxa-Zigarre oder mit der kleineren Moxa-Zigarette

Die Moxa-Zigarre ist das gebräuchlichste Hilfsmittel des Moxens. Sie hat den Vorteil, daß man mit ihr den Abstand zur Haut sehr gut regulieren, größere Flächen bestreichen und dadurch individuell und großflächig arbeiten und die Wärme dosieren kann. Unter einer Moxa-Zigarre versteht man zusammengerolltes Moxa-Kraut, das in leicht brennbares, weiches Papier gehüllt ist. Mit ihr kann man moxen und Brandblasen erzeugen oder indirekt moxen, indem man eine Zwischenlage einlegt oder aber entsprechenden Abstand hält.

Die Moxa-Zigarre gibt es hinsichtlich der Qualität des Moxa-Krauts und auch in bezug auf die eingerollten Heilwirkungsstoffe in verschiedenen Ausführungen (vgl. die entsprechenden Anwendungsmöglichkeiten auf Seite 65). Die Moxa-Zigarre wird wie eine Zigarre angezündet und nach Abschluß der Behandlung in einen luftdichten Behälter gesteckt, so daß sie ausgeht. Bei Wiederverwendung ist vorher die Asche abzuschneiden. Mit einer Moxa-Zigarre kann man vier- bis fünfmal, d.h. insgesamt etwa 25 Minuten therapieren.

Das gleiche gilt für die kleinere Moxa-Zigarette, nur ist deren Brenndauer kürzer.

6. Moxen an verschiedenen Körperteilen

Moxen im direkten Bereich der Beschwerden

Möglich ist diese Therapieform im Bereich der Gelenke. Zu beachten ist dabei aber, daß in diesem Bereich die Knochen relativ dicht unter der Hautoberfläche liegen und die bereits beschriebenen Vorsichtsmaßnahmen deshalb zu berücksichtigen sind.

Bei der Verwendung von Moxa-Konen sollte man im Gelenkbereich auf kleinere von der Größe eines Reiskorns zurückgreifen, maximal auf die Größe einer Erbse. Der Autor Chen Yan Zhi schreibt hierzu in seinem Buch »Kleine Rezepte«: »Ein Moxa-Konus sollte nicht kleiner sein als ein drittel Daumenbreite, da sonst nicht genügend Wärmeabstrahlung vorhanden ist.« (9) Aber dies ist relativ: ein Handgelenk ist kleiner als ein Kniegelenk. Merken Sie sich jedenfalls, daß die Wärmeeinwirkung ausreichend sein muß, um das Qi zu aktivieren, die Krankheit erfolgreich zu therapieren und eine Hautreaktion zu erzielen, die mindestens eine Stunde anhält. Dabei kann es im Bereich des Kopfes und oberhalb von Knochenregionen allerdings leicht zu Wärmerückstaus kommen, die sich negativ auswirken. Die Moxa-Behandlung ist deshalb vorsichtig zu dosieren, und man sollte auch eventuell größere Abstände beim Auswechseln der Moxa-Konen einlegen.

Beim Moxen in der Nabelgegend und zwischen Nabel und Brustkorb sollte man nicht mehr als fünf Konen/Sitzungen verwenden, und diese sollten höchstens Erbsengröße aufweisen. Auf dem Brustkorb sollte man vorsichtig moxen und höchstens reiskorngroße Moxa-Konen verwenden. Über dem Herzen darf gar nicht gemoxt werden, um nicht durch einen eventuellen Wärmerückstau das Organ zu schädigen. Im oberen und unteren Wirbelsäulenbereich kann man dagegen intensiv moxen. Die sogenannte Zhin-Yin-Formel besagt: »Eine Moxibustion am Kopf, im Gesicht, in der Nähe des Auges und des Halses sollte sehr vorsichtig erfolgen und nur gering dosiert durchgeführt werden. Am Arm kann man häufiger, am Rücken, an der Brust und am Bauch stärker moxen.« (9) An den Beinen, wo wenig Fleisch als Unterlage vorhanden ist und wo die Knochen spürbar sind, besteht für die eintretende Wärme wenig Aufnahmevermögen. Da die Knochen deshalb bei der Moxa-Behandlung Schaden leiden können, sollten Sie in diesen Körperregionen vorsichtig mit milder Wärme moxen. An Genitalien soll im übrigen überhaupt nicht gemoxt werden. Die Zeitdauer der Moxa-Einwirkung muß individuell und konstitutionell angepaßt werden.

Moxen im größeren Abstand zum Beschwerdebereich

Vgl. »Direktes Moxen ohne Hautkontakt« (Seite 59).

7. Moxen auf Akupunkturpunkten

Will man auf Akupunkturpunkten moxen, sind vorab folgende Überlegungen anzustellen: Ist die Muskelmasse zwischen Knochen und Hautoberfläche genügend groß? Liegt ein größeres Gefäß unter dem zu moxen-

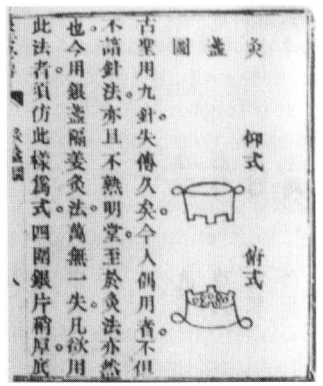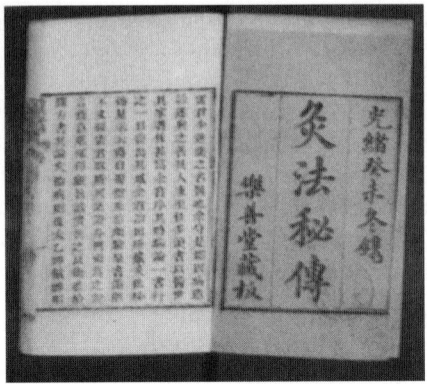

Abbildung 29: Darstellung von Moxa-Gefäßen und einer zweiten Textseite aus dem chinesischen Medizinklassiker »Geheime Unterweisung in Moxabehandlung« aus dem Jahr 1883. Das Moxa-Kraut wurde in dem Gefäß über dem jeweiligen Akupunkturpunkt abgebrannt. Die Hitze strahlte durch den durchlöcherten Boden auf den Behandlungspunkt ab.

den Akupunkturpunkt (mit dem Finger auf Pulsation testen; größere Arterien und Venen liegen zusammen!)? Handelt es sich um einen für das Moxen verbotenen Akupunkturpunkt?

8. Moxen auf Akupunkturmeridianen

Im Prinzip sind dieselben Kriterien zu beachten wie beim Moxen auf Akupunkturpunkten. Beides sind Methoden, die sich für Beschwerden generell gut eignen. Das Auswahlkriterium für die Akupunkturmeridiane ist deren Verlauf über Regionen, die ein Beschwerdebild zeigen.

9. Moxen mit Zusatzwirkstoffen

Man kann auf die Moxa-Konen oder -Zigarren ätherische Öle träufeln, allerdings nicht unmittelbar auf die Brennfläche, da sich diese Öle leicht entzünden. Durch die Wärme verdunsten diese, und man erzielt eine zusätzliche Duftwirkung. Dasselbe ist auch mit Räucherbalsam möglich. Zudem gibt es, wie bereits gesagt, Moxa-Zigarren, in die Heilkräuter und andere Wirkstoffe eingearbeitet sind. Diese haben meistens einen andersfarbigen

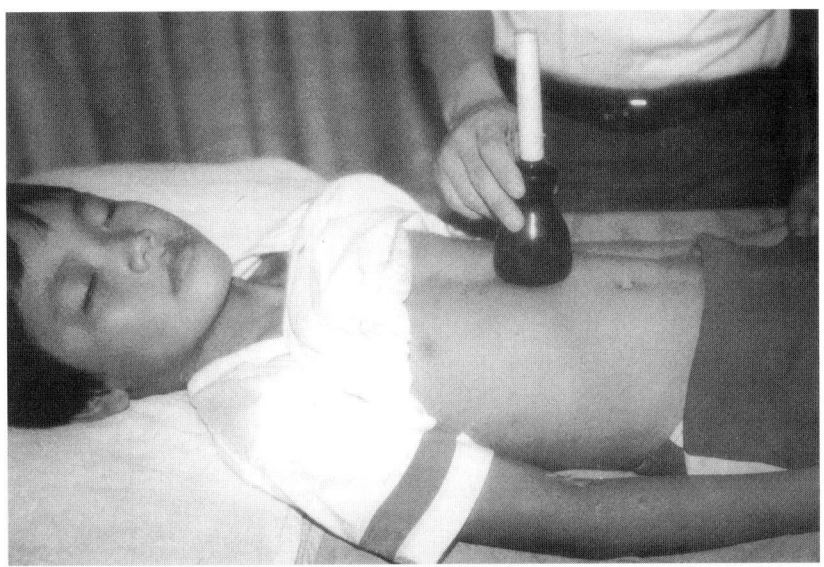

Abbildung 30: Beispiel einer Moxa-Behandlung mit dem Moxa-Halter mit nach unten abstrahlender Wärme. (1)

Kern. Während ätherische Öle und Räucherbalsam lediglich eine Duftwirkung entfalten, verändern sich bei diesen Moxa-Zigarren die abgestrahlte Wärme und das Brennverhalten durch die in die Beifußfüllung eingearbeiteten Fremdbestandteile. Die Duftwirkung des Rauches wird durch sie ebenfalls verändert. Man kann auch die Moxa-Zigarre mit einem dicken Nagel von der Brennfläche her löchern und ein Räucherstäbchen in den Stichkanal einschieben.

10. Moxen mit Moxa-Kohle

Moxa-Kohle wird durch ein Verbrennen unter Sauerstoffabschluß ähnlich wie Holzkohle hergestellt. Ihr Vorteil ist die geringe Rauchentwicklung bei der Anwendung, ihr Nachteil dagegen die intensive, etwas beißende Hitze. Außerdem bröckelt sie während der Behandlung leicht ab und beschwört somit die Gefahr von Brandschäden auf der Liege oder der Haut herauf. Bei der Anwendung ist also Vorsicht geboten; deswegen wird emp-

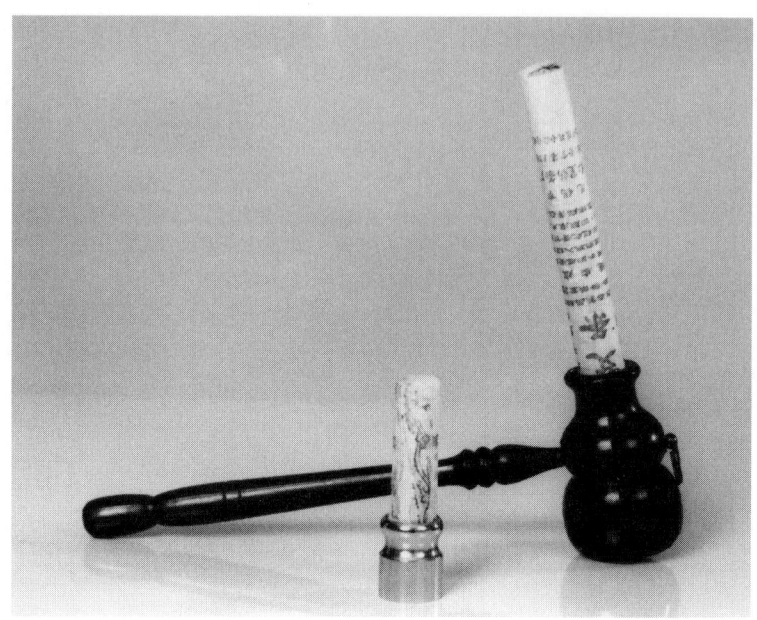

Abbildung 31: Links: »Gluttöter«; rechts: Moxa-Ständer mit Handgriff. Im linken Beispiel wurde die Moxa-Zigarre mit der Brennfläche nach unten in den Moxa-Ständer eingesteckt und dadurch gelöscht, im rechten mit der Brennfläche nach oben vorübergehend zur Wiederverwendung abgestellt.

fohlen, die Moxa-Kohle in sogenannten Moxa-Kästchen anzuwenden. Es handelt sich dabei um mit Metall ausgekleidete Holzkästen, die mit einem siebartigen Boden ausgestattet sind. Moxa-Kohle entflammt schließlich auch sehr schwer. Das Anzünden gestaltet sich also etwas mühsam.

11. Moxen mit unterschiedlichen Hilfsmitteln

Moxen mit einem Moxa-Gerät
Die Wärme wird bei einem Moxa-Gerät durch einen Glühfaden erzeugt und direkt oder indirekt über ein Moxa-Kissen auf die Behandlungsstelle abgestrahlt. Diese Wärme entspricht allerdings nicht der Beifußkraut-Zigarre und wird vom Patienten in der Regel auch nicht als angenehm

empfunden. Die therapeutische Wirkung gleicht ebenfalls nicht der der Moxa-Zigarre. Der Vorteil eines Moxa-Geräts liegt in der sicheren Handhabung, der fehlenden Rauchentwicklung und in den geringen Betriebskosten. Einen Kompromiß stellt das in Abb. 32 gezeigte Gerät dar, in dem ein Heizstempel Moxa-Kraut erwärmt.

Moxen mit Metallhülsen

Die verwendeten Metallhülsen müssen beidseitig geöffnet sein. Sie werden mit Wasser oder warmem Öl gefüllt. Die untere Öffnung setzt man auf den zu behandelnden Punkt. Wasser hält dabei die Wärme nicht so lange wie Öl. Der Grund, warum Metallhülsen und nicht beispielsweise Kunststoffrohre verwendet werden sollen, ist derjenige, daß Metall die Wärme besser leitet, und somit können Sie während des Moxens beim Halten dieser Hülsen sehr schnell feststellen, wann die eingefüllte Flüssigkeit für den Patienten zu heiß wird.

Moxen mit einem Moxa-Kasten

Dieser Moxa-Kasten wurde bereits unter »Moxen mit Moxa-Kohle« (s. Seite 69) beschrieben. In den Kasten werden brennende Moxa-Wolle und/oder -Kohle gelegt, die ihre Wärme dann durch den durchlöcherten Boden aus dem Körper abstrahlen. Hierbei können größere Flächen behandelt werden, z.B. im Kreuzbereich oder am Oberbauch.

Moxa-Konen, auf Akupunkturnadeln gesteckt

Die brennenden Moxa-Konen, die auf den Akupunkturnadeln stecken, strahlen ihre Wärme nach unten ab, während der Patient genadelt wird. Diese Therapieform eignet sich nur für zugelassene Therapeuten wie Ärzte und Heilpraktiker. Sie wird hier nur der Vollständigkeit halber erwähnt.

Moxen mit Bienenwachs

Mit dieser Technik werden versteifte, schmerzende Gelenke sehr schnell wieder beweglich. Um die zu behandelnde Körperstelle wird eine Rolle aus angefeuchtetem Toilettenpapier oder Einweg-Handtüchern gelegt und zu einem vollen Kreis geschlossen. Der Boden des Kreises wird mit Vaseline oder besser noch mit einer durchblutungsfördernden Salbe wie z.B.

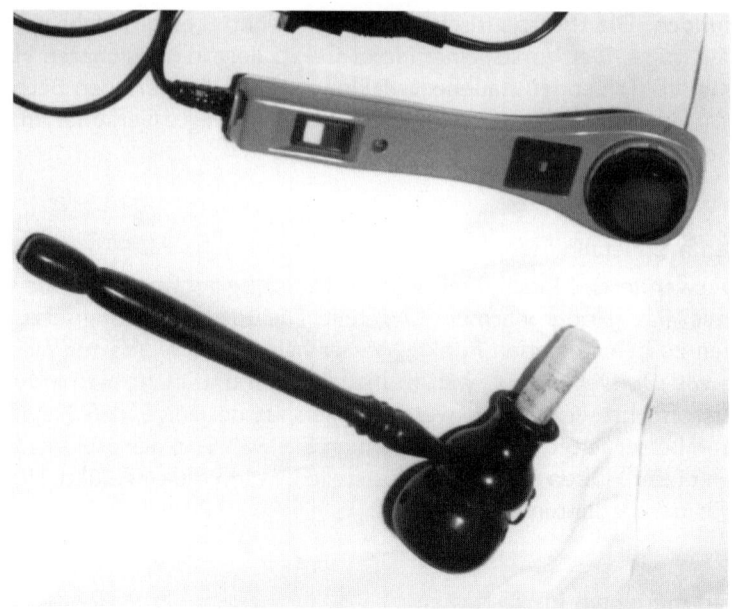

Abbildung 32: Oben: Elektrisch beheiztes Moxa-Gerät; unten: Moxa-Halter mit Moxa-Stab.
Das im oberen Bildabschnitt gezeigte elektrisch beheizte Moxa-Gerät trägt am Kopf einen Heizstempel. Dieser erwärmt ein mit Beifußkraut gefülltes kreisrundes Moxa-Kissen. Letzteres wird direkt auf die zu behandelnde Stelle gelegt. Da dieses Kissen sehr heiß wird, ist während des Moxens größte Vorsicht geboten!
Das Moxa-Kissen muß nach etwa zehn Behandlungen gegen ein neues ausgewechselt werden. Dieser Wechsel bereitet keinerlei Probleme.
Vorteile: rauchlos und mithin geruchlos.
Nachteile: technisch erzeugte Wärme, die nach den Erfahrungen des Autors nicht die gleiche intensive Wirkung wie die Brennwärme des Moxa-Krauts erzielt.
Der im unteren Bildabschnitt gezeigte Moxa-Halter nimmt einen brennenden Moxa-Stab auf. Die Wärme strahlt dabei durch die unten sichtbare Öffnung auf die zu behandelnde Stelle ab. Durch den stielartigen Haltegriff läßt sich der Moxa-Halter leicht führen.
Vorteile: Schutz vor Verbrennungen, da die Brennfläche des Moxa-Stabs höher liegt als die Unterkante der Öffnung.
Die Moxa-Halterung ermöglicht eine fast restlose Verwendung des Moxa-Stabes – ohne dabei gelbe Finger zu bekommen!
Nachteile: Gluttöten ist problematisch.

Traumasalbe »Rödler« eingerieben. Hierauf wird Mehl in einer Schichtdikke von etwa zwei Millimetern gestreut. Auf diese Mehlschicht läßt man dann mit einer brennenden Kerze Wachs aufträufeln. Wachs und Mehl bilden nun zusammen eine wärmespeichernde Schicht. Anschließend streicht man mit dem Moxa-Stab über diese Wachs-Mehl-Schicht und verflüssigt damit noch einmal den Wachsanteil, so daß es zu einer noch intensiveren Verbindung von Mehl und Wachs kommt – und damit zu einer noch stärkeren, lang anhaltenden Wärmeeinwirkung. Die Folge davon ist eine intensive Durchwärmung der darunter liegenden Haut-Muskel-Schicht.

Auf diese Art und Weise kann man mehrere Mehl-Wachs-Schichten auftragen, indem man den Vorgang mehrfach wiederholt und zum Schluß auf die verschiedenen Schichten noch Moxa-Konen setzt. Diese Moxa-Konen verstärken durch eine erneute Verflüssigung nochmals die Wärmewirkung. Anstatt des Mehls kann man selbstverständlich auch Heilerde verwenden.

Moxen mit Tabletten aus Borax, getrocknetem Ingwer, Ameisen, Kampfer und Moxa-Wolle (1)

Aus den genannten Bestandteilen wird eine Tablette hergestellt, die dann getrocknet wird. Diese Tablette wird dann auf Akupunkturpunkten abgebrannt. Hiermit stärkt man lokal das Gewebe und mobilisiert kranke Gelenke.

Räucherstab-Moxibustion

Räucherstäbe, die man normalerweise zur Weihrauchanwendung abbrennt, eignen sich auch hervorragend zur Behandlung von Warzen. Mit der brennenden Spitze hält man sie direkt auf die Warzen.

Moxen mit Schwefel

Hierzu schreibt Wang Huai Yen: »Patienten, die an Fisteln leiden, können Hilfe durch Schwefel-Moxen bekommen. Man nimmt ein Stück Schwefel, zerkleinert es. Das große Stück legt man auf die Fistel, das kleine hält man mit einer Pinzette, zündet es an. Dann legt man es auf das große Stück Schwefel auf der Fistel. Dies wiederholt man drei- bis achtmal, und die Fistel trocknet aus.«

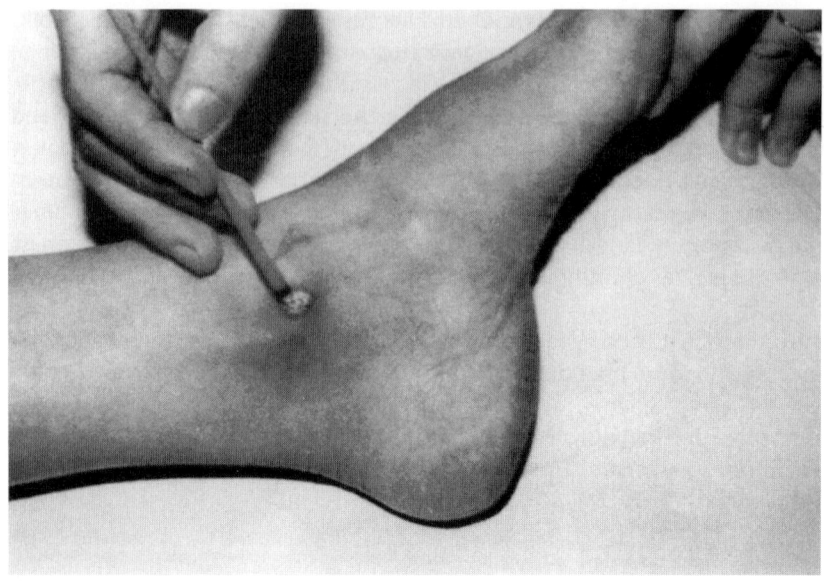

Abbildung 33: Beispiel einer Warzenbehandlung mit einem Räucherstäbchen als Moxa-Utensil. Diese Behandlung des direkten Moxens kann auch durch den Laien durchgeführt werden, wenn durch dessen ruhige Hand sichergestellt ist, daß nur die Warzenoberfläche und nicht die Haut daneben berührt wird. (1)

Die sogenannte Lampenputzer-Moxibustion

Sie eignet sich für die Kinderbehandlung. In einem chinesischen Buch über das Moxen heißt es:»Lampenputzer eignen sich für die Behandlung von Kindern, die an Krämpfen, Koma, Spasmen leiden, wenn das Augenlicht gestört ist oder sie Schwellungen am Kopf haben. Hierzu behandelt man den Punkt Tayang in Schläfenmitte.« (9)

Moxa-Stabhalter

Ein sehr praktisches Hilfsmittel ist schließlich der Moxa-Stabhalter. In ein pfeifenartiges Gerät wird dabei der Moxa-Stab eingeschoben, und zwar so weit, daß er gerade bündig mit der Unterseite abschließt, eventuell auch nicht bis ganz nach unten, um die Wärmeabstrahlung nicht zu stark werden zu lassen und so einen Schutz vor direkter Hautberührung zu bieten.

Wann und wie oft sollte behandelt werden?

Während des Tages eignet sich am besten der Vormittag zum Moxen. Je näher der Abend rückt, desto ungünstiger ist die Behandlung. Abends sollte man überhaupt nicht mehr behandeln, da mit Energie gearbeitet wird, die abends zur Ruhe kommen und nicht mehr aktiviert werden sollte. Für Häufigkeit und Dauer der Behandlung gilt folgendes: Akute Erkrankungen erfordern einen Behandlungszwischenraum von einem Tag. Chronische Erkrankungen können täglich bis zu dreimal behandelt werden. Das Entscheidungskriterium für die jeweils individuelle Häufigkeit und Länge der Behandlung ist das Befinden des einzelnen Patienten bzw. der Fortschritt der Besserung. In der Regel genügen fünf Minuten pro Areal bzw. Punkt. Nach zehn Behandlungen sollte man eine Pause von mindestens einer Woche einlegen. Akute Behandlungen kommen meistens mit einem Behandlungszyklus von zehn Behandlungen oder weniger aus. Chronische Erkrankungen bedürfen mehrerer Behandlungszyklen mit Zwischenräumen von jeweils mindestens einer Woche. Es gibt durchaus Erkrankungen, die über 100 Behandlungen von jeweils zehn Behandlungszyklen mit je zehn Sitzungen erforderlich machen.

Ratschläge für richtiges Verhalten nach der Behandlung

Im Akupunkturklassiker Zhenjiu Dacheng steht dazu: »Nach dem Moxen sollte der Patient nicht sofort Kaltes trinken.« (1) Das hat seinen guten Grund. Wärme, die zugeführt wird, sollte durch Kälte nicht gleich wieder neutralisiert werden. Daraus ergibt sich auch, daß man sich nach der Moxa-Behandlung nicht sofort der Kälte aussetzen sollte. Und dies muß man relativ sehen. Eine Zimmertemperatur von 18 Grad Celsius kann nach dem Aufwärmen durch eine Moxa-Behandlung schon Kälte bedeuten. Deshalb ist es wichtig, sich nach der Behandlung zunächst noch in einem warmen Zimmer aufzuhalten und sich dann warm anzuziehen, falls man in kältere Räume oder nach draußen gehen muß.
Der Patient sollte unmittelbar nach der Behandlung auch nichts essen, um dadurch nicht Energie für die Nahrungsverdauung zu binden. Er sollte vielmehr ruhen, und das möglichst eine Stunde lang, bevor er neue Aktivitäten beginnt. Auch Geschlechtsverkehr ist nach der Moxa-Behandlung nicht erlaubt. Der Patient sollte Aufregendes meiden, nicht fernsehen, sich nicht ärgern und nicht schwer arbeiten. Er sollte nicht hungern, sich aber

auch nicht den Bauch vollschlagen. Rohkost ist nicht empfehlenswert nach einer Moxa-Behandlung, lediglich ein warmes Getränk oder eine kleine warme Mahlzeit sind notfalls erlaubt. Stark gewürzte Speisen sowie Alkohol, auch später genossen, vereinbaren sich nicht mit einer Moxa-Behandlung, da sie nach traditioneller chinesischer Medizin sogenannten Schleim erzeugen, der die Wirkung des Moxa neutralisiert. Schließlich ist Baden nicht erlaubt, weder in kaltem noch in warmem Wasser.

Sind Blasen bzw. Brandwunden erzeugt worden, sollte man diese mit der Spatzenpickmethode nachbehandeln und anschließend mit kühlem abgekochtem Wasser abtupfen, dem man etwas Kamillenextrakt zugesetzt hat. Brandblasen kann man vorher öffnen und nach der Kamillenlösungs-Behandlung noch mit einer Eiweißlösung betupfen – dies verhindert Wunden. Hierzu kann man sich Zellkutan, aber auch andere Eiweiß-Präparate besorgen – lassen Sie sich in der Apotheke beraten. Dann wird das Ganze mit einem Salbenlappen abgedeckt. Als Salbe verwendet man dazu Ortitruw-Salbe oder Calendula-Salbe. Eine eventuell auftretende leichte oder stärkere Rötung der Haut läßt man unbehandelt; sie ist ohne Belang.

Kommt es trotz dieser Versorgung zu einer nässenden Brandwunde, behandelt man diese mit einem Brand- und Wundgel und trocknet die Wunde mit sterilen Heilerde-Aufschlägen ein. Diese Aufschläge lassen die Wunde sehr schnell trocknen. Die Heilerde wird mit einer kalten Kamillenlösung (Wasser und Kamillenextrakt – dieser ist in Apotheken erhältlich – im Verhältnis 1:3) angerührt. Die angetrocknete Heilerde weichen Sie dann mit abgekochtem Wasser ein und lösen sie wider. Am schnellsten heilt solch eine Brandwunde ab, indem Sie sie der Luft aussetzen bzw. kurzer, milder Sonnenbestrahlung.

Die Akupunkturmeridiane und Extrapunkte

Die nachfolgenden Schemazeichnungen (2) dienen nicht nur dem besseren Verständnis des Akupunktur- und Meridiansystems, sondern erleichtern auch die Bestimmung des Meridians, der das Beschwerdegebiet passiert und somit betroffen und behandlungsbedürftig ist. Behandelt werden Punkte des Meridians, der im Beschwerdegebiet liegt.

Die Reihenfolge der dargestellten Meridiane entspricht dem Energieverlauf im Meridiansystem. Die Energie fließt somit vom Lungenmeridian durch alle anderen Meridiane zum Lebermeridian und von hier wieder zurück zum Lungenmeridian. Dort beginnt dann ein neuer Umlauf.

Das Gouverneurs- sowie das Konzeptionsgefäß weisen eine Sonderstellung auf und stehen mithin außerhalb dieses Kreislaufs. Sie stehen mit allen paarig, also beidseitig angelegten Meridianen in Verbindung und dienen als deren Ausgleichsgefäß. Ein Zuviel an Energie wird an diese Gefäße abgegeben, ein Zuwenig aus diesem Reservoir aufgefüllt. Das Konzeptionsgefäß (KG) verläuft an der Vorderseite, das Gouverneursgefäß (Lg) an der Rückseite des Körpers – jeweils genau auf der Mittellinie. Beide Gefäße sind am Anfang und am Ende miteinander verbunden und bilden so einen Kreis. Neben der graphischen Darstellung der Akupunkturmeridiane ist die Lokalisation aller zur Therapie wichtigen Behandlungspunkte in Worten beigefügt. Dies ist für Sie eine Hilfe für die später folgenden Behandlungsvorschläge. Zu diesem Zwecke folgt am Ende dieses Kapitels auch die Lagebeschreibung der Extrapunkte, die zu keinem Meridian gehören.

Vom Lungen- bis zum Lebermeridian und zurück

Lungenmeridian

Lunge 1 (Lu 1)
Spreizen Sie den Daumen ab, winkeln Sie den Arm in Schulterhöhe an, und führen Sie die Daumenkuppe in Richtung Gegenseite. Genau ein Zun (eine Daumenbreite) unter dem Punkt, wo die Daumenkuppe unterhalb des Schlüsselbeins in einer Grube aufsetzt, liegt der Punkt Lunge 1. Dies ist genau im Zwischenraum zwischen 1. und 2. Rippe, sechs Zun seitwärts der Mittellinie.

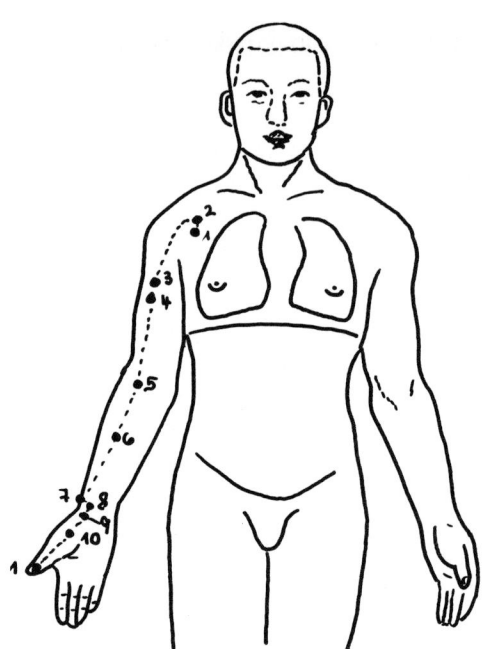

Abbildung 34: Der Lungenmeridian

Lunge 2 (Lu 2)
Mit dem abgespreizten Daumen setzen Sie, wie unter Lunge 1 beschrieben, in Richtung Gegenschulter den Daumen unterhalb des Schlüsselbeins auf. Das ist der Punkt Lunge 2.

Lunge 4 (Lu 4)
Drücken Sie den Arm an den Körper, dann ergibt sich vorne die Achselfalte. Vier Zun unterhalb des oberen Endes dieser Achselfalte an der Außenseite des Oberarmknochens liegt Lunge 4.

Lunge 5 (Lu 5)
Wenn Sie den Unterarm etwas anwinkeln, spüren Sie eine Sehne in der Ellenbogenfalte. An der Außenseite dieser Sehne liegt der Punkt Lunge 5.

Lunge 6 (Lu 6)
Dieser Punkt liegt sieben Zun oberhalb der Handgelenksfalte, an der

Außenseite des Arms auf der Verbindungslinie zwischen den Punkten Lunge 9 und Lunge 5.

Lunge 7 (Lu 7)

An der Daumenseite, unterhalb des Daumengelenks, können Sie im unteren Bereich des Arms ein Knochenköpfchen fühlen. Etwas unterhalb dieses Knochenköpfchens liegt an dessen Außenseite 1,5 Zun oberhalb der Handgelenksquerfalte der Punkt Lunge 7.

Lunge 9 (Lu 9)

Dieser Punkt liegt in der tastbaren Grube an der daumenseitigen Außenseite der handflächenseitigen Handgelenksfalte.

Lunge 10 (Lu 10)

Auf der Handinnenflächenseite liegt am Daumenballen genau zwischen Handgelenk und mittlerem Daumengelenk der Punkt Lunge 10.

Lunge 11 (Lu 11)

Am äußeren Nagelwinkel des Daumens finden wir den Punkt Lunge 11.

Dickdarmmeridian

Dickdarm 1 (Di 1)

Dieser Punkt liegt auf dem daumenseitig gelegenen unteren Nagelwinkel des Zeigefingers.

Dickdarm 2 (Di 2)

Am Fingergrundgelenk befindet sich im oberen Bereich der Punkt Dickdarm 2, dort, wo sich eine Falte beim Anbeugen des Zeigefingers in Richtung der Handfläche zeigt.

Dickdarm 4 (Di 4)

Drücken Sie den Daumen an, dann sehen Sie einen Muskelwulst zwischen Handrücken und Daumen. Auf der höchsten Stelle dieses Wulstes finden Sie den Punkt Dickdarm 4.

Dickdarm 8 (Di 8)

Der Punkt Dickdarm 8 liegt bei gebeugtem Arm auf der Verbindungslinie zwischen dem äußeren Ellenbogenbeugefaltenende und dem Punkt Lunge 9 am Handgelenk, und zwar vier Zun unterhalb dieser Beugefalte des Armgelenks.

Dickdarm 10 (Di 10)

Dickdarm 10 befindet sich zwei Zun unterhalb des Punktes Dickdarm 11.

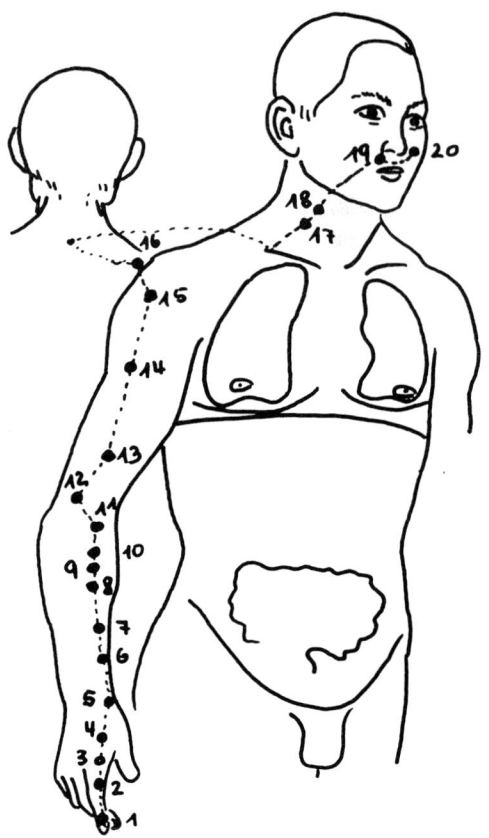

Abbildung 35: Der Dickdarmmeridian

Dickdarm 11 (Di 11)
Beugen Sie den Unterarm halb an, dann bildet sich eine Falte an der Außenseite des Ellenbogens. Am Ende dieser Falte finden Sie den Punkt Dickdarm 11.

Dickdarm 15 (Di 15)
An der Außen- bzw. Vorderseite des Schulter-Arm-Gelenks bildet sich bei angehobenem Arm vor dem sogenannten Rabenschnabelfortsatz eine kleine Grube. Darin liegt der Punkt Dickdarm 15. Rabenschnabelfortsatz ist der höchste am Armgelenk tastbare Knochenpunkt.

Magenmeridian

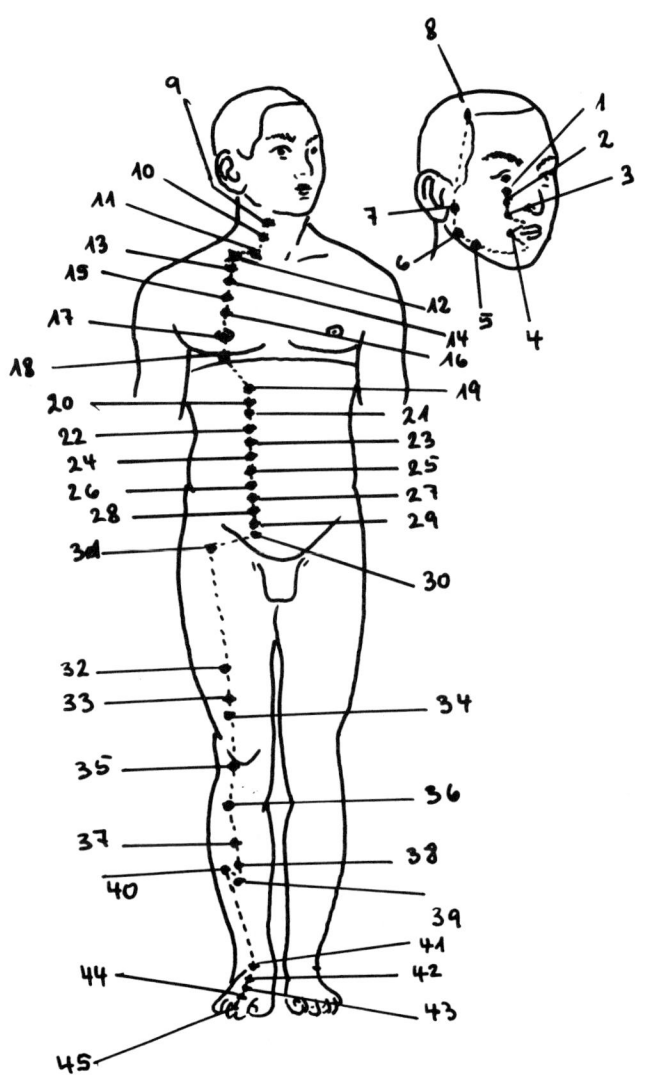

Abbildung 36: Der Magenmeridian

Magen 1 (M 1)
Am unteren Rand der Augenhöhle, lotrecht unterhalb der Pupille beim Geradeausblick, befindet sich der Punkt Magen 1.

Magen 4 (M 4)
Direkt an beiden Mundwinkeln finden Sie den Punkt Magen 4.

Magen 6 (M 6)
Beißen Sie die Zähne zusammen, dann tasten Sie am Kieferwinkel hinten unterhalb des Ohransatzes einen Muskelwulst. Direkt auf dessen höchster Stelle liegt der Punkt Magen 6.

Magen 21 (M 21)
Vier Zun oberhalb und zwei Zun seitlich des Nabels bzw. zwei Zun seitlich des Mittelpunktes zwischen Nabel und Schwertfortsatz (unteres, spitzes Ende des Brustbeins) liegt der Punkt Magen 21.

Magen 24 (M 24)
Der Punkt Magen 24 befindet sich ein Zun oberhalb und zwei Zun seitlich des Nabels.

Magen 25 (M 25)
Zwei Zun neben dem Nabel finden Sie den Punkt Magen 25.

Magen 27 (M 27)
Zwei Zun seitlich und zwei Zun unterhalb des Nabels befindet sich der Punkt Magen 27.

Magen 28 (M 28)
Drei Zun unterhalb des Nabels und zwei Zun seitlich der Mittellinie liegt der Punkt Magen 28.

Magen 29 (M 29)
Der Punkt Magen 29 liegt zwei Zun seitlich und vier Zun senkrecht des Nabels.

Magen 33 (M 33)
An der Kniescheibenaußenseite, drei Zun oberhalb der Kniescheibenoberkante, befindet sich der Punkt Magen 33.

Magen 34 (M 34)
Zwei Zun oberhalb der Ober- und Außenkante der Kniescheibe befindet sich der Punkt Magen 34.

Magen 35 (M 35)
Der Punkt Magen 35 liegt direkt am Unterrand der Kniescheibe zur Außenseite hin am Unterrand in einer Grube.

Magen 36 (M 36)
Drei Zun unterhalb vom Punkt Magen 35 und einen Querfinger von der Außenseite der Schienbeinkante entfernt, befindet sich der Punkt Magen 36.

Magen 37 (M 37)
Sechs Zun unterhalb vom Punkt Magen 35 und einen Querfinger seitlich der Schienbeinkante liegt der Punkt Magen 37.

Magen 39 (M 39)
Drei Zun senkrecht unter Punkt Magen 37 befindet sich der Punkt Magen 39.

Magen 40 (M 40)
Acht Zun oberhalb des seitlichen Fußknöchels und knapp zwei Zun seitlich der Schienbeinkante befindet sich Punkt Magen 40.

Magen 41 (M 41)
Der Punkt Magen 41 liegt auf der Höhe des Fußknöchels, und zwar bei etwas angewinkeltem Fuß im Winkel zwischen Fuß und Unterschenkelvorderrand; dort, wo sich zwei Sehnen zeigen, zwischen den beiden Sehnen.

Magen 42 (M 42)
Auf der höchsten Stelle des Fußrückens befindet sich der Punkt Magen 42.

Magen 44 (M 44)
Zwischen der zweiten und dritten Zehe finden Sie den Punkt Magen 44.

Magen 45 (M 45)
Auf der Kleinzehenseite der zweiten Zehe am unteren Nagelwinkel liegt der Punkt Magen 45.

Milzmeridian

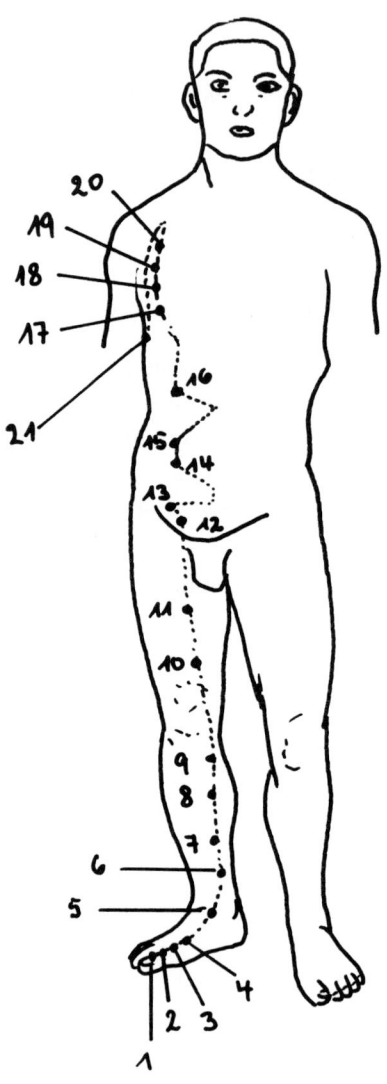

Abbildung 37: Der Milzmeridian

Milz 1 (MP 1)

Am inneren Nagelwinkel der Großzehe, das ist die Nagelseite zur anderen Großzehe hin, liegt der Punkt Milz 1.

Milz 2 (MP 2)

Vor dem Großzehenballen befindet sich der Punkt Milz 2.

Milz 3 (MP 3)

Hinter dem Großzehenballen liegt der Punkt Milz 3.

Milz 4 (MP 4)

Der Punkt Milz 4 liegt an der Fußinnenseite, eine Querhand vor dem Knöchel am Unterrand des tastbaren Mittelfußknochens in einer dort tastbaren Grube.

Milz 6 (MP 6)

Eine Querhand oberhalb des Fußknöchels liegt auf der Fußinnenseite am Hinterrand des Schienbeins der Punkt Milz 6.

Milz 9 (MP 9)

Eine Querhand unterhalb des Kniegelenkspalts befindet sich innenseitig am Hinterrand der Schienbeinkante der Punkt Milz 9.

Milz 10 (MP 10)

Zwei Zun oberhalb der Innenseite der Kniescheibenoberkante befindet sich der Punkt Milz 10.

Milz 14 (MP 14)

Der Punkt Milz 14 liegt vier Zun seitlich und 1,5 Zun unterhalb des Nabels.

Herzmeridian

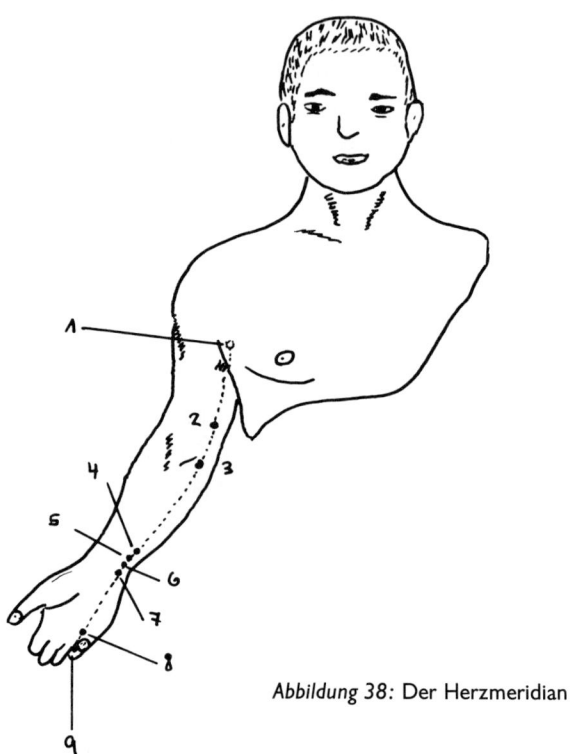

Abbildung 38: Der Herzmeridian

Herz 7 (H 7)
An der Handaußenkante, in der Handgelenksfalte lotrecht unterhalb des Kleinfingers und seitlich der dort tastbaren Sehne liegt der Punkt Herz 7.

Herz 8 (H 8)
Machen Sie eine Faust. Dort, wo die Fingerkuppe des Kleinfingers die Innenhand berührt, ist der Punkt Herz 8.

Herz 9 (H 9)
Der Punkt Herz 9 ist daumenseitig am unteren Nagelwinkel des Kleinfingers gelegen.

Dünndarmmeridian

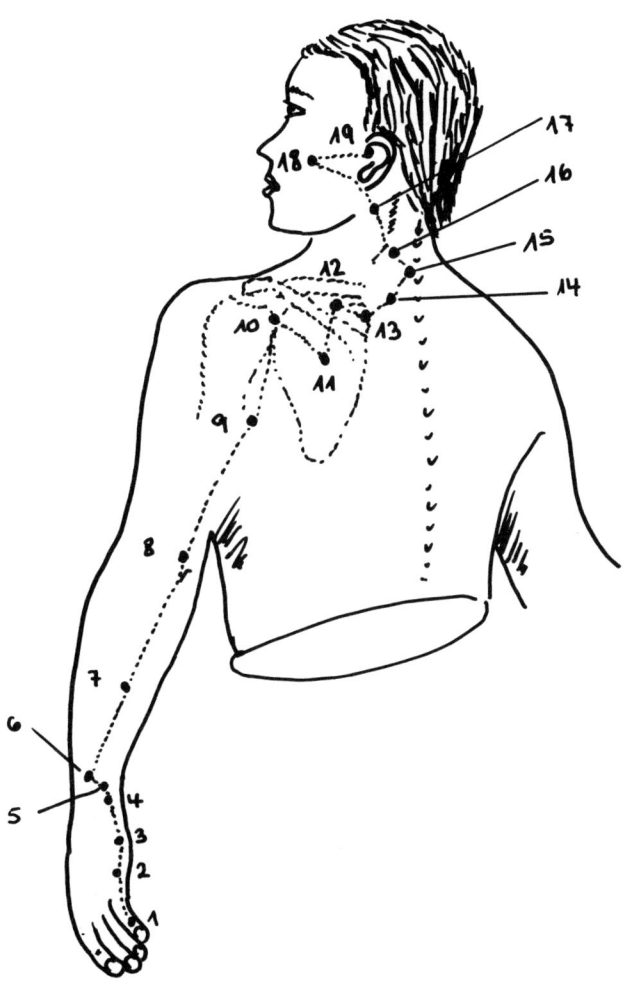

Abbildung 39: Der Dünndarmmeridian

Dünndarm 1 (Dü 1)

Am äußeren unteren Nagelwinkel des Kleinfingers liegt der Punkt Dünndarm 1.

Dünndarm 2 (Dü 2)

Machen Sie eine lockere Faust. An der Handkante bildet sich am unteren Kleinfingergelenk eine Falte, oberhalb dieses Gelenks ist der Punkt Dünndarm 2.

Dünndarm 4 (Dü 4)

Dieser Punkt liegt an der Handkante in einer Vertiefung etwas oberhalb des Handgelenks.

Dünndarm 6 (Dü 6)

Dieser Punkt befindet sich kleinfingerseitig unterhalb des Handgelenks am dort tastbaren Knochenköpfchen auf der Armoberseite zur Mittellinie des Unterarms hin.

Dünndarm 11 (Dü 11)

Im Zentrum des Schulterblattes liegt der Punkt Dünndarm 11.

Blasenmeridian

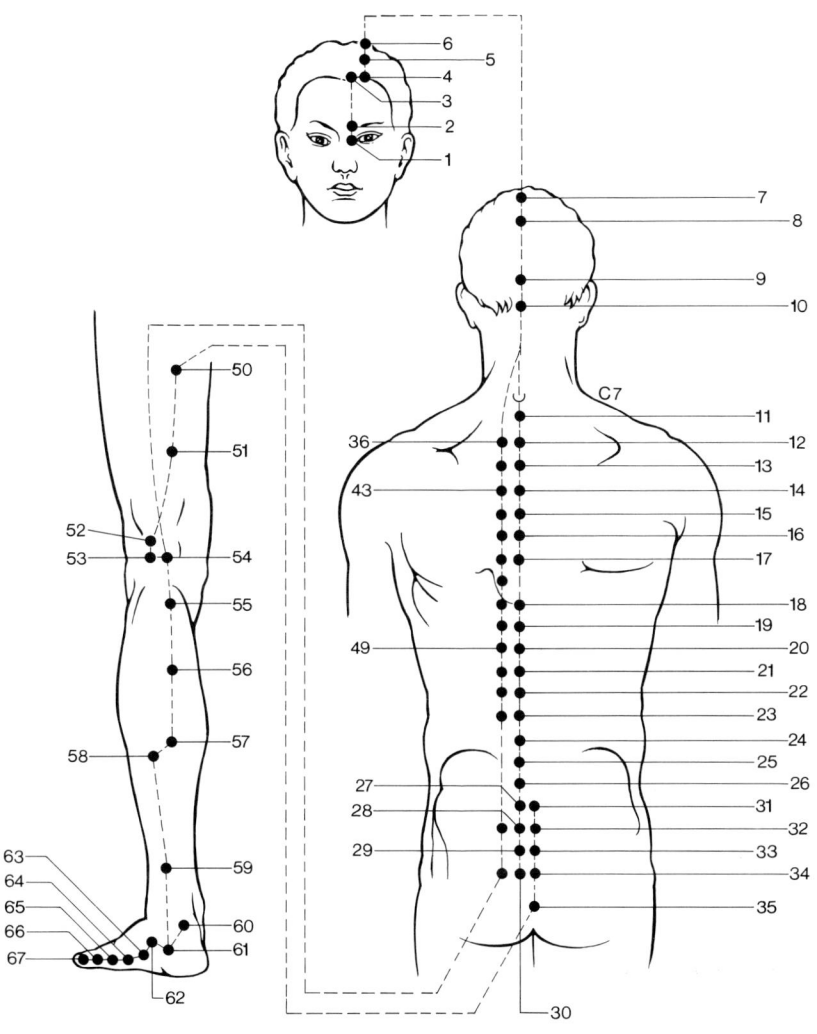

Abbildung 40: Der Blasenmeridian

Um die Dornfortsätze zu tasten, gehen Sie vom 7. Halswirbel aus. Dieser springt deutlich vor, wenn man den Kopf nach vorne beugt. Er ist der letzte Halswirbel, dem als nächster der 1. Brustwirbel folgt. Die Dornfortsätze liegen alle auf der Mittellinie des Rückens, die genau auf der Wirbelsäule entlang verläuft.

Blase 11 (B 11)
Dieser Punkt liegt ein Zun seitlich des Dornfortsatzes des 1. Brustwirbels.

Blase 12 (B 12)
1,5 Zun seitlich des Dornfortsatzes des 2. Brustwirbels befindet sich der Punkt Blase 12.

Blase 13 (B 13)
1,5 Zun seitlich des Dornfortsatzes des 3. Brustwirbels befindet sich der Punkt Blase 13.

Blase 14 (B 14)
1,5 Zun seitlich des Dornfortsatzes des 4. Brustwirbels liegt der Punkt Blase 14.

Blase 15 (B 15)
1,5 Zun seitlich des Dornfortsatzes des 5. Brustwirbels befindet sich der Punkt Blase 15.

Blase 17 (B 17)
1,5 Zun seitlich des Dornfortsatzes des 7. Brustwirbels befindet sich der Punkt Blase 17.

Blase 18 (B 18)
1,5 Zun seitlich des Dornfortsatzes des 9. Brustwirbels liegt der Punkt Blase 18.

Blase 19 (B 19)
1,5 Zun seitlich des Dornfortsatzes des 10. Brustwirbels befindet sich der Punkt Blase 19.

Blase 20 (B 20)
1,5 Zun seitlich des Dornfortsatzes des 11. Brustwirbels befindet sich der Punkt Blase 20.

Blase 21 (B 21)
1,5 Zun seitlich des Dornfortsatzes des 12. Brustwirbels finden Sie den Punkt Blase 21.

Blase 22 (B 22)
1,5 Zun seitlich des Dornfortsatzes des 1. Lendenwirbels befindet sich der Punkt Blase 22.

Blase 23 (B 23)
1,5 Zun seitlich des Dornfortsatzes, seitlich vom 2. Lendenwirbel, liegt der Punkt Blase 23.

Blase 24 (B 24)
1,5 Zun seitlich des Dornfortsatzes des 3. Lendenwirbels finden Sie den Punkt Blase 24.

Blase 25 (B 25)
Der Punkt Blase 25 ist 1,5 Zun seitlich des Dornfortsatzes des 4. Lendenwirbels, das entspricht annähernd der Verbindungslinie zwischen den Oberkanten beider Beckenschaufeln.

Blase 26 (B 26)
1,5 Zun seitlich des Dornfortsatzes des 5. Lendenwirbels liegt der Punkt Blase 26.

Blase 27 (B 27)
Der Punkt Blase 27 befindet sich 1,5 Zun seitlich des 1. Kreuzbeinlochs.

Blase 28 (B 28)
1,5 Zun seitlich des 2. Kreuzbeinlochs liegt der Punkt Blase 28.

Blase 30 (B 30)
1,5 Zun seitlich des 4. Kreuzbeinlochs ist der Punkt Blase 30.

Blase 32 (B 32)
Diesen Punkt finden Sie im 2. Kreuzbeinloch.

Blase 33 (B 33)
Der Punkt Blase 33 liegt im 3. Kreuzbeinloch.

Blase 36 (B 36)
Der Punkt Blase 36 befindet sich auf der Schulterblattinnenkante in Höhe des 2. Brustwirbeldornes.

Blase 43 (B 43)
Am Innenrand des Schulterblatts in Höhe des 4. Brustwirbels ist der Punkt Blase 43.

Blase 52 (B 52)
Ein Zun oberhalb und seitlich der Kniekehlenmitte liegt dieser Punkt.

Blase 54 (B 54)
Auf der Kniekehlenmitte befindet sich der Punkt Blase 54.

Blase 58 (B 58)
Sieben Zun oberhalb des Punktes Blase 60 ist der Punkt Blase 58.

Blase 59 (B 59)
Drei Zun oberhalb des Punktes Blase 60 liegt der Punkt Blase 59.

Blase 60 (B 60)
Dieser Punkt befindet sich in der Mitte zwischen äußerem Fußknöchel und der Achillessehne.

Blase 66 (B 66)
An der Außenseite der Kleinzehe, kurz vor dem Gelenkspalt, finden Sie den Punkt Blase 66.

Blase 67 (B 67)
Am äußeren unteren Nagelwinkel der Kleinzehe ist der Punkt Blase 67.

Nierenmeridian

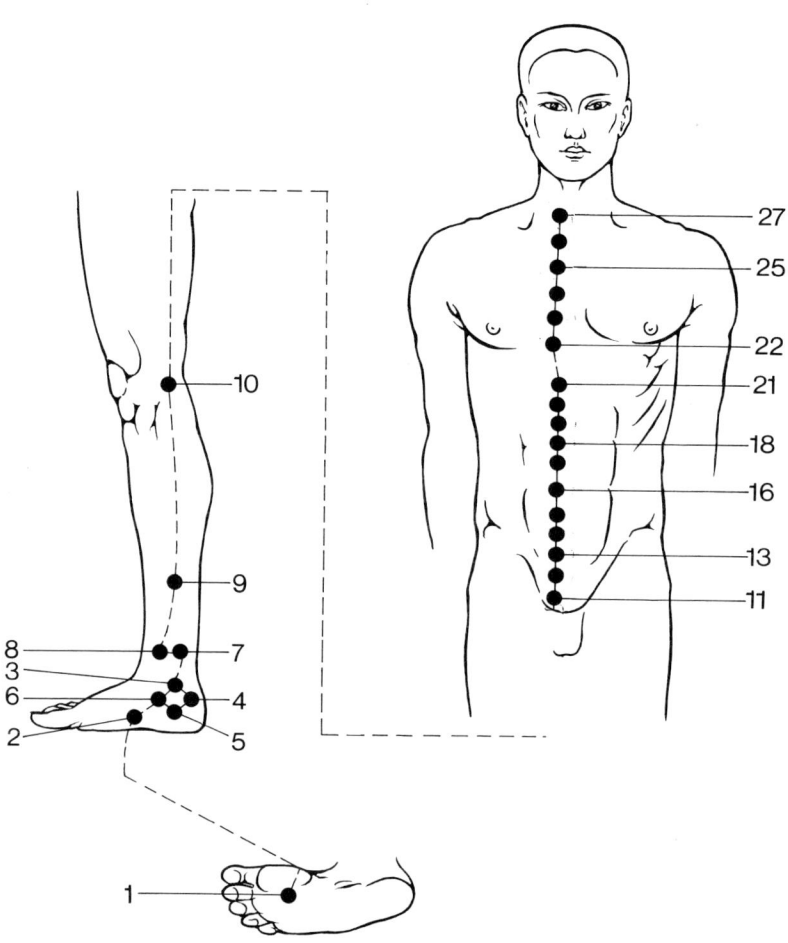

Abbildung 41: Der Nierenmeridian

Niere 1 (Ni 1)
Dieser Punkt liegt bei leicht gekrümmten Zehen in einem Grübchen auf der Fußsohle, das sich unterhalb der Großzehe bildet.

Niere 3 (Ni 3)
Genau zwischen innerem Knöchel und der Achillessehne finden Sie den Punkt Niere 3.

Niere 6 (Ni 6)
Der Punkt Niere 6 befindet sich knapp ein Zun hinter und unter dem inneren Knöchel.

Niere 7 (Ni 7)
Zwei Zun oberhalb des Punktes Niere 3 ist der Punkt Niere 7.

Niere 10 (Ni 10)
Bei leicht gebeugtem Knie findet man diesen Punkt am inneren Ende der Kniegelenkfalte zwischen den beiden Sehnen.

Kreislaufmeridian

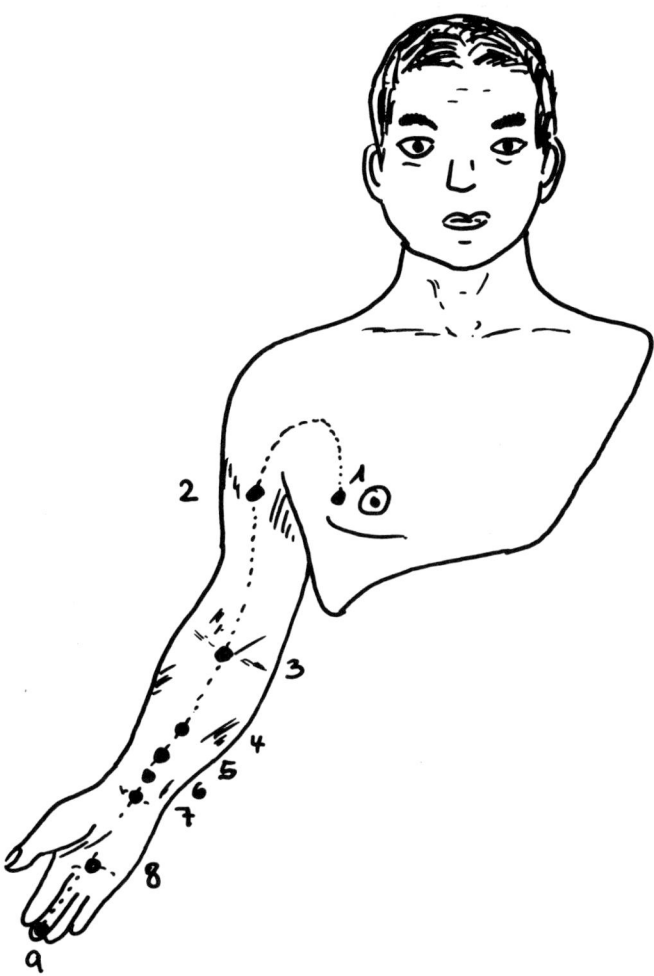

Abbildung 42: Der Kreislaufmeridian

Kreislauf 3 (KS 3)
Diesen Punkt finden Sie an der Innenseite der Ellbogenquerfalte (körperseitig) bei nach vorn gerichteten Handflächen an der Außenseite der tastbaren Sehnen.

Kreislauf 5 (KS 5)
Drei Zun oberhalb der Handgelenkfalte, und zwar vom Mittelpunkt dieser Handgelenkfalte aus gesehen, liegt dieser Punkt.

Kreislauf 6 (KS 6)
Zwei Zun oberhalb des Mittelpunkts der Handgelenkfalte finden Sie den Punkt Kreislauf 6.

Kreislauf 7 (KS 7)
In der Mitte der Handgelenkfalte, unterhalb der Handinnenfläche, ist dieser Punkt angesiedelt.

Kreislauf 8 (KS 8)
Beugen Sie die Finger in Richtung Handfläche. Dort, wo der Ringfinger aufsetzt, ist der Punkt Kreislauf 8.

Kreislauf 9 (KS 9)
Im Zentrum der Mittelfingerspitze liegt der Punkt Kreislauf 9.

Dreifach-Erwärmer-Meridian

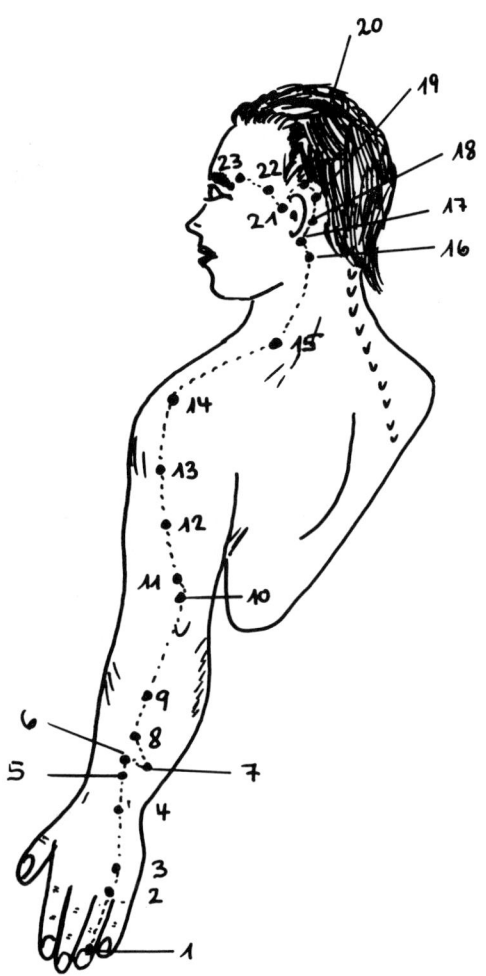

Abbildung 43: Der Dreifach-Erwärmer-Meridian

Dreifach-Erwärmer 2 (DE 2)

Dieser Punkt liegt kleinfingerseitig am Grundgelenk des Ringfingers zum Handrücken vor dem Fingerknöchel.

Dreifach-Erwärmer 3 (DE 3)

Machen Sie eine Faust, dann sehen Sie unterhalb des Knöchels des Ringfingers auf dem Handrücken eine kleine Grube. Dort ist der Punkt Dreifach-Erwärmer 3.

Dreifach-Erwärmer 4 (DE 4)

Auf dem Handrücken in der Handgelenksquerfalte liegt in einer Vertiefung lotrecht unterhalb des Ringfingers der Punkt Dreifach-Erwärmer 4. Diese Vertiefung zeigt sich, wenn Sie den Handrücken zum Unterarm hin leicht anheben.

Dreifach-Erwärmer 5 (DE 5)

Diesen Punkt finden Sie zwei Zun oberhalb des Punktes Dreifach-Erwärmer 4 zwischen den Unterarmröhrenknochen Elle und Speiche.

Dreifach-Erwärmer 6 (DE 6)

Dieser Punkt befindet sich drei Zun oberhalb des Punktes Dreifach-Erwärmer 4 zwischen den Unterarmröhrenknochen Elle und Speiche.

Dreifach-Erwärmer 15 (DE 15)

Der Punkt Dreifach-Erwärmer 15 liegt auf der Mitte der Verbindungslinie zwischen hinterem Halsansatz und Schultergelenk. Suchen Sie sich zum Moxen dort die auf Druck am meisten schmerzende Stelle auf dem Muskelbauch.

Gallenblasenmeridian

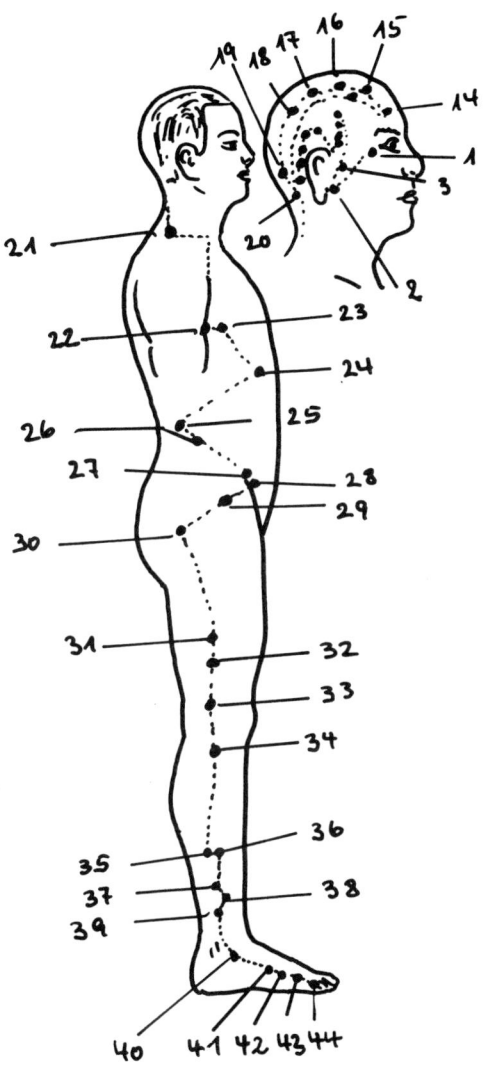

Abbildung 44: Der Gallenblasenmeridian

Gallenblase 14 (Gb 14)
Dieser Punkt ist ein Zun oberhalb der Augenbrauenmitte.

Gallenblase 20 (Gb 20)
Dieser Punkt befindet sich im Nacken unterhalb des Hinterkopfes in einer Vertiefung zwischen dem Nackenmuskel, der am Hinterkopf ansetzt, und dem Warzenfortsatz, dem tastbaren Knöchel hinter der Ohrmuschel. Um den Nackenmuskelansatz besser tasten zu können, beugen Sie den Kopf etwas nach hinten.

Gallenblase 24 (Gb 24)
Unterhalb der Brustwarze, zwischen der 7. und 8. Rippe, liegt der Punkt Gallenblase 24.

Gallenblase 25 (Gb 25)
Diesen Punkt finden Sie am freien Ende der 12. Rippe.

Gallenblase 31 (Gb 31)
Den Punkt Gallenblase 31 finden Sie, wenn Sie bei aufrechter Körperhaltung Ihre »Hände an die Hosennaht« legen, und zwar dort, wo der Mittelfinger endet.

Gallenblase 34 (Gb 34)
An der Außenseite des Knies tasten Sie etwas unterhalb des Knies ein Knochenköpfchen. Etwas davor und darunter finden Sie den Punkt Gallenblase 34.

Gallenblase 39 (Gb 39)
Drei Zun oberhalb des seitlichen Fußknöchels am Hinterrand des Wadenknochens befindet sich dieser Punkt.

Gallenblase 43 (Gb 43)
Zwischen dem vierten und fünften Zeh am Zehengrundgelenk ist der Punkt Gallenblase 43.

Lebermeridian

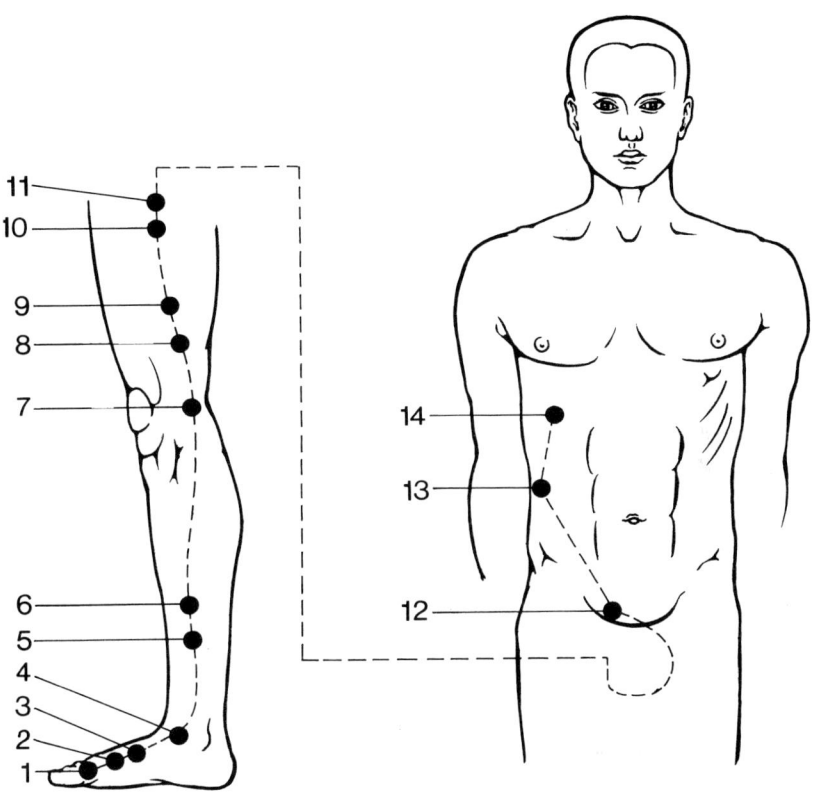

Abbildung 45: Der Lebermeridian

Leber 1 (LE 1)
Am außenseitig, d.h. kleinzehenseitig hin gelegenen unteren Nagelwinkel der Großzehe findet sich der Punkt Leber 1.

Leber 2 (LE 2)
Dieser Punkt liegt zwischen dem ersten und zweiten Zeh am Zehengrundgelenk.

Leber 3 (LE 3)
Wenn Sie vom Punkt Leber 2 mit dem Finger in Richtung Fußrücken fahren, stoßen Sie auf einen Winkel, der aus dem 2. und 3. Mittelfußknochen gebildet wird – das ist der Punkt Leber 3.

Leber 8 (LE 8)
Beugen Sie das Knie. Sie finden dann am Ende der Kniefalte an der Knie-Innenseite vor dem Muskelwulst am Hinterrand des Schienbeinkopfes den Punkt Leber 8.

Leber 13 (LE 13)
Unterhalb des freien Endes der 11. Rippe ist dieser Punkt zu finden.

Leber 14 (LE 14)
Der Punkt Leber 14 liegt zwei Rippen unterhalb der Brustwarze im sechsten Zwischenrippenraum zwischen der 6. und 7. Rippe.

Die Sondermeridiane Gouverneurs- und Konzeptionsgefäß

Gouverneursgefäß

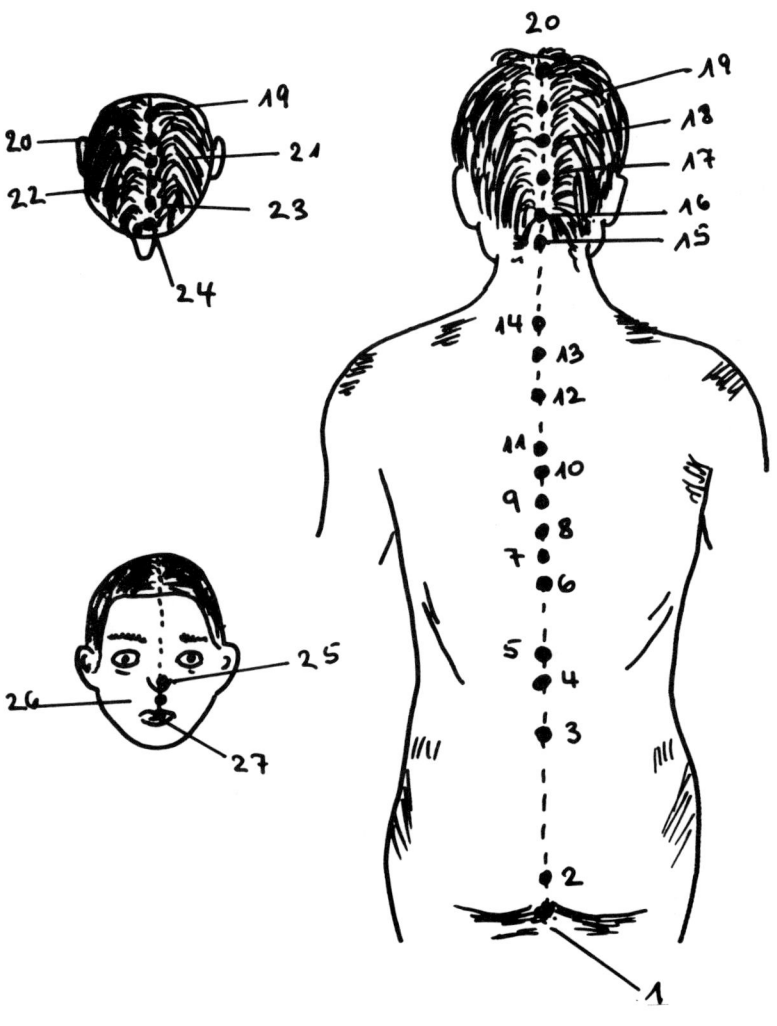

Abbildung 46: Das Gouverneursgefäß

Gouverneursgefäß 2 (Lg 2)
Dieser Punkt liegt am oberen Ende der Pofalte.

Gouverneursgefäß 3 (Lg 3)
Der Punkt Gouverneursgefäß 3 findet sich direkt unterhalb des tastbaren 4. Lendenwirbels.

Gouverneursgefäß 4 (Lg 4)
Unterhalb des Dornfortsatzes des 2. Lendenwirbels ist der Punkt Gouverneursgefäß 4.

Gouverneursgefäß 12 (Lg 12), in einigen Akupunkturbüchern auch Lg 11 genannt.
Unterhalb des 3. Brustwirbeldorns befindet sich dieser Punkt.

Gouverneursgefäß 14 (Lg 14), in einigen Akupunkturbüchern auch Lg 13 genannt.
Unterhalb des Dornfortsatzes des 7. Halswirbels, zwischen dem 7. Halswirbel und dem 1. Brustwirbel, liegt der Punkt Gouverneursgefäß 14.

Gouverneursgefäß 15 (Lg 15), in einigen Akupunkturbüchern auch als Lg 14 bezeichnet
Diesen Punkt finden Sie 0,5 Zun unterhalb des Punktes Lg 16; 0,5 Zun innerhalb der unteren Haarlinie.

Gouverneursgefäß 16 (Lg 16), in einigen Akupunkturbüchern auch als Lg 15 bezeichnet
Direkt unterhalb des Unterrandes des Hinterhaupts ist in einer Vertiefung der Punkt Gouverneursgefäß 16.

Gouverneursgefäß 20 (Lg 20), in einigen Akupunkturbüchern auch als Lg 19 bezeichnet
Auf der höchsten Stelle des Kopfes, dort, wo sich die Mittellinie des Schädels mit der Verbindungslinie zwischen beiden Ohrspitzen schneidet, befindet sich dieser Punkt.

Gouverneursgefäß 26 (Lg 26), in einigen Akupunkturbüchern auch als Lg 25 bezeichnet
Zwischen der Unterkante des Nasenstegs und der Oberlippe ist der Punkt Gouverneursgefäß 26.

Konzeptionsgefäß

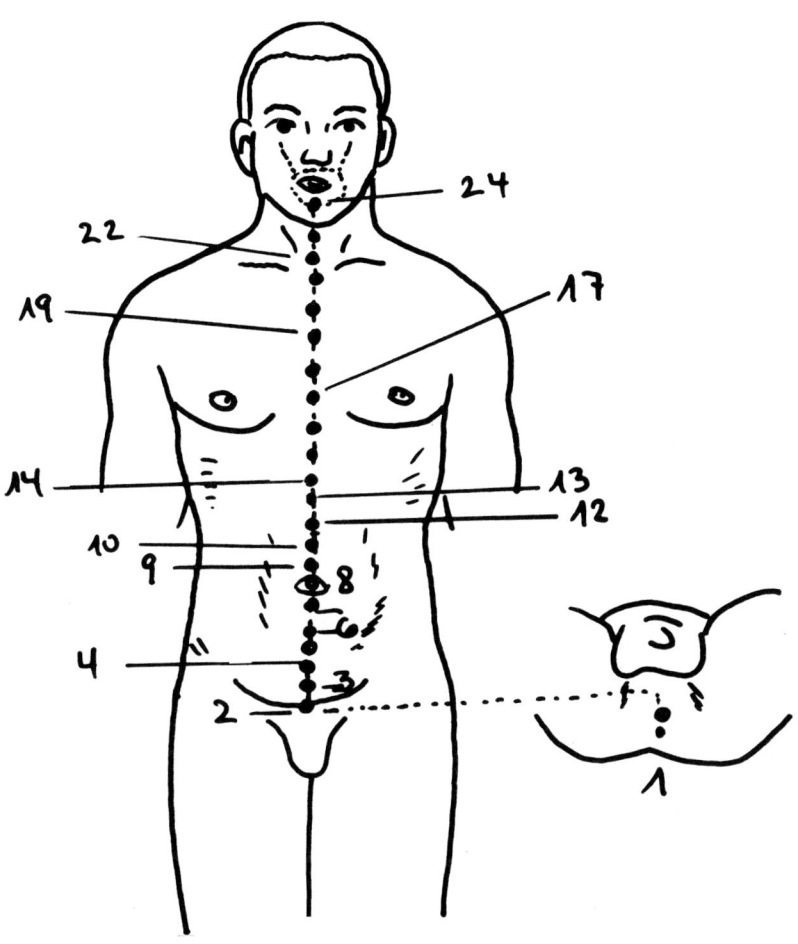

Abbildung 47: Das Konzeptionsgefäß

Konzeptionsgefäß 2 (KG 2)
Dieser Punkt befindet sich auf der Mittellinie an der Oberkante des Schambeins.

Konzeptionsgefäß 3 (KG 3)
Auf der Mittellinie, vier Zun unterhalb des Nabels, liegt der Punkt Konzeptionsgefäß 3.

Konzeptionsgefäß 4 (KG 4)
Auf der Mittellinie, drei Zun unterhalb des Nabels, ist der Punkt Konzeptionsgefäß 4.

Konzeptionsgefäß 6 (KG 6)
Auf der Mittellinie und 1,5 Zun unterhalb des Nabels finden Sie diesen Punkt.

Konzeptionsgefäß 8 (KG 8)
Dieser Punkt liegt direkt im Nabel.

Konzeptionsgefäß 9 (KG 9)
Der Punkt Konzeptionsgefäß 9 liegt ebenfalls auf der Mittellinie und ein Zun oberhalb des Nabels.

Konzeptionsgefäß 10 (KG 10)
Auf der Mittellinie, zwei Zun oberhalb des Nabels, befindet sich dieser Punkt.

Konzeptionsgefäß 12 (KG 12)
Auf der Mittellinie und vier Zun oberhalb des Nabels ist der Punkt Konzeptionsgefäß 12.

Konzeptionsgefäß 13 (KG 13)
Diesen Punkt finden Sie wiederum auf der Mittellinie, fünf Zun oberhalb des Nabels.

Konzeptionsgefäß 14 (KG 14)
Der Punkt Konzeptionsgefäß 14 liegt auf der Mittellinie und sechs Zun oberhalb des Nabels.

Konzeptionsgefäß 17 (KG 17)
Auf der Mittellinie, dort, wo sie sich mit der Verbindungslinie zwischen den beiden Brustwarzen schneidet, befindet sich der Punkt Konzeptionsgefäß 17.

Konzeptionsgefäß 19 (KG 19)
Dieser Punkt liegt drei Zun oberhalb des Punktes KG 17.

Konzeptionsgefäß 22 (KG 22)
Auf der Mittellinie, genau oberhalb des Brustbeins, ist in der kleinen Grube am Hals der Punkt Konzeptionsgefäß 22.

Extrapunkte

Die folgenden Punkte gehören zu keinem Meridian.

Yintang
Auf der Mittellinie, zwischen den inneren Augenbrauenenden, liegt dieser Punkt.

Yuyao
Suchen Sie am Unterrand der Augenhöhle, die man vom äußeren Augenhöhlenrand zur Nase hin in Viertel teilt, so daß sich das erste Viertel am äußeren Augenrand befindet. Zwischen dem ersten und zweiten Viertel liegt der Punkt Yuyao.

Taiyang
Dieser Punkt ist genau in der Schläfenmitte.

Dingchuan
Dieser Punkt liegt am Unterrand des 7. Halswirbels, jeweils ein Zun links und rechts daneben.

Wu-Zhu-Punkte
Halbieren Sie die Strecke zwischen Nabel und Brustbeinspitze. Diese finden Sie, wenn Sie mit dem Finger vom Nabel aus in Richtung Brustbein fahren. Der Punkt in der Mitte der Linie Nabel–Brustbeinspitze, der Angelpunkt, entspricht dem Punkt KG 12. Die vier anderen Punkte finden Sie direkt unterhalb der Brustbeinspitze, zwei Zun oberhalb des Nabels in der Mittellinie und schließlich auf der Verbindungslinie durch den Mittelpunkt, jeweils zwei Zun links und rechts neben diesem Mittelpunkt.
Zur Verdeutlichung nochmals etwas anders formuliert: Es gibt den Mittelpunkt (KG 12), jeweils zwei Zun links und rechts daneben finden sich die bilateralen Punkte (M 21) und zwei Zun darüber (KG 14) bzw. darunter (KG 10) die beiden restlichen Wu-Zhu-Punkte.
Es sind also insgesamt fünf Wu-Zhu-Punkte. Wu bedeutet im Chinesischen die Ziffer 5.

Zhoujian
Bei angewinkeltem Arm liegt dieser Extrapunkt an der Armaußenseite auf der höchsten Stelle des dort tastbaren Knochens am Ellenbogengelenk.

Yaoyan
Dieser Punkt befindet sich zwischen dem 4. und 5. Kreuz- bzw. Lendenwirbel neben der Mittellinie in einer tastbaren Grube.

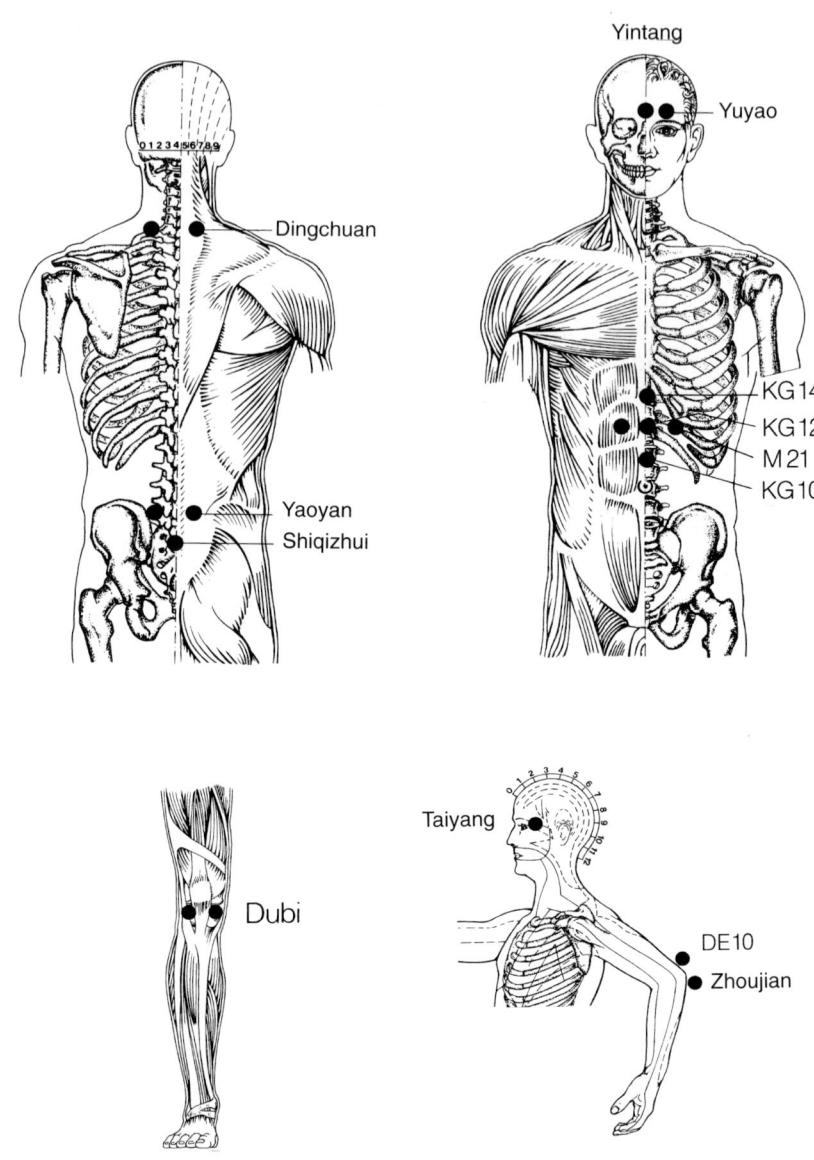

Abbildung 48: Die Extrapunkte

Shigizhui
Direkt unterhalb des tastbaren Dornfortsatzes des 5. Lendenwirbels ist
der Punkt Shigizhui zu finden.

Dubi
Dieser Extrapunkt liegt an der Unterkante der Kniescheibe ungefähr zwei
Querfinger links und rechts der Mittellinie in einer Grube.

Das Beifußkraut: Grundstoff der Moxa-Therapie

Zuordnung und Wirkungsweise des Beifußkrauts

Das Beifußkraut bzw. Artemisia vulgaris gehört zur Familie der Korbblütler (Compositae). Man findet die Pflanze in ganz China wild wachsend vor. Auch in vielen Gegenden Eurasiens wächst sie, allerdings ist dort ihre Eignung als Moxa-Kraut bei weitem eingeschränkter im Vergleich zum chinesischen Beifußkraut.

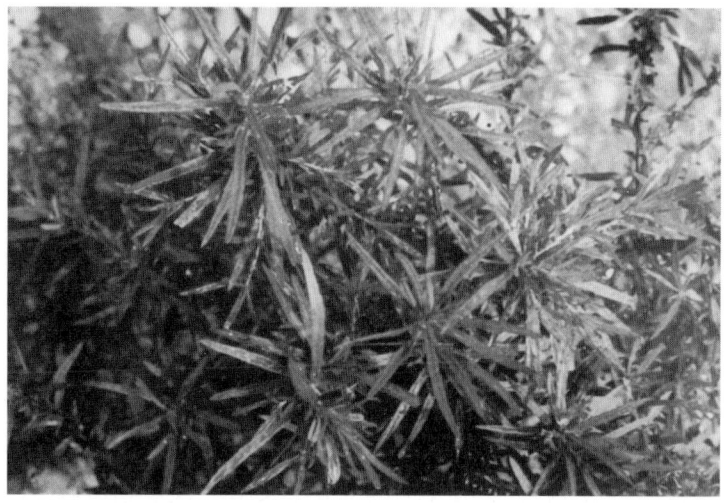

Abbildung 49: Junges Moxa-Kraut. (1)

Artemisia wird nicht nur zum Brennen benutzt, sondern auch als Tee genossen. Sie ist also eine Heilpflanze in doppelter Hinsicht. Sie wirkt als Tee auf den Milzmeridian (dieser ist zuständig für die Blutaufbereitung, die Stoffwechselaktivierung und die Muskeln), den Nierenmeridian (dieser reguliert den Kräftehaushalt) und auf den Lebermeridian (er steuert die Speicherung von Nährstoffen und reguliert die Sehnen). Von der Therapiewirkung her gilt sie als »warm«, d.h., sie vertreibt Kälte.

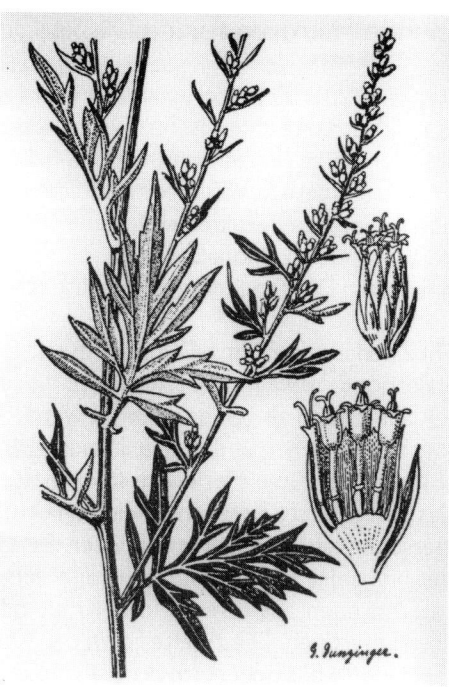

Abbildung 50: Zeichnung: Artemisia vulgaris, Beifußkraut

Nach chinesischer Klassifizierung entspricht die Pflanze der Geschmacksrichtung »bitter« und »scharf«. Dies hat nichts mit unseren entsprechenden Geschmacksbegriffen zu tun, sondern sagt etwas über ihre Wirkungsrichtung und therapeutische Eigenschaft aus. Die Geschmacksrichtung »scharf« hat eine stärkende, lösende und die Energie aktivierende Wirkung. »Bitter« dagegen besagt, daß eine Droge vorliegt, die eine eintrocknende, zusammenführende und somit dämpfende Wirkung entfaltet. »Bitter« entspricht der Wandlungsphase Feuer – und damit dem Herzen, »scharf« der Wandlungsphase Metall – und damit der Lunge. Artemisia regt also über Milz, Niere und Leber die Herz- und Lungenfunktion an. Diese Aussage bezieht sich auf die Funktion des Herzens und der Lunge nach traditionellem chinesischem Medizinverständnis. Das Herz ist dabei Haus des Geistes und Motor des Blutes, die Lunge regiert die Haut und damit die äußere Atmung sowie den Wasserhaushalt.

Bestimmende Faktoren für die Moxa-Qualität

Geerntet wird Artemisia in der Zeit von März bis Mai. Hierzu schreibt Su Song in seinem Buch »Illustrierte chinesische Pharmakopoe«: »Zu Beginn des Frühlings, wenn der Baumwollacker mit Moxa-Schößlingen übersät ist, pflückt man am besten diese Schößlinge, wenn die Blätter einen weißen Schimmer haben. Geerntet werden sollte entweder am 3. Tag des 3. Monats oder am 5. Tag des 5. Monats. Dann sollten die Blätter in der Sonne getrocknet werden. Die Trocknungszeit sollte sehr lange dauern.« (9)

Dies bestätigt Li Shi Zhen aus der Ming-Dynastie in seinem Buch »Große chinesische Pharmakopoe«: »Die Moxa-Qualität sollte sehr alt sein. Nur die feine, weiche Qualität kann als reif bezeichnet werden und soll für die Heilung genutzt werden. Frischer und junger Moxa wird, wenn er angezündet wird, die Muskeln und die Meridiane stören.« (9)

Verwendet wird das getrocknete Kraut in zweierlei Form. Normales Moxa-Kraut enthält zerschnittene Stengel und Blätter. Es wird in Form von Zigarren verwendet, in Papier eingedreht. Man kann sich mit den Utensilien für das Zigarettendrehen aus losem Moxa-Kraut oder -Wolle auch selbst Moxa-Zigarren anfertigen. Die zweite Form der Anwendung ist die der Moxa-Wolle. Diese wird aus dem getrockneten Moxa-Kraut gefertigt, nachdem man die Stengel entfernt hat. Die so vorsortierten Blätter werden durch ein Moxa-Sieb mit Hilfe eines Holzlöffels gerührt. Dieser Vorgang wird so oft wiederholt, bis eine grauweiße, baumwollartige Wollqualität erreicht ist. Aus dieser Masse kann dann eine Moxa-Zigarre gedreht werden.

Grundsätzlich gilt, daß die Moxa-Wirkung um so besser ist, je älter, je abgelagerter und je feiner die Moxa-Qualität ist. Sicherlich sind die jüngeren Blätter beim Abbrennen aromatischer, aber dafür unangenehm für den Patienten, außerdem entwickeln sie eine aggressive Hitze. Die jungen Blätter enthalten nämlich noch viele ätherische Öle. Durch das Verbrennen dieser Öle wird die entstehende Hitze aggressiv: der Patient empfindet ein starkes Brennen bis hin zum Schmerz. Durch ein langes Trocknen verlieren sich dagegen diese ätherischen Öle, und die Hitzeeinwirkung wird milder und wohliger. Einem Asthmapatienten ist nichtabgelagertes Moxa-Kraut überhaupt nicht zuträglich, da die aggressive Hitze und der aggressive Rauch unter Umständen einen Asthmaanfall auslösen können.

Nach neueren Erkenntnissen ist beim Moxa-Kraut auch darauf zu achten, daß es nicht mit Umweltchemikalien belastet ist. Diese würden beim Abbrennen freigesetzt und eingeatmet werden.

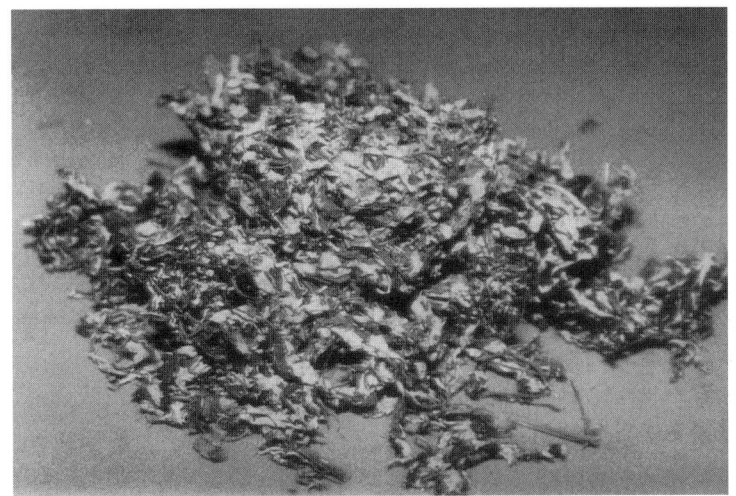

Abbildung 51: Normales grobes Moxa-Kraut. Es ergibt eine beißende Wärme. (1)

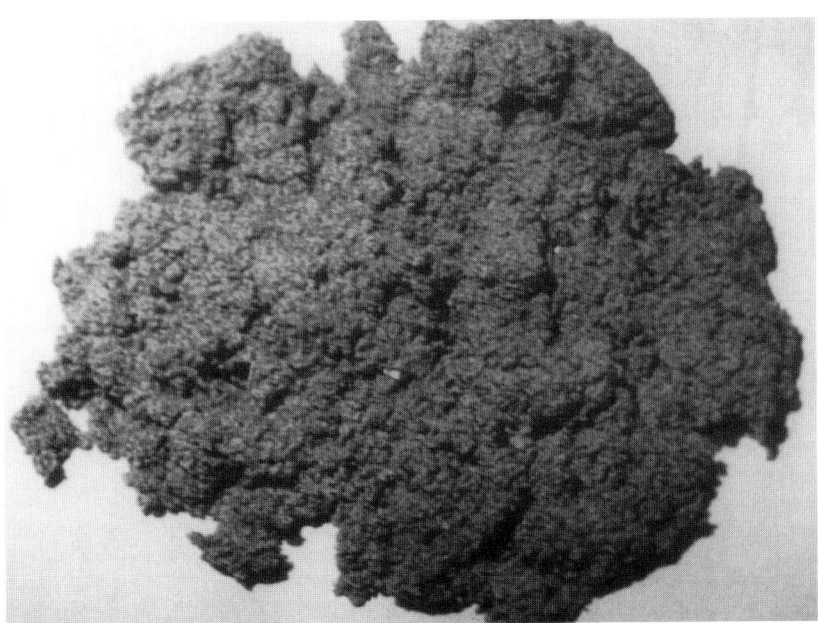

Abbildung 52: Gereinigtes, verfeinertes Moxa-Kraut. Aus ihm resultieren grobwollige, verbesserte Qualität sowie reizende Wärme. (1)

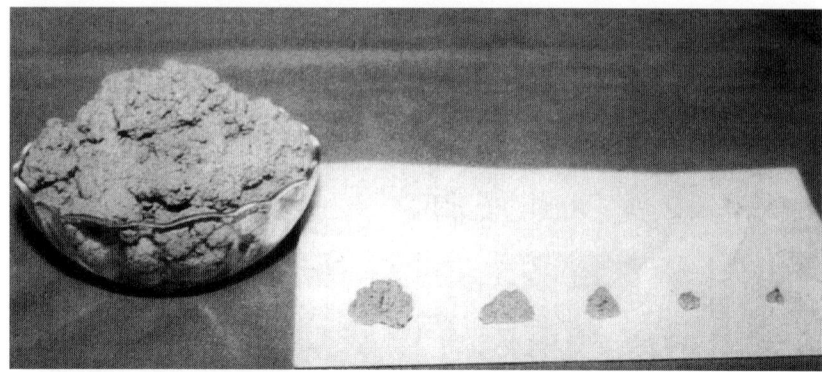

Abbildung 53: Höchste Moxa-Qualität. Mehrfach gekämmtes und gereinigtes wolliges Moxa-Kraut sowie angenehme Wärme sind ihre Kennzeichen. (1)

Fassen wir also noch einmal zusammen, was die Moxa-Qualität bestimmt:

■ Die Ernte im Frühjahr, da dann die Pflanzenteile am zartesten sind. Aus ihnen ergibt sich später die beste Moxa-Wolle.

■ Ein langer Trocknungsprozeß; dieser sorgt für die Eliminierung der ätherischen Öle und so für eine milde Hitze.

■ Verunreinigungen müssen entfernt werden, da sie ebenfalls die Hitzequalität mindern.

■ Mehrmaliges Durchrühren durch ein grobmaschiges Sieb mit Hilfe eines Holzlöffels.

■ Die durch ein Sieb passierte Moxa-Wolle anschließend nochmals in der Sonne trocknen.

Aus der folgenden Tabelle sind Qualitätsmerkmale zur Klassifizierung von Moxa-Qualität ersichtlich: (1)

	gute Qualität	**mindere Qualität**
Farbe	grünlich bis gelblich	schwarz bis braun
Langerungsdauer	lang	kurz
Aussehen	wollig	grob faserig
Beimengung	keine	ja
Griffigkeit	weich	hart
Brennverhalten	gleichmäßig, leicht zu entzünden, geht nicht aus	wegen Restfeuchte schwer zu entflammen, geht immer wieder aus

Die Aufbewahrung von Moxa

Moxa sollte in einem trockenen Raum bzw. in einem verschlossenen Behälter aufbewahrt werden. Da Insekten dazu neigen, sich in Moxa zu verkriechen, eignen sich am besten verschlossene Behälter. Moxa sollte zwischenzeitlich immer wieder in der Sonne zum Trocknen aufgestellt werden. Es empfiehlt sich zudem, in das Aufbewahrungsglas ein wenig Schwefel einzustreuen, um damit die Feuchtigkeit anzuziehen, zum anderen die Brennfähigkeit zu verbessern.

Moxa als angenehme Wärmeanwendung

In chinesischen Instituten wurden Versuche unternommen, um festzustellen, wie sich die Unterschiede bei verschiedenen Wärmequellen auf die individuelle Wärmeempfindung auswirken. Es wurde dabei mit normalen Zigaretten, mit Moxa-Zigarren, mit einem technischen Gerät, das durch einen Glühfaden Wärme abgab, und mit anderen Heilkräutern gemoxt. Den Patienten wurde jeweils der Kopf abgedeckt und eine Atemmaske aufgesetzt, so daß das verwendete Medium weder zu sehen noch zu riechen war.
Bei allen vier Möglichkeiten haben alle Patienten die Moxa-Kräuter eindeutig erkannt und in der Wärmeanwendung als angenehm oder wohlig empfunden. Die Wärme der Zigaretten, des technischen Geräts und der anderen Heilkräuter wurde dagegen als beißend und stechend beschrieben. Die Ersatzanwendungen waren in ihrer Wirkung zudem weniger intensiv und nur kurz andauernd. Ihr therapeutischer Effekt war also gering.

Wo und unter welchen Bedingungen Sie nicht moxen sollten

Die verbotenen Punkte und ihre anatomische Lage

Die im folgenden angegebenen Punktbezeichnungen finden Sie in jedem Akupunkturbuch. Buchstabenbezeichnungen geben die Zuordnung zum jeweiligen Meridian an, die Zahl liefert den Hinweis auf die jeweilige Lage im Meridianverlauf. So bedeutet Lg 15 beispielsweise, daß es sich um den 15. Punkt auf dem Gouverneursgefäß in Fließrichtung handelt. Dieser Punkt befindet sich im Nackenbereich.

Die für das Moxen verbotenen Punkte können dennoch alternativ mit einer Metallhülse und warmem Wasser therapiert werden, sofern sie im folgenden Kapitel »Behandlungsvorschläge« aufgeführt sind.

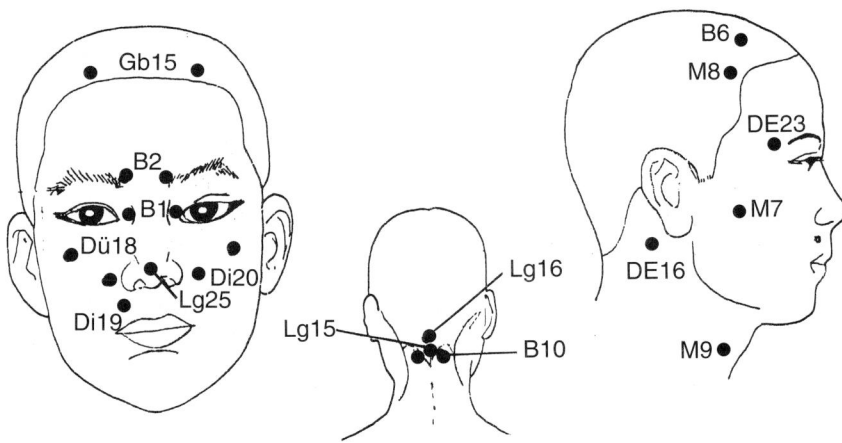

Abbildung 54: Verbotene Punkte im Kopf-Nacken-Bereich

Blasenmeridian	1	(B 1)	Dünndarmmeridian	18	(Dü 18)
Blasenmeridian	2	(B 2)	Gallenblasenmeridian	15	(Gb 15)
Blasenmeridian	6	(B 6)	Gouverneursgefäß	15	(Lg 15)
Blasenmeridian	10	(B 10)	Gouverneursgefäß	16	(Lg 16)
Dreifach-Erwärmer-Meridian	16	(DE 16)	Gouverneursgefäß	25	(Lg 25)
Dreifach-Erwärmer-Meridian	23	(DE 23)	Magenmeridian	7	(M 7)
Dickdarmmeridian	19	(Di 19)	Magenmeridian	8	(M 8)
Dickdarmmeridian	20	(Di 20)	Magenmeridian	9	(M 9)

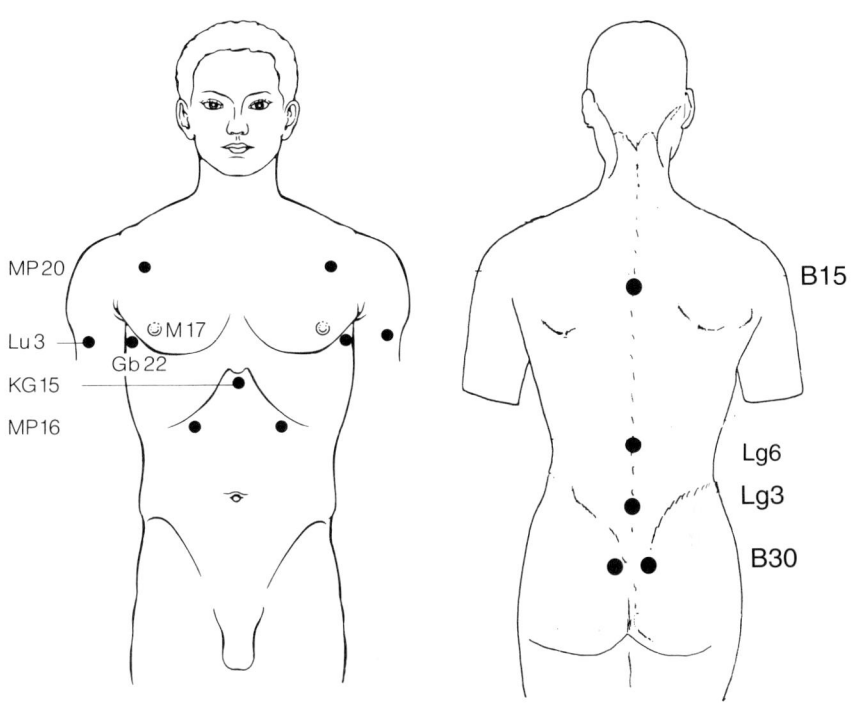

Abbildung 55 (links): Verbotene Punkte im Brust- und Bauchbereich

Gallenblasenmeridian	22	(Gb 22)	Magenmeridian	17	(M 17)
Konzeptionsgefäß	15	(KG 15)	Magen-Milz-Meridian	16	(MP 16)
Lungenmeridian	3	(Lu 3)	Milz-Pankreas-Meridian	20	(MP 20)

Abbildung 56 (rechts): Verbotene Punkte im Rückenbereich

Blasenmeridian	15	(B 15)	Gouverneursgefäß	3	(Lg 3)
Blasenmeridian	30	(B 30)	Gouverneursgefäß	6	(Lg 6)

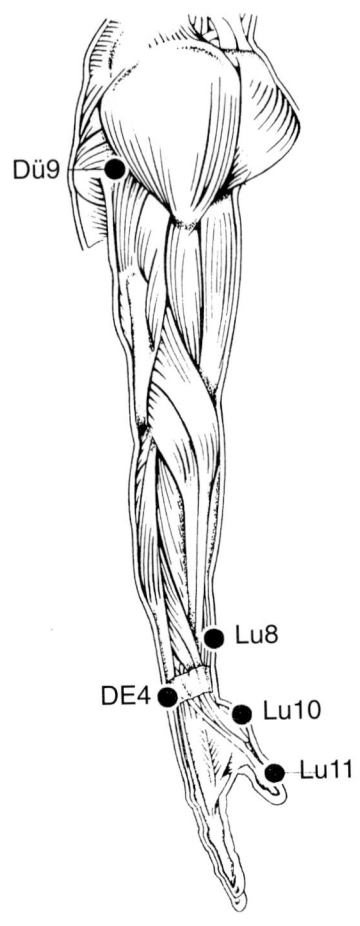

Abbildung 57: Verbotene Punkte im Hand- und Armbereich

Dreifach-Erwärmer-Meridian	4	(DE 4)	Lungenmeridian	10 (Lu 10)
Dünndarmmeridian	9	(Dü 9)	Lungenmeridian	11 (Lu 11)
Lungenmeridian	8	(Lu 8)		

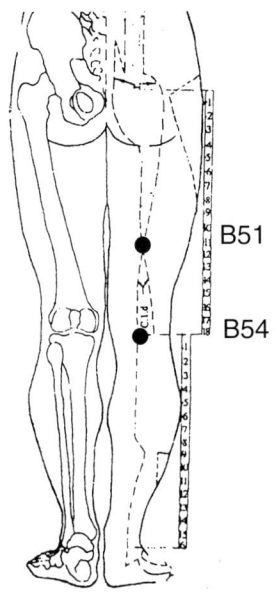

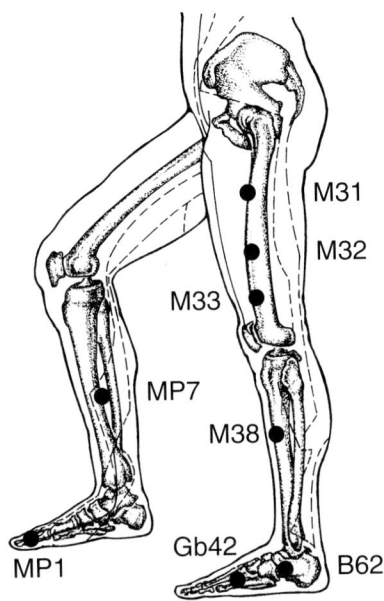

Abbildung 58: Verbotene Punkte im Beinbereich

Blasenmeridian	51	(B 51)	Magenmeridian	32	(M 32)
Blasenmeridian	54	(B 54)	Magenmeridian	33	(M 33)
Blasenmeridian	62	(B 62)	Magenmeridian	38	(M 38)
Gallenblasenmeridian	42	(Gb 42)	Milz-Pankreas-Meridian	1	(MP 1)
Magenmeridian	31	(M 31)	Milz-Pankreas-Meridian	7	(MP 7)

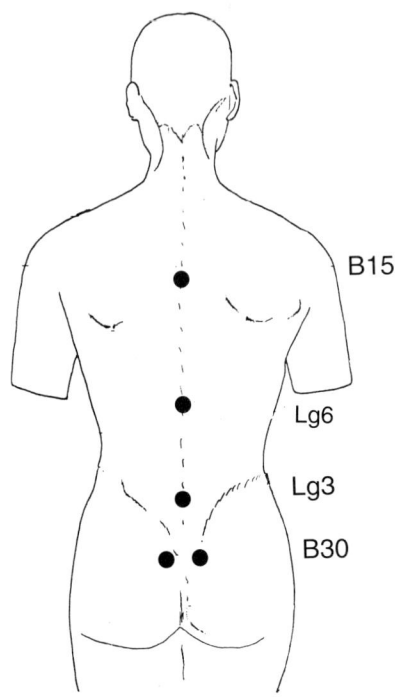

Abbildung 59: Verbotene Punkte im Rückenbereich
Punktlokalisation:
B 15: 1,5 Zun neben dem 5. Brustwirbel
B 30: 1,5 Zun seitlich der Mittellinie in Höhe des 4. Kreuzbeinlochs
Lg 3: Mittellinie, unterhalb des 4. Lendenwirbels
Lg 6: Mittellinie, unterhalb des 11. Brustwirbels

Wo und unter welchen Bedingungen Sie außerdem nicht moxen sollten

Neben den genannten verbotenen Punkten für die Moxa-Therapie gelten laut Turner und Low (»Principles and Practice of Moxibustion«) folgende Ausschlüsse (Kontraindikationen):

- die Augenregion;
- oberflächliche Gefäße, insbesondere Krampfadern;
- offene Wunden und Gewebe mit schlechter Blut- und Sauerstoffversorgung sowie schlechten Heilungstendenzen;
- Vorsicht bei Zuckerkrankheit – hier besteht oft eine schlechte Heilungsqualität sowie oftmals auch eine Sensibilitätsstörung, so daß eine eventuelle Verbrennung oft spät wahrgenommen wird. Das gleiche gilt für Patienten mit gestörter Hautsensibilität aufgrund von Gehirn- und Nervenstörungen sowie für alte Leute;
- roter Bluthochdruck;
- Kleinkinder, deren Haut für die Moxa-Einwirkung noch zu empfindlich ist.

Grundsätzlich sollte nicht direkt über Organen, die dicht unter der Hautoberfläche liegen, über Blutgefäßen und in Gehirnnähe gemoxt werden. Ausgeklammert werden sollten mit Vorbehalt auch Füße, Hände und der Gesichtsbereich, da in diesen Regionen die Knochen direkt unter der Haut liegen und eine unsachgemäße Moxa-Anwendung eine Schädigung von Knochen, Sehnen, Knochenhaut und natürlich der Haut selbst mit der Gefahr der Narbenbildung verursachen kann. Weiterhin sollte nicht im Nakkenbereich, direkt über den Augen und in unmittelbarer Nähe der Augen, über dem Ohr, über den Hoden und im Vaginabereich gemoxt werden. Bei schwangeren Frauen sind zudem sämtliche Punkte im Bauchbereich tabu. Dasselbe gilt bei Infektionskrankheiten, eiternden Wunden und Karbunkeln – es sei denn, sie werden vorher drainiert –, bei alkoholisierten, müden, erschöpften und depressiven Patienten, unmittelbar nach schweren Mahlzeiten oder kurz nach Geschlechtsverkehr, bei Aufregung, Streßeinwirkung und schweren körperlichen Arbeiten. Schließlich sollte nicht gemoxt werden bei hohem Fieber und Delirium, bei akutem rotem Bluthochdruck, wobei der Patient ein rotes Gesicht hat, bei schnellem, kräftigem und wie gespannt anzufühlendem Puls, bei akuten Ekzemen und Krampfanfällen.

Die Punkte im Nagelbettbereich der Finger und Zehen sollten nur sehr vorsichtig und kurzzeitig gemoxt werden, sofern sie nicht überhaupt ausdrücklich als verbotene Punkte deklariert sind. In solchen Fällen sollte nur mit einer Metallhülse und warmem Wasser therapiert werden. Dem aufmerksamen Leser wird vielleicht auffallen, daß manchmal im Nagelbettbereich ein bestimmter Punkt für das Moxen tabu bzw. nur das Moxen mit Metallhülse erlaubt ist, während im Falle eines anderen Punktes im Nagelbettbereich das Moxen erlaubt ist, z.B. beim Punkt Le 1. Beide liegen im Nagelbettbereich der Großzehe, der eine am inneren, der andere am äußeren Nagelwinkel. Ein Widerspruch? Mitnichten! Das Gewebe um den Punkt MP 1 ist oft vom Druck zu kleiner Schuhe geschädigt, deshalb sollte dort nicht gemoxt werden, während dies am Punkt Le 1 kein Problem ist; hier kann kein drückender Schuh Schaden anrichten.

Behandlungsvorschläge

Wenn Sie nun bis hierher vorgedrungen sind, haben Sie sich den theoretischen Hintergrund des Moxens erarbeitet. Sie wissen jetzt schon eine ganze Menge über das Moxen. Aber Theorie und Praxis sind bekanntermaßen zwei Paar Stiefel, und deshalb will ich Ihnen noch einige hilfreiche Hinweise für die Praxis vermitteln. Bevor Sie also mit Hilfe der Behandlungsvorschläge endgültig mit dem Moxen beginnen, nehmen Sie sich noch etwas Zeit für die folgenden Absätze.

Die Komplexen Beschwerdebilder

Sie werden bei den Behandlungsvorschlägen in den folgenden Abschnitten sogenannte Komplexe Beschwerdebilder vorfinden. Unter diesen Beschwerdebildern sind eine ganze Reihe von Einzelbeschwerden zu einem sogenannten Symptomenbild zusammengefaßt. Je mehr Einzelbeschwerden Sie haben, um so besser können Sie das Krankheitsgeschehen einkreisen. Und je genauer Sie es einkreisen können, desto besser und gezielter können Sie es behandeln.

Machen wir uns das an einem Beispiel klar. Stellen Sie sich vor, direkt vor Ihnen wäre eine Holzwand, die etwas vom Boden abgehoben ist, so daß man die Füße eines Menschen sehen könnte, der dahinter stände. Sie könnten jetzt die Aussage machen, dahinter steht ein Mensch. Das wäre vergleichbar der Aussage, ein Mensch ist krank, wenn dieser hustet. In dem einen Fall wüßten Sie nun nicht, wer dieser Mensch ist, im anderen, welche Krankheit dahintersteckt. Stellen Sie sich weiter vor, der Mensch hinter der Wand würde jetzt die Hände vorstrecken. Jetzt würden Sie also Hände und Füße sehen und könnten vielleicht erkennen, dieser Mensch ist eine Frau. Würden Sie sich dazu auch noch Unter- und Oberschenkel ansehen können, wären Sie schon in der Lage, etwas über den Körperbau des Menschen auszusagen.

Was haben Sie aus diesem Vergleich gelernt? Je mehr Einzelheiten Sie zu einem Gesamtbild zusammenfassen können, je mehr Bruchstücke Sie bekommen, desto genauer können Sie etwas über den Menschen aussagen.

Auf das Moxen übertragen, bedeutet das, je mehr Symptome Sie bekommen, desto genauer können Sie eine Aussage über die Krankheit machen. Und da die Diagnose vor der Therapie steht, heißt das, je genauer die Diagnose ist, desto genauer kann die Therapie sein.

Genau das ist auch das Prinzip der Komplexen Beschwerdebilder. Sie werden darin sehr oft z.b. den Durchfall finden, und zwar als »Durchfall mit Unverdautem«, »Durchfall in Form von dünnflüssigen Stühlen« im Vergleich zu »wäßrigen Stühlen« und als »Durchfall morgens um 5 Uhr«. Und jedesmal ist die Wurzel des Übels woanders zu finden und bedarf einer anderen Behandlung. Je genauer sich also das Durchfallbild mit einem hier geschilderten Komplexen Beschwerdebild vergleichen läßt, desto genauer und gezielter können Sie behandeln.

Sie können sich natürlich auch unter dem Stichwort »Durchfall« die einzelnen Behandlungspunkte heraussuchen und an diesen behandeln. In einigen Fällen haben Sie damit auch guten Erfolg. Klappt es nicht, dringen Sie das nächste Mal ein Stückchen tiefer in die Materie ein: Suchen Sie sich das geeignete Komplexe Beschwerdebild heraus, und nehmen Sie die dort genannten Punkte. Unter Umständen erzielen Sie dann den gewünschten Erfolg. Kurz gesagt, mit dem einfachen Grundsatzprogramm aus dem Stichwortverzeichnis können Sie einfache Erkrankungen behandeln. Mit den Komplexen Beschwerdebildern können Sie bereits mittelschwere Störungen behandeln. Schwerwiegende Störungen überlassen Sie jedoch dem medizinischen Fachmann.

Ich hoffe, Sie haben mit Hilfe dieser Erklärung verstanden, warum in diesem Buch die vielleicht am Anfang etwas verwirrend erscheinenden Komplexen Beschwerdebilder enthalten sind. Fangen Sie am Anfang jedoch ruhig mit dem einfachsten Weg an. Suchen Sie z.B. die Punkte unter »chronischem Durchfall«, sammeln Sie Ihre Erfahrungen. Wenn Sie daran Spaß haben, werden Sie sich im weiteren automatisch mit den Komplexen Beschwerdebildern beschäftigen; wenn nicht, lassen Sie es einfach. Lassen Sie sich Zeit damit, schließlich haben Sie in der Schule ja auch erst das kleine Einmaleins gelernt, bevor Sie sich an die Bruchrechnung herangewagt haben. Ich will Ihnen noch eine Hilfestellung geben, damit Sie die Komplexen Beschwerdebilder noch besser verstehen können, jetzt, nachdem Sie sich über das Wesen dieser Beschwerdebilder im klaren sind. Die Chinesen sagen, die Krankheit greift uns zunächst von außen an (es gibt auch den umgekehrten Fall, der uns hier aber nicht beschäftigen soll, um die Dinge nicht zu verkomplizieren). Sie sitzt anfangs an der Oberfläche des Körpers. Das klassische Beispiel dafür ist die Erkältung. Da läuft zunächst die Nase, die Augen tränen, die Glieder schmerzen, außerdem haben Sie vielleicht

Schüttelfrost. Das sind alles Krankheitssymptome der Oberfläche. Wird die Krankheit schlimmer, wandert sie nach innen. Wir bekommen Husten, weil die Lunge angegriffen wird. Wir bekommen Durchfall, weil inzwischen Magen und Darm angegriffen wurden. Wird es noch schlimmer, weil die Krankheit noch tiefer eindringt, kommt es zu einer schweren Bronchitis und zu einem schweren Durchfall mit Appetitlosigkeit und Übelkeit. Und am Ende der Skala steht die »chronische Erkrankung«: die Krankheit hat sich innen festgesetzt.

Das nur als Hinweis, um zu verstehen, daß irgendwann ein Organ durch die von außen eindringende Krankheit betroffen sein kann. Die Folge davon sind ganz bestimmte organspezifische Symptome. Ist die Lunge betroffen, äußert sich dies in Husten und Atembeschwerden. Ist die Milz betroffen, folgen Appetitlosigkeit, Schwäche und Durchfall. Ist die Niere betroffen, gibt es Rückenschmerzen, Blasenbeschwerden und mangelnde Libido. Und ist es die Leber, haben wir Oberbauchdruck und bitteren Mundgeschmack.

So können Sie diese Symptome in den Komplexen Beschwerdebildern wiederfinden und wissen dann, welches Organ betroffen ist. Und die Punkte, die in den Komplexen Beschwerdebildern vorgeschlagen werden, haben einen Bezug zu dem betroffenen Organ. Darin liegt die Spezialität der Therapie nach den Komplexen Beschwerdebildern.

Nehmen wir ein Beispiel: Die Niere verliert Qi (vgl. Seite 153). Dort finden Sie u.a. Rückenschmerzen als Hinweis auf eine gestörte Nierentätigkeit, das gleiche gilt für mangelnde Libido und nächtlichen Samenerguß. Als Behandlungspunkt finden Sie z.B. B 23. Er stärkt das Nieren-Qi.

Man kann aber aus diesen Komplexen Beschwerdebildern noch mehr herauslesen, z.B., wo in Ihnen die Kälte versteckt ist. Werfen Sie dazu kurz einen Blick auf die Seite 143: schwaches Milz-Yang. Dort finden Sie als Symptome u.a. »blasses Aussehen« und »Kälte macht blaß«. Diese Blässe hat also etwas mit der Kälte zu tun. Ein weiteres Symptom ist »Rohkost wird nicht vertragen«. Rohkost ist eine kalte Nahrung, die die Kälte im Körper noch vermehrt – deswegen wird sie nicht vertragen. »Bauchschmerzen durch Wärme gebessert«, ein Kältehinweis! »Durchfall mit Unverdautem«: Die Milz hat sehr viel mit der Verdauung zu tun.

Die Tatsache, daß in diesem Fall Unverdautes ausgeschieden wird, sagt aus, daß die Milz ihre Arbeit nicht hat leisten können. Alles in allem ist aus diesen Symptomen also ablesbar, daß die Kälte im Bauch die Milz so sehr geschwächt hat, daß Unverdautes ausgeschieden wird, daß dieser Mensch blaß ist und daß er Rohkost nicht vertragen kann. In der Therapie muß die Milz deshalb über die Punkte B 20, MP 6, M 36, Mp 3 und B 23 gewärmt werden. B 20 ist dabei der Zustimmungspunkt für die Milz, die direkte Leitung zu diesem Organ.

Verstehen Sie nun, welches Juwel ich Ihnen mit den Komplexen Beschwerdebildern anbiete? Ich habe lange überlegt, ob ich sie in diesem Buch beschreiben soll. Aber ich bin davon überzeugt, es gibt eine Menge Leser, die daran sehr viel Spaß finden und begeistert sein werden durch die Erfolge mit der Moxa-Therapie und sich deshalb noch mehr mit der Materie beschäftigen möchten. Die Möglichkeiten dazu haben Sie jetzt über die Komplexen Beschwerdebilder. Solange Sie aber noch nicht soweit sind oder wenn Sie nicht so gezielt behandeln möchten, arbeiten Sie am besten mit den allgemeinen Therapiehinweisen, die Sie unter dem Schlagwortverzeichnis am Ende dieses Kapitels finden. Dort erscheinen z.B. Rückenschmerzen allgemein. Sie finden dann für Ihre weitere differenzierte Arbeit Rückenschmerzen bei Nieren-Qi-Mangel (Seite 153). Die Behandlung der dort angegebenen Punkte würde schon gezielt gegen eine Ursache, die hinter diesen Rückenschmerzen steht, vorgehen.

Auf der nun folgenden Checkliste können Sie prüfen, ob bestimmte Patientenzustände oder -reaktionen für eine Moxa-Therapie überhaupt geeignet sind.

Checkliste moxa-geeigneter Patientenzustände und -reaktionen

Patientenzustand bzw. -reaktion	für Moxen geeignet	für Moxen ungeeignet
Wärme bessert	X	–
Wärme verschlimmert	–	X
Wärme angenehm	X	–
Wärme neutral	X	–
Verlangen nach Wärme	X	–
Druck verschlimmert	X	bedingt
Abneigung gegen Kälte	X	–
Abneigung gegen Wärme	–	X
überarbeitet	–	X
Moxen am Abend	–	X
akute Entzündung	–	X
vorher viel gegessen	–	X

126

Patientenzustand bzw. -reaktion	für Moxen geeignet	für Moxen ungeeignet
Fieber	–	X
geschwächter Allgemeinzustand	X	–
Abneigung gegen Wind	X	–
Blässe	X	–
energielos	X	–
roter Kopf	X	–
Bluthochdruck	bedingt, nur blasser Hochdruck	bedingt, nur roter Hochdruck
innere Erregung	–	X
inneres Hitzegefühl	–	X
schneller Puls	–	X
übermüdet	–	X
übersättigt	–	X
hungrig, durstig	–	X
Asthmatiker	bedingt, Rauchtoleranz prüfen	
Sensibilitätsstörungen	bedingt	bedingt
Kleinkinder	bedingt	bedingt
Delirium	–	X
Krampfzustände	–	X
akutes Ekzem	–	X

Allgemeine Hinweise zum Schlagwortverzeichnis der Komplexen Beschwerdebilder

Für die Ermittlung der geeigneten Behandlungspunkte liefern Ihnen das Schlagwortverzeichnis und die Angaben unter dem jeweiligen Beschwerdebild auf den folgenden Seiten Hinweise. Die hier aufgeführten Erklärungen sollen Ihnen das Arbeiten mit diesen Angaben erleichtern. Für die Auswahl dieser Therapiepunkte stehen Ihnen verschiedene Möglichkeiten zur Verfügung.

1. Möglichkeit:
Sie wählen zum Moxen die Körperstellen aus, an denen sich Beschwerden zeigen. So moxen Sie bei Kniegelenksbeschwerden einfach im Bereich des Knies.

2. Möglichkeit:

Sie stellen fest, welcher Meridian das Beschwerdegebiet passiert, und suchen die Punkte des Meridians, die in dem Beschwerdegebiet selbst liegen. So moxen Sie bei Oberbauchbeschwerden den Punkt KG 12 vom Konzeptionsgefäß. Schauen Sie zum Auffinden des betroffenen Meridians und der geeigneten Punkte im Kapitel »Die Akupunkturmeridiane« nach.

3. Möglichkeit:

Sie schauen unter dem Schlagwortverzeichnis auf Seite 133 f. nach und behandeln die dort empfohlenen Punkte, z.b. bei Schockzuständen den Punkt Lg 20 vom Gouverneursgefäß.

4. Möglichkeit:

Sie therapieren sogenannte Schlüsselpunkte für bestimmte Körperregionen. Dies sind

■ für den Bauch M 36, KG 12 und Gb 34 (Abb. 60, Seite 131)
■ für den Rücken B 23 und B 25 (Abb. 61, Seite 132)
■ für den Brustkorb KG 17 (Abb. 60, Seite 131)
■ für die Sehnen den Punkt Gb 34 (Abb. 60, Seite 131)
■ für die Knochen die Punkte B 11 und B 23 (Abb. 61, Seite 132)
■ bei Schwächezuständen KG 6 vom Konzeptionsgefäß (Abb. 60, Seite 131)
■ bei Beschwerden im Bereich des Schultergürtels DE 15 vom Dreifach-Erwärmer-Meridian (Abb. 61, Seite 132)
■ für den Kopfbereich versuchsweise Gb 14 und Gb 20 (Abb. 60 und 61, Seite 131 f.)

5. Möglichkeit:

Sie sehen unter dem Schlagwortverzeichnis (Seite 133 f.) nach, z.B. unter »Bauchschmerzen«. Dort finden Sie nun viele Hinweise auf mögliche Behandlungspunkte. Wählen Sie aus den Komplexen Beschwerdebildern zunächst den Zustand aus, der dem vorhandenen Beschwerdebild am nächsten kommt. Dann nehmen Sie weitere Zusatzsymptome aus dem Schlagwortverzeichnis zu Hilfe, z.B. »Kältegefühl«. Damit engt sich der Kreis der in Frage kommenden Punkte weiter ein. Dann suchen Sie noch weitere Symptome aus dem Schlagwortverzeichnis, z.B. »Zunge blaß«, »Aufstoßen« und »Puls schwach«. Zum Schluß werden nur noch wenige gemeinsame Punkte übrigbleiben, und die nehmen Sie für die Behandlung. Wie bereits an anderer Stelle gesagt, gibt die Auswahl der Punkte nach den Komplexen Beschwerdebildern die Möglichkeit, mit einem Höchstmaß an Spezifität zu behandeln, während die ersten vier genannten Auswahlmöglichkeiten Punkte für eine unspezifischere Behandlung ergeben. Je spezifischer Sie behandeln, desto wirkungsvoller ist es. Aber auch eine unspezifische Behandlung ergibt oftmals gute Therapieresultate. Nur kann es bei ihr der Fall sein, daß Sie häufiger behandeln müssen, um zum gewünschten Erfolg zu kommen.

Beachten Sie noch einen generellen Hinweis für die Arbeit mit den angegebenen Punkten auf den Abbildungen 60 und 61. Die Punkte liegen in der Regel beidseitig, da jeweils ein Meridian des Systems auf der linken und einer auf der rechten Seite verläuft. So ist z.B. der Blasenmeridian links und rechts angelegt. Behandelt werden sollen immer beide Punkte, es sei denn, die Beschwerden sind einseitig lokalisiert. Ausgenommen davon sind das Konzeptions- und das Gouverneursgefäß, die genau auf der Mittellinie verlaufen und somit nicht doppelseitig angelegt sind.

Grundsätzlich gilt weiterhin, daß in dem Falle, wo eine Vielzahl von Punkten zur Behandlung angegeben ist, nicht alle auf einmal therapiert werden sollen, sondern jeweils nur eine Auswahl davon. Wenn die erste Auswahl nicht den gewünschten Erfolg gebracht hat, kann man dann die anderen Punkte behandeln oder aber die erste Gruppe mit einem weiteren Punkt aus dem verbleibenden Rest kombinieren. Merken Sie sich dazu: Viel hilft nicht viel, der Erfolg liegt in der Bescheidung. Und das heißt: Zwei, maximal drei Punkte pro Behandlung genügen in der Regel.

Und noch etwas scheint mir wichtig, an dieser Stelle wiederholt zu werden. Sie mögen vielleicht kein Mitglied im Schützenverein sein, dennoch werden Sie wissen, um Schützenkönig zu werden, müssen Sie genau das Ziel auf der Scheibe treffen. Wer aber etwas daneben trifft, kann immer noch Vizekönig werden oder bekommt zumindest noch einen Preis. Auf das Moxen übertragen, bedeutet dies, Sie müssen nicht genau den Punkt treffen, um eine Moxa-Wirkung zu erzielen. Es reicht bereits aus, wenn Sie die Nähe des Punktes anvisieren. So werden Sie vielleicht nicht »Moxa-König«, aber den Gewinn der therapeutischen Wirkung erreichen Sie dennoch. Die Wärme sucht sich ihren Weg, wenn Sie annähernd den Zielpunkt treffen. Der Moxa-Punkt hat nämlich eine wesentlich höhere Sensibilität als das umgebende Gewebe. Deshalb zieht er die Wärme wie ein Magnet die Eisenspäne begierig an. Und deshalb reicht es auch schon, wenn Sie sich an den folgenden Darstellungen mit den anatomischen Details orientieren und so die dort verdeutlichten Punkte ins Auge fassen. Andererseits ist es natürlich richtig, daß Sie einen um so intensiveren Effekt erzielen, je näher Sie am Punkt moxen. Mit den genauen Punkt-Lagebeschreibungen auf Seite 77–109 und den Zunmaßen auf Seite 21 haben Sie die Möglichkeit, mit Ihrem Moxa-Stab einen Blattschuß zu setzen. Damit wirklich jedes Mißverständnis über die Komplexen Beschwerdebilder ausgeschlossen wird, möchte ich Ihnen noch einige allgemeine Hinweise zum nachfolgenden Schlagwortverzeichnis und den Komplexen Beschwerdebildern geben, die Ihnen die Schrecken davor nehmen sollen. Sie sollten sie lesen und verinnerlichen, bevor Sie sich durch die vielen Zahlen und Möglichkeiten verwirren und entmutigen lassen. Nehmen wir einmal an, es kaufen sich verschiedene Leute ein Klavier und fangen an, Musikmachen zu lernen. Den einen reichen dabei die Geräusche, die nach Wilhelm Busch mit Musik verbunden sind. Sie wollen nur ein wenig leichte Musik zur Entspannung machen. Die anderen aber jagen mit aller Kraft der Muse nach und sind bestrebt, die hohe Kunst des Musizierens zu erlernen. Wenn Sie beim Moxen im übertragenen Sinne nur einfache Musik machen wollen, fangen Sie gar nicht erst an, sich mit Schlagwortverzeichnis und Komplexen Beschwerdebildern zu befassen. Ihnen reichen das Stichwortverzeichnis am Ende des Buches oder die Schlüsselpunkte. Wenn Sie aber tiefer einsteigen wollen, weil Sie die Moxa-Begeisterung gepackt hat, wenn Ihnen also einfaches Musikmachen nicht reicht und Sie beim Moxen gern einen Mozart spielen möchten, dann können Sie das. Für diese Leser ist das Schlagwortverzeichnis mit den Komplexen Beschwerdebildern mit ihren spezifischen Behandlungspunkten gedacht. Dieses Buch soll auch diesen höheren Ansprüchen genügen, und Sie sollen nicht noch einmal Geld auf den Ladentisch der Buchhandlungen legen müssen, nur weil Sie ein weiteres Buch benötigen.

Nur sei all denen mit diesen höheren Ansprüchen auch an dieser Stelle noch einmal folgendes gesagt: Wenn Sie auch mit den Komplexen Beschwerdebildern keine Fortschritte erzielen, sollten Sie ernsthaft überlegen, ob es sich bei Ihren Beschwerden vielleicht doch um ein komplizierteres Leiden handelt, das von einem medizinischen Fachbehandler (Arzt/Ärztin oder Heilpraktiker/in) therapiert werden sollte. Bei den Komplexen Beschwerdebildern ist die Grenze für die Behandlung durch den Laien erreicht!

Fangen Sie aber erst einmal mit den einfachen Techniken an, das sind vor allem die erste und dritte Möglichkeit der Ermittlung der geeigneten Behandlungspunkte (vgl. Seite 127 f.). Damit bekommen Sie nicht nur ein besseres Gefühl fürs Moxen, Sie verringern auch das Risiko von Fehlern und Mißerfolgen, und somit wachsen Ihr Zutrauen ins Moxen und Ihre Therapiesicherheit. Erst dann, wenn Sie sich in den genannten Möglichkeiten sicher fühlen, sollten Sie sich den anspruchsvolleren Techniken, wie z.B. der zweiten Möglichkeit auf Seite 128 und den Komplexen Beschwerdebildern, zuwenden.

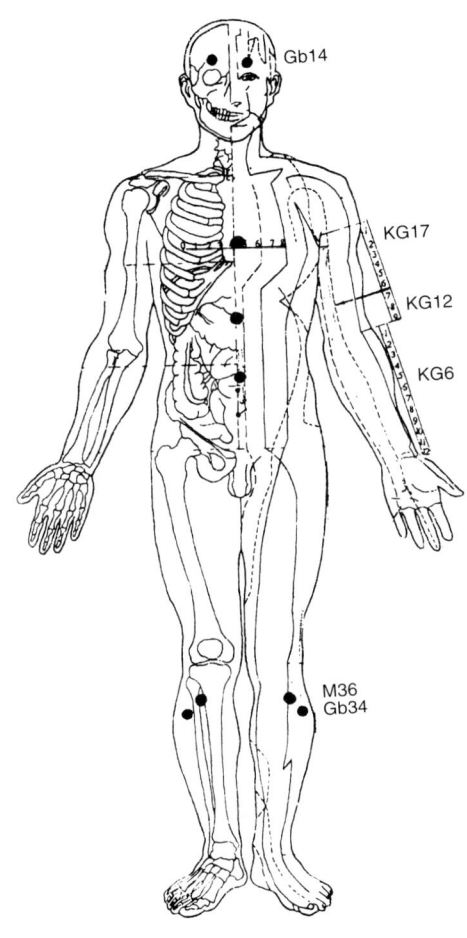

Abbildung 60: Lage der Schlüsselpunkte, Vorderansicht.

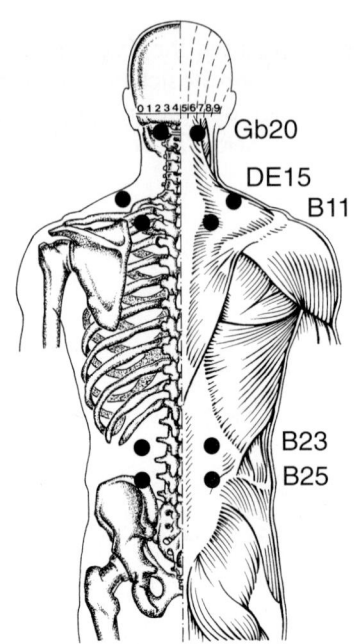

Abbildung 61: Lage der Schlüsselpunkte, Rückenansicht.

Schlagwortverzeichnis der Komplexen Beschwerdebilder

Angegeben sind die *Seiten,* auf denen die geeigneten Behandlungspunkte zu finden sind.

133

Graphische Darstellung
verschiedener Behandlungspunkte

Im folgenden wird die Behandlung bestimmter Krankheitszustände durch Moxa mit den dafür empfohlenen Punkten beschrieben.

Beschwerdebild nach der Terminologie der TCM (traditionelle chinesische Medizin)	Symptome	Behandlungspunkte
Innere Kälte	Abneigung gegen Kälte; Bewegungssteifheit der Glieder; wenig Durst; Verlangen nach warmen Getränken; Blässe; Spannungsgefühl, durch Wärme gebessert; viel klarer Urin; dünnflüssiger Stuhl; blasse Zunge mit spärlichem weißem, glänzendem Belag; langsamer Puls.	KG 4, KG 6, KG 12, M 25, M 36

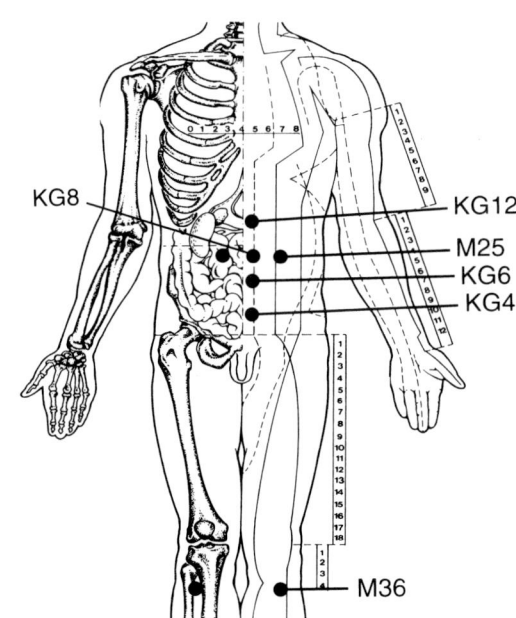

Abbildung 62: Behandlungspunkte »Innere Kälte«.

Beschwerdebild nach der Terminologie der TCM	Symptome	Behandlungspunkte
Energieleere	Schwäche; Schläfrigkeit; mangelnde Belastbarkeit; Kurzatmigkeit; schwache Stimme; Schwindel; verschwommene optische Wahrnehmungen; Herzklopfen; verminderter Appetit; dünnflüssiger Stuhl; schwacher Puls; geistige und allgemeine Müdigkeit.	KG 6, M 36, MP 6, B 17, B 19, B 43

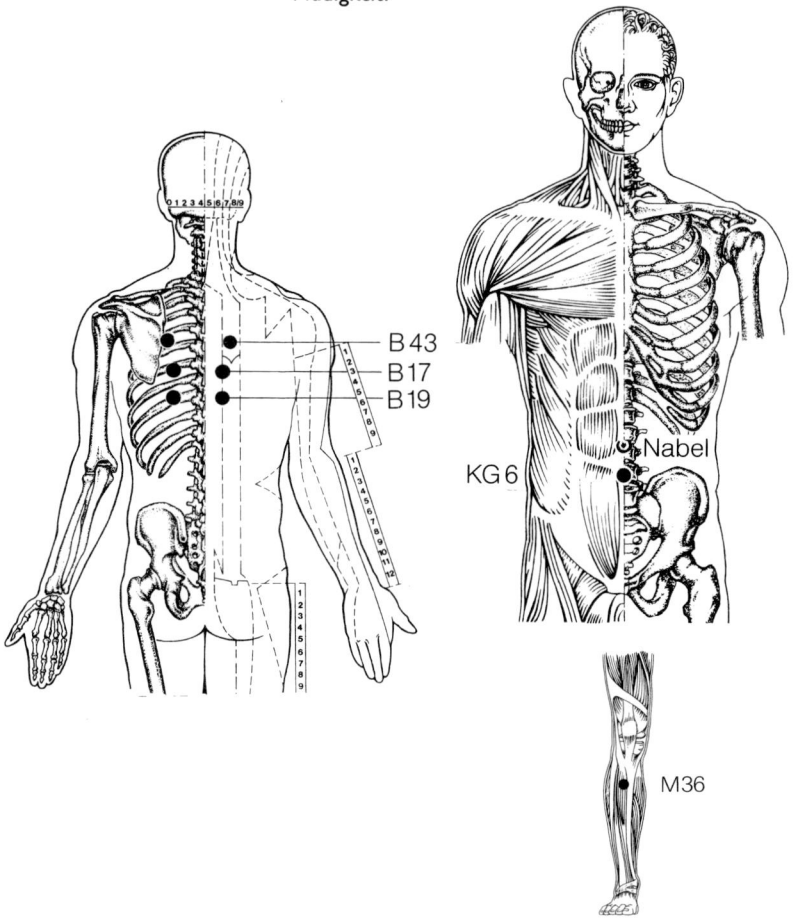

B 43
B 17
B 19

KG 6
Nabel

M 36

Abbildung 63: Behandlungspunkte »Energieleere«.

Beschwerdebild nach der Terminologie der TCM	Symptome	Behandlungs- punkte
Kälteansammlung, Kältestau	Abneigung gegen Kälte; kalte Glieder; Kältegefühl und Schmerzen im Bauchbereich; Zunge weiß belegt.	KG 6, KG 8, KG 12, M 36

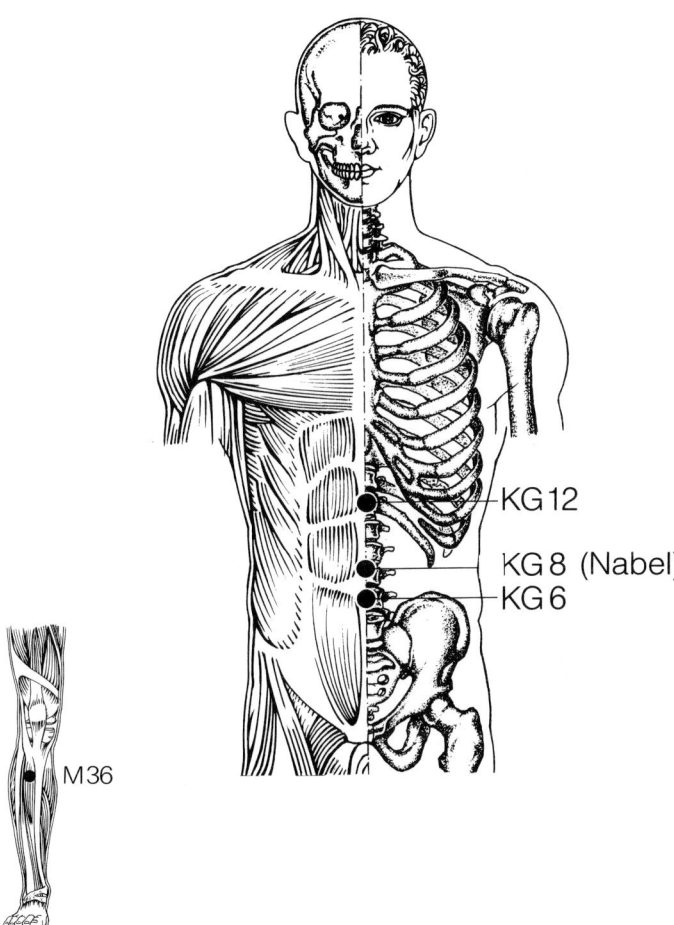

Abbildung 64: Behandlungspunkte »Kälteansammlung, Kältestau«.

137

Beschwerdebild nach der Terminologie der TCM	Symptome	Behandlungspunkte
Leere durch Kälte	Abneigung gegen Kälte; Spannungsgefühl in den Gliedern; Blässe; dünnflüssiger Stuhl mit Unverdautem; klarer, reichlicher Urin.	Di 4, KG 14 M 36, MP 6

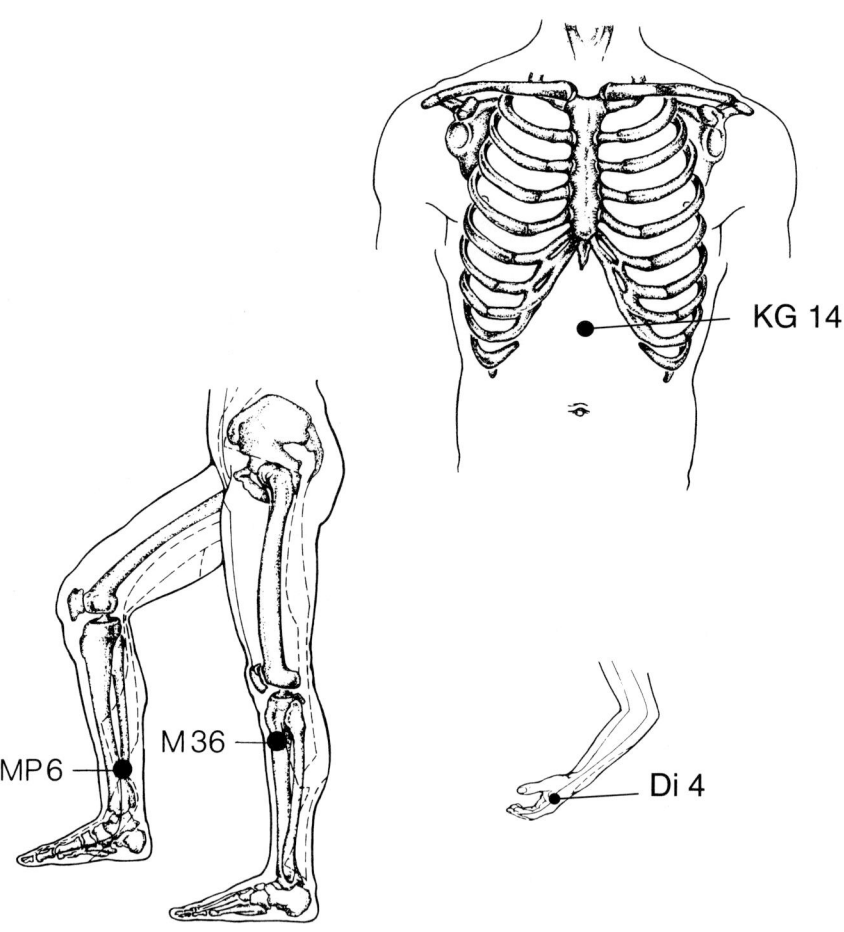

Abbildung 65: Behandlungspunkte »Leere durch Kälte«.

Beschwerdebild nach der Terminologie der TCM	Symptome	Behandlungspunkte
Innere Kälte schafft Völle und Blockaden	Spannungsgefühl und Krämpfe in den Eingeweiden; Bauchschmerzen; Patient wirft sich unruhig hin und her; Patient stöhnt; dunkles, bläuliches Aussehen; Spannungsgefühl in den Gliedern; Zunge dick, weiß belegt; Puls stark, liegt tief, fühlt sich wie gespannt an.	B 17, B 19 B 43, M 36 MP 4, MP 6

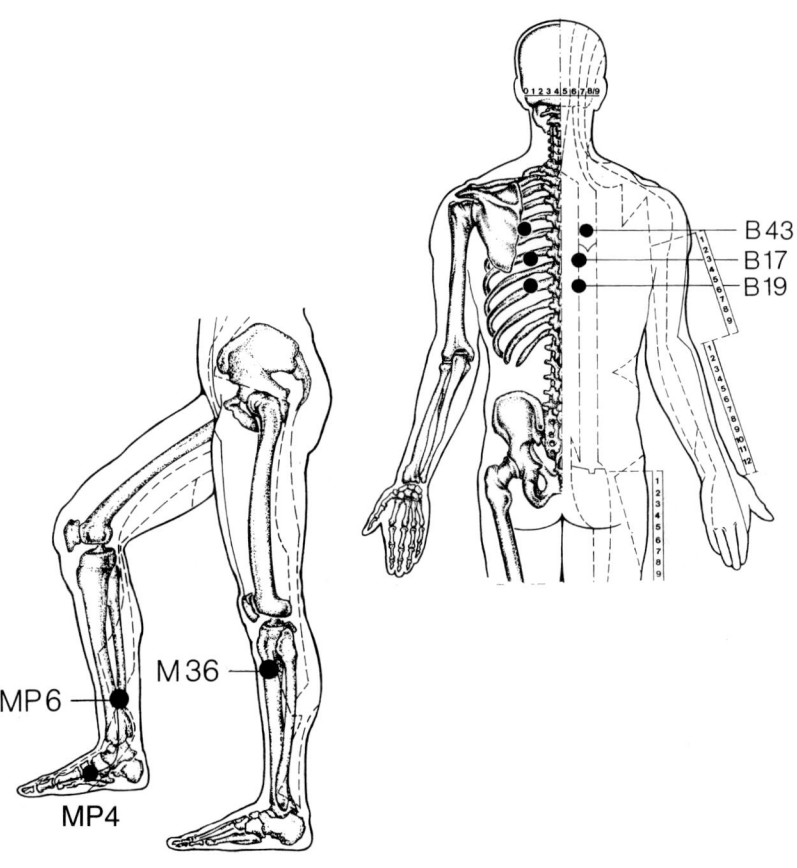

B 43
B 17
B 19

M 36

MP 6

MP 4

Abbildung 66: Behandlungspunkte »Innere Kälte schafft Völle und Blockaden«.

139

Beschwerdebild nach der Terminologie der TCM	Symptome	Behandlungs- punkte
Schwäche durch Qi-Mangel	Atem schnell und hechelnd; mangelnde Belastbarkeit; breiiger Stuhl; Harninkontinenz.	KG 4, KG 6, M 36, MP 6

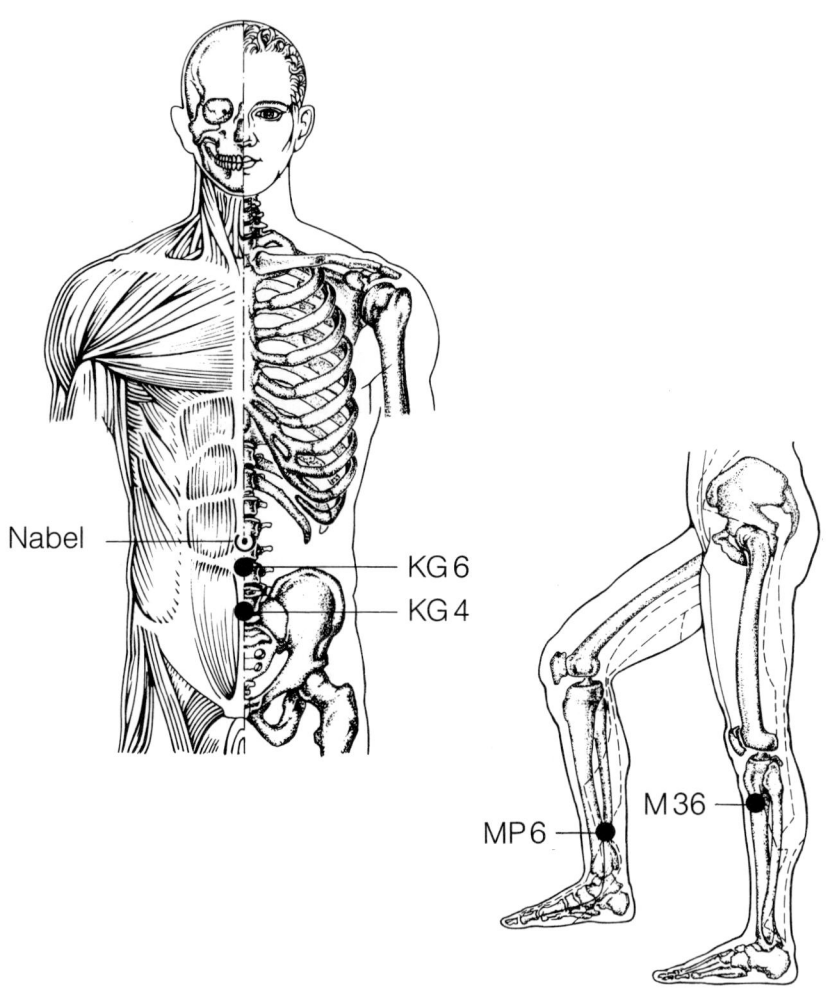

Abbildung 67: Behandlungspunkte »Schwäche durch Qi-Mangel«.

Beschwerdebild nach der Terminologie der TCM	Symptome	Behandlungspunkte
Yang-Schwäche	Abneigung gegen Kälte; Spannungsgefühl in den Gliedern; dunkelbläuliches Aussehen; klarer Urin; Durchfall mit Unverdautem; Zunge dunkelblau; Puls langsam.	B 23, Lg 4, Lg 20, Ni 7

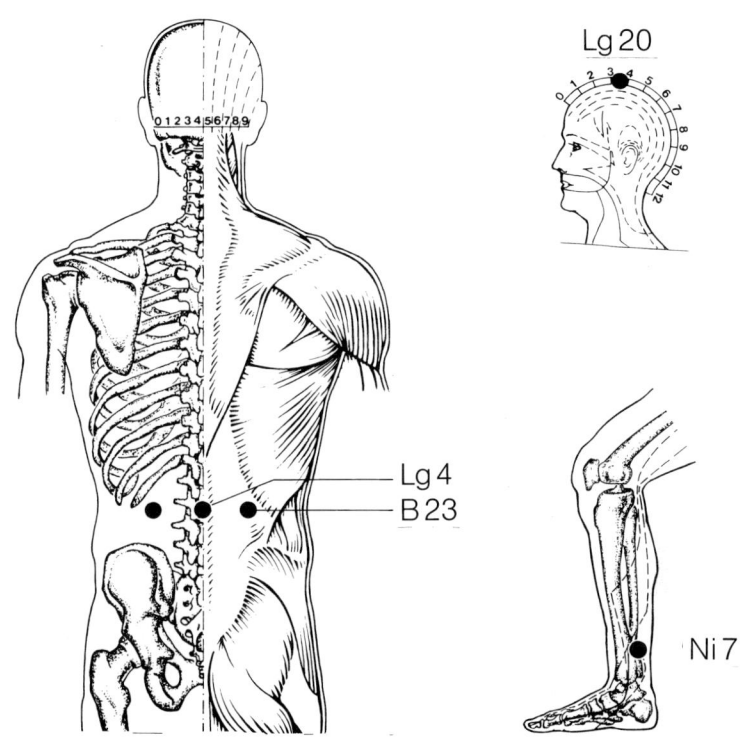

Abbildung 68: Behandlungspunkte »Yang-Schwäche«.

Beschwerdebild nach der Terminologie der TCM	Symptome	Behandlungspunkte
Milz-Qi-Schwäche	Stumpfes Aussehen der Haut; Durchfall oder dünnflüssiger Stuhl, oft mit Unverdautem; unpäßliches Gefühl im Bauchgebiet.	B 20, B 21, M 36

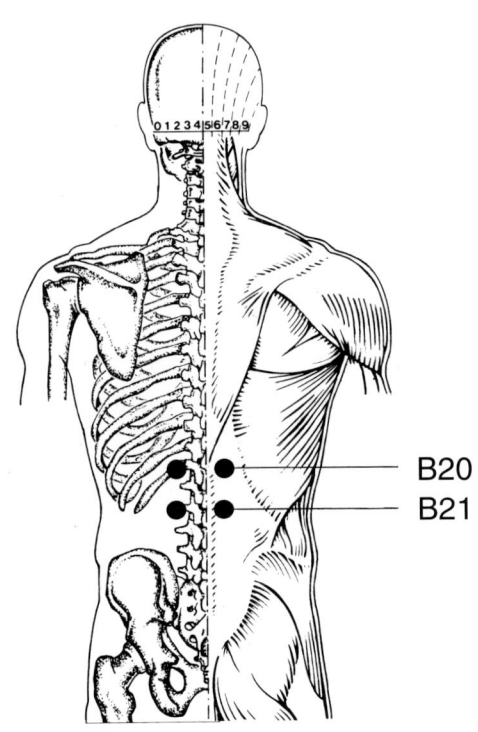

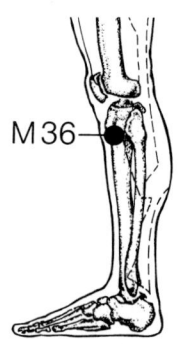

Abbildung 69: Behandlungspunkte »Milz-Qi-Schwäche«.

Beschwerdebild nach der Terminologie der TCM	Symptome	Behandlungspunkte
Schwaches Milz-Yang	Rohkost wird nicht vertragen; blasses Aussehen; Bauchschmerzen durch Wärme oder durch Druck gebessert; Durchfall mit Unverdautem; oft nach Eisgenuß bzw. kalten Getränken.	B 20, B 23, M 36, MP 3, MP 6

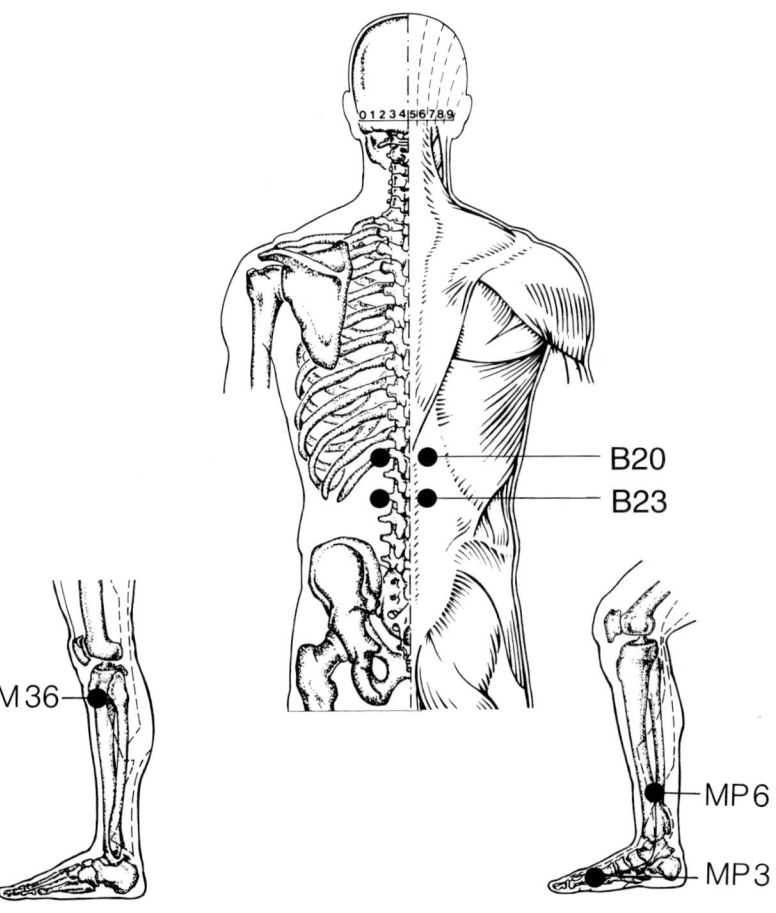

Abbildung 70: Behandlungspunkte »Schwaches Milz-Yang«.

Beschwerdebild nach der Terminologie der TCM	Symptome	Behandlungspunkte
Herz-Yang-Schwäche	Graues bis dunkelblaues Aussehen; Spannungsgefühl in den Gliedern; kalter Schweiß; verquollenes Gewebe durch Flüssigkeitsstau; blasse Zunge; Herzklopfen.	KG 4, KG 6, KG 8 (Salz), KG 14, M 36

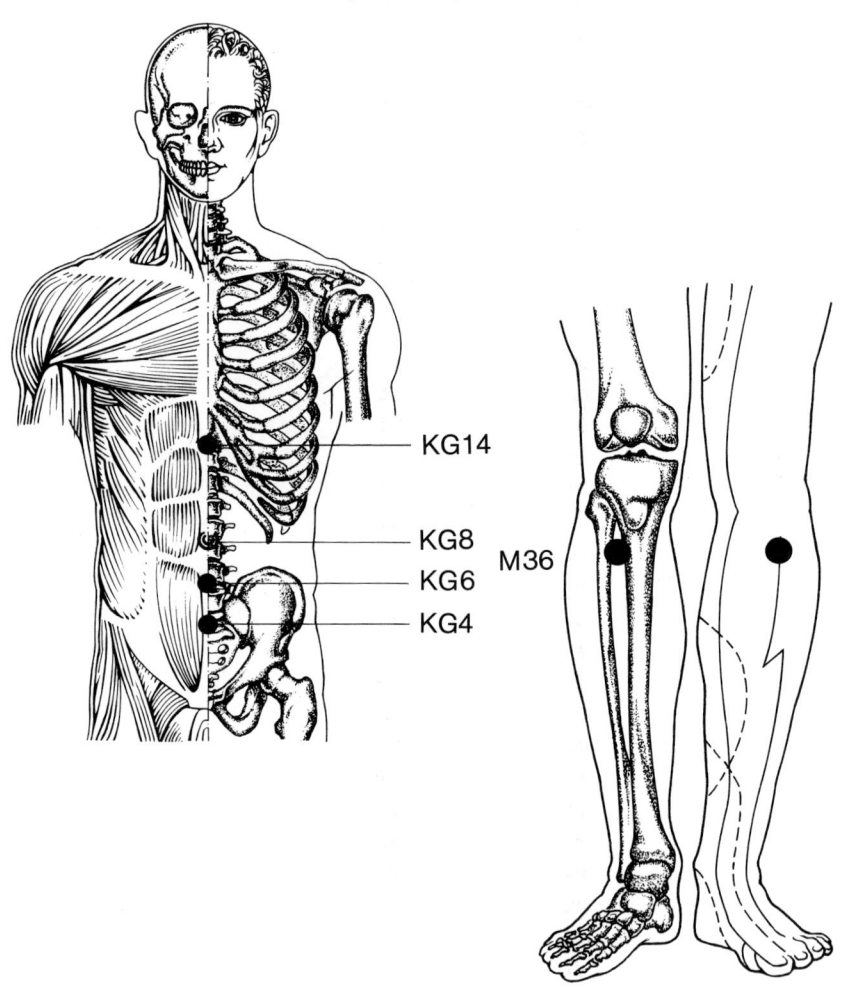

Abbildung 71: Behandlungspunkte »Herz-Yang-Schwäche«.

Beschwerdebild nach der Terminologie der TCM	Symptome	Behandlungspunkte
Nachlassende Aktivität des Milz-Qi	Magerkeit; Blähungen nach dem Essen; Spannungsgefühl im Bauch; Oberbauchdruck; Appetitmangel; saures Aufstoßen.	KG 6, KG 12, M 30, M 36, MP 4, MP 6

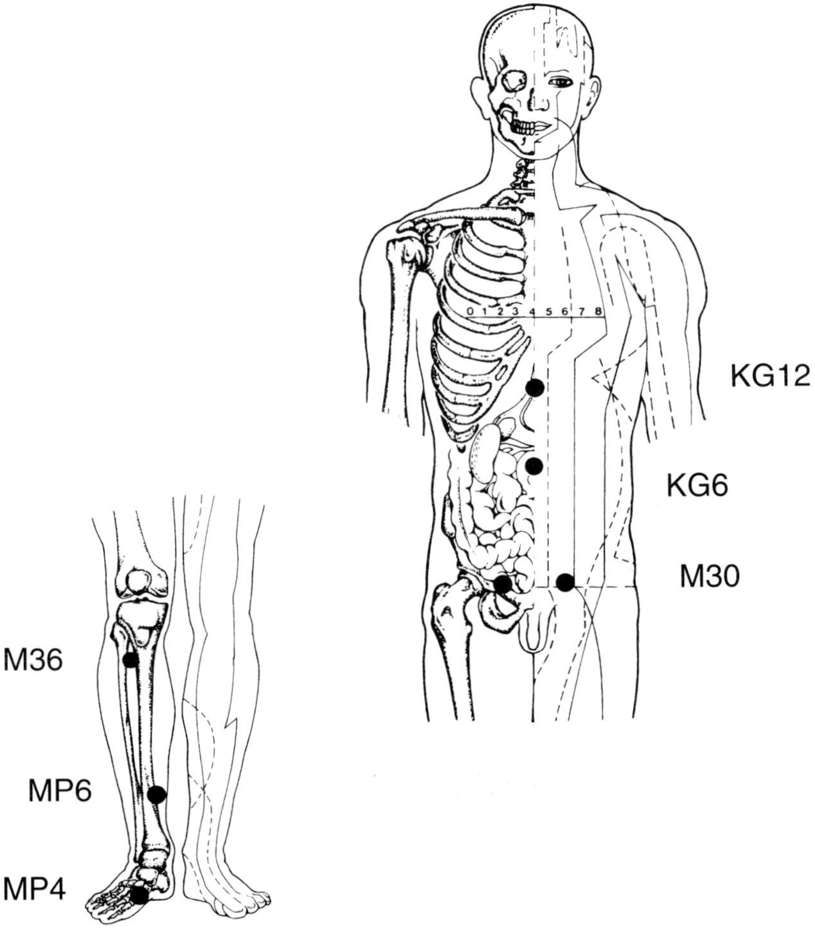

Abbildung 72: Behandlungspunkte »Nachlassende Aktivität des Milz-Qi«.

Beschwerdebild nach der Terminologie der TCM	Symptome	Behandlungs-punkte
Blutfunktion im Milz-Magen-Bereich schwach	Blutungsneigung; gelbliches Aussehen; Mangel an Belastbarkeit; kurzatmig; alles wird als zu anstrengend empfunden.	B 20, KG 6, KG 12, LE 1, LE 13, MP 1 (mit Metallhülse), MP 3

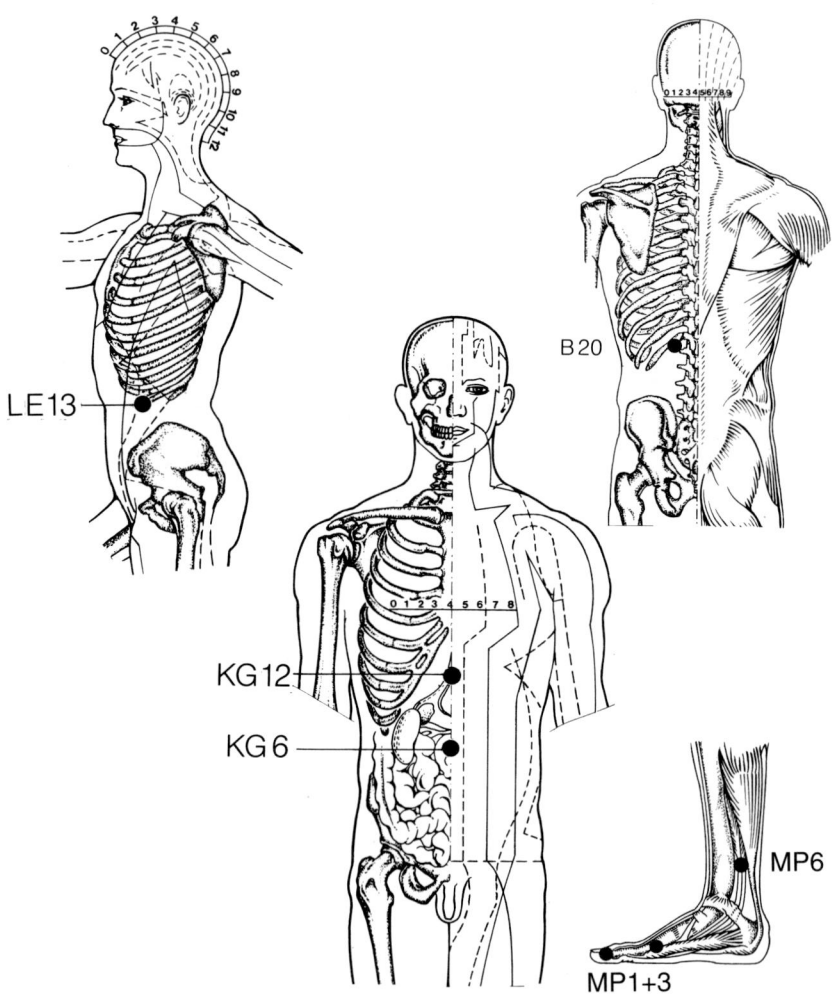

Abbildung 73: Behandlungspunkte »Blutfunktion im Milz-Magen-Bereich schwach«.

146

Beschwerdebild nach der Terminologie der TCM	Symptome	Behandlungspunkte
Mangel an Magen-Qi	Abneigung gegen kalte Speisen und Kälte; Oberbauchschmerzen, durch Druck und Essen gebessert; Speise liegt »wie ein Stein« im Magen; Geschmacksstörungen; Reizmagen.	B 20, B 21, KG 12, M 21

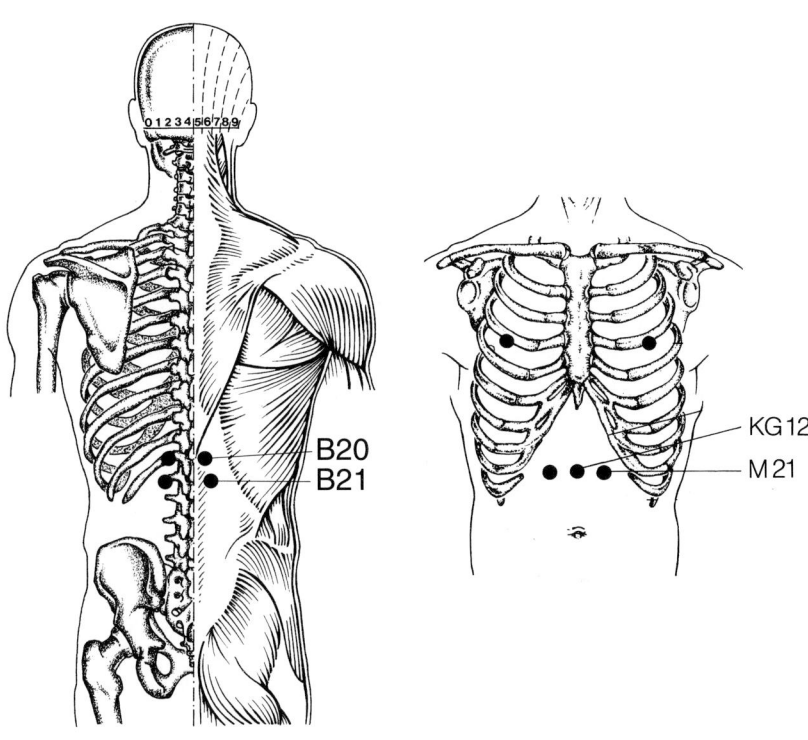

Abbildung 74: Behandlungspunkte »Mangel an Magen-Qi«.

Beschwerdebild nach der Terminologie der TCM	Symptome	Behandlungspunkte
Nieren-Yang-Schwäche	Ohrensausen; Schwindel; geringes sexuelles Verlangen; unfreiwilliger Samenabgang; Impotenz; Sterilität; Harnflut; häufiges Wasserlassen; viel klarer Urin; Kälte- und Schwächegefühl im Rücken; Rückenbeschwerden und Schwäche allgemein.	B 23, KG 4, KG 8 (Salz), Lg 4, Lg 20, Ni 3, Ni 7

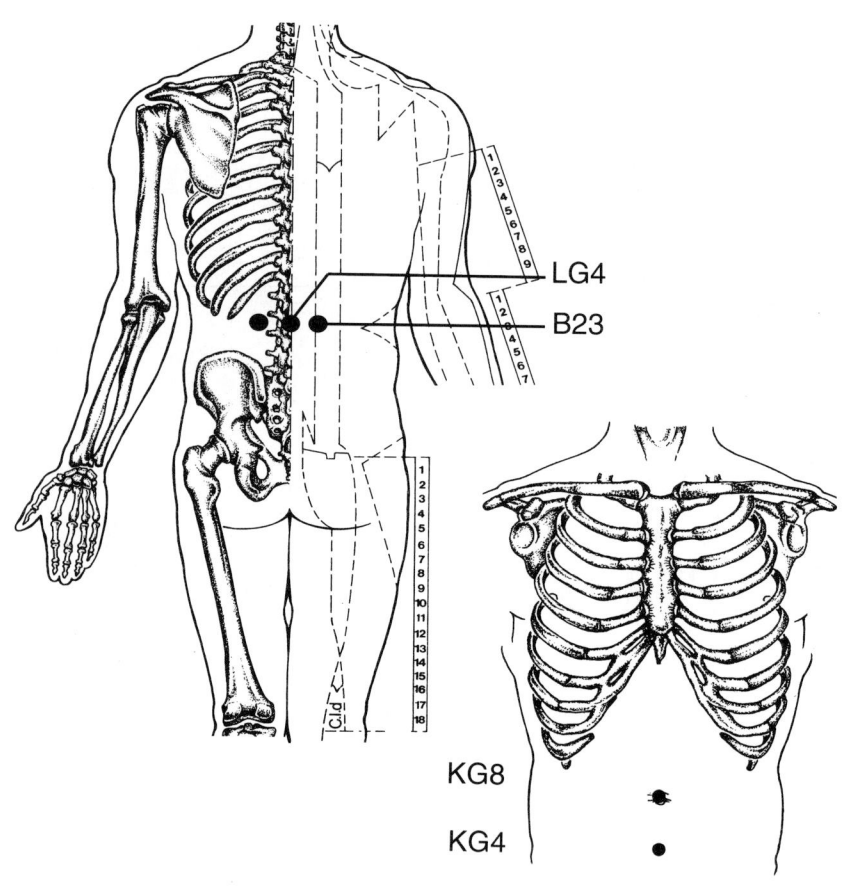

Abbildung 75: Behandlungspunkte »Nieren-Yang-Schwäche«.

Beschwerdebild nach der Terminologie der TCM	Symptome	Behandlungs-punkte
Yang-Schwäche im Nieren- und Milzbereich	Häufiger Durchfall, vornehmlich morgens gegen 5 Uhr; inneres Kältegefühl; Appetitstörung; Schwäche.	B 20, B 23, KS 7, M 36, MP 2, MP 6

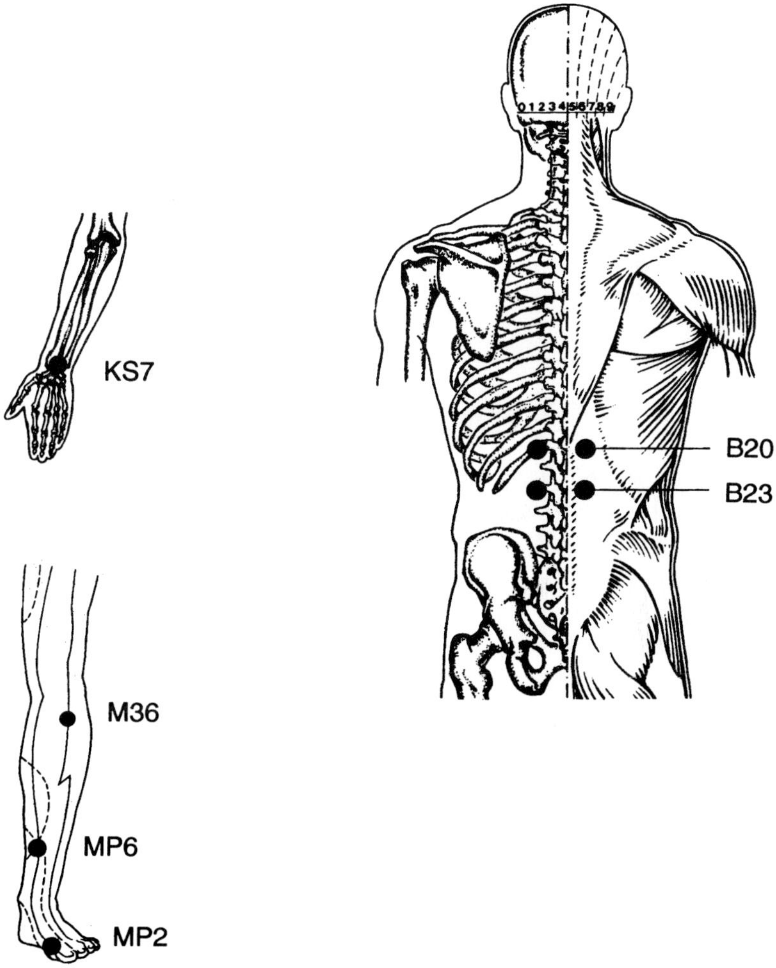

Abbildung 76: Behandlungspunkte »Yang-Schwäche im Nieren- und Milzbereich«.

Beschwerdebild nach der Terminologie der TCM	Symptome	Behandlungs- punkte
Qi-Verwertungsstörung der Niere, Niere nimmt Lungen-Qi nicht auf	Asthma bzw. Atemnot bei geringster körperlicher Belastung; Herzdruck.	B 23, B 43, KG 17, Lg 4, Lu 9

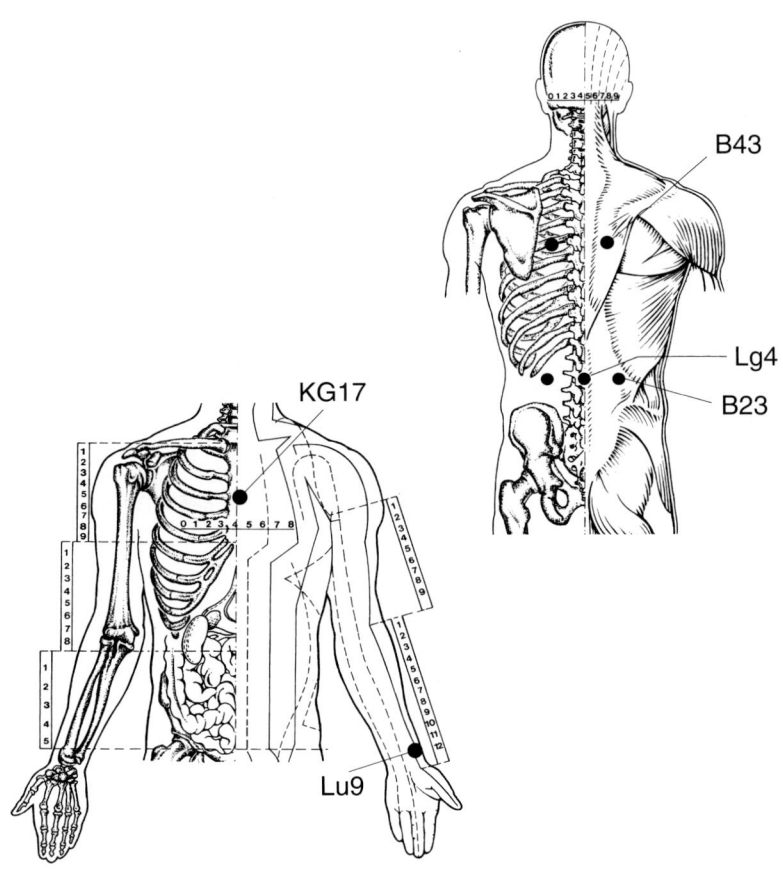

Abbildung 77: Behandlungspunkte »Qi-Verwertungsstörung der Niere, Niere nimmt Lungen-Qi nicht auf«.

150

Beschwerdebild nach der Terminologie der TCM	**Symptome**	**Behandlungspunkte**
Mangelnde Yang-Stabilität zwischen Herz und Niere	Herzklopfen; Atemnot mit schneller Atemfrequenz; Spannungsgefühl in den Gliedern; Flüssigkeitsansammlung im Körper.	H 9, KG 4, KG 6, KG 8

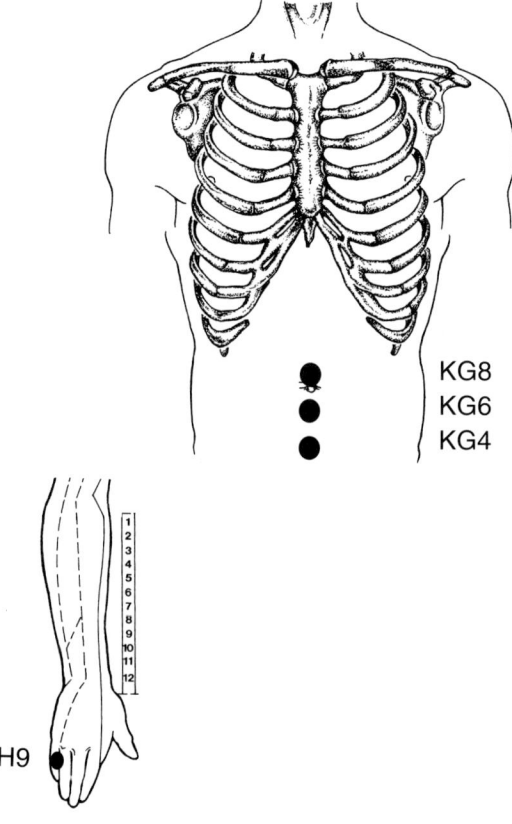

KG8
KG6
KG4

H9

Abbildung 78: Behandlungspunkte »Mangelnde Yang-Stabilität zwischen Herz und Niere«.

Beschwerdebild nach der Terminologie der TCM	Symptome	Behandlungspunkte
Nieren-Yang-Leere	Häufiges Wasserlassen; Flüssigkeitsansammlung im Körper; Herzklopfen mit Kurzatmigkeit; Zunge blaß; Kältegefühl im Rücken.	B 23, KG 4, KG 12, Lg 4, M 36

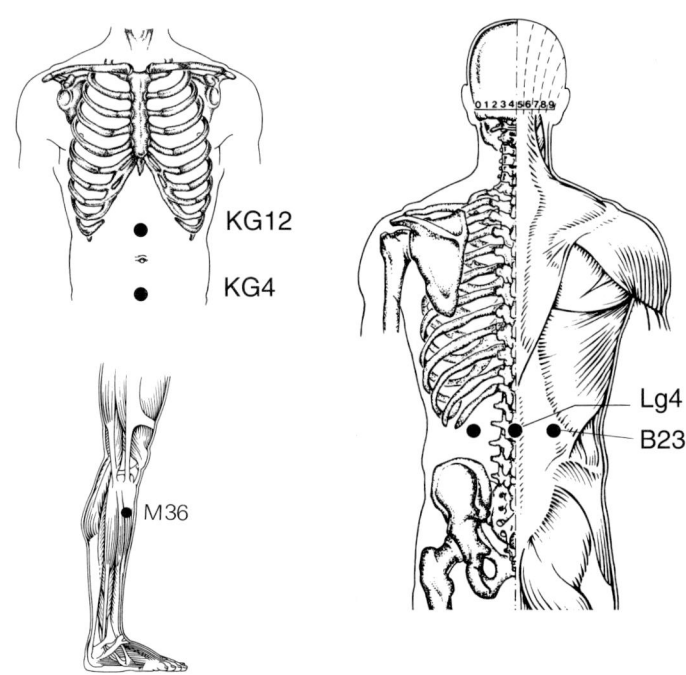

Abbildung 79: Behandlungspunkte »Nieren-Yang-Leere«.

Beschwerdebild nach der Terminologie der TCM	Symptome	Behandlungspunkte
Niere verliert Qi	Bettnässen; häufiges Wasserlassen; Harnflut; nächtlicher Samenerguß; Rückenschmerzen; weiche Knie; reduzierter Sexualtrieb; nach dem Urinieren noch unfreiwilliger Harnabgang.	B 23, KG 4, Lg 3

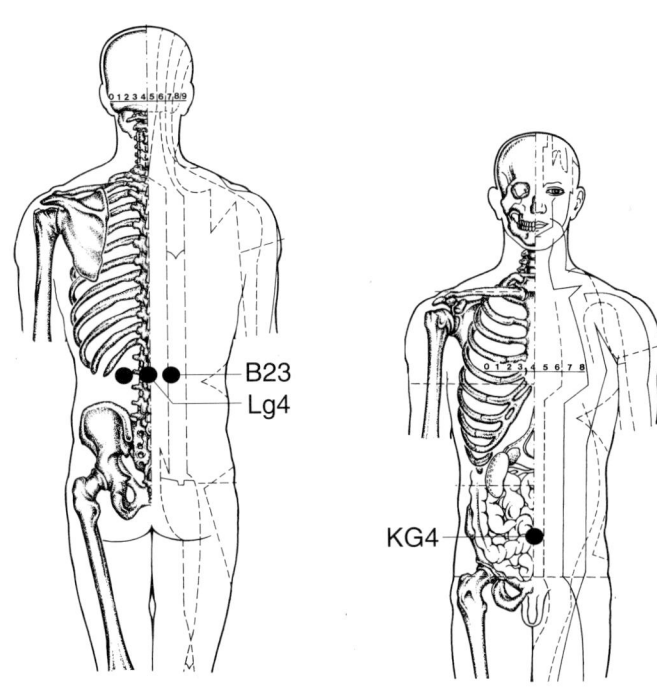

Abbildung 80: Behandlungspunkte »Niere verliert Qi«.

153

Beschwerdebild nach der Terminologie der TCM	Symptome	Behandlungspunkte
Kälte stört Magen	Alle Beschwerden durch kalte Getränke und Speisen verschlimmert, durch Wärme verringert; Aufstoßen von Magensäure; Beschwerden durch Druck gelindert; Zunge weiß oder gräulich belegt; Gefühl wie »ein Stein im Magen«; kalte Hände und Füße.	B 21, KG 12, M 36, M 41

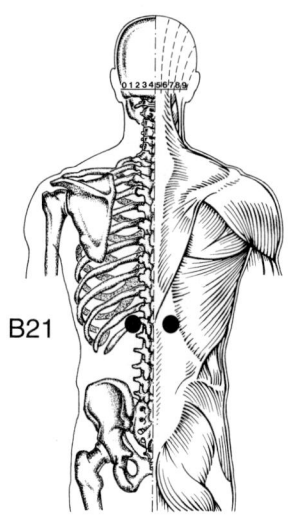
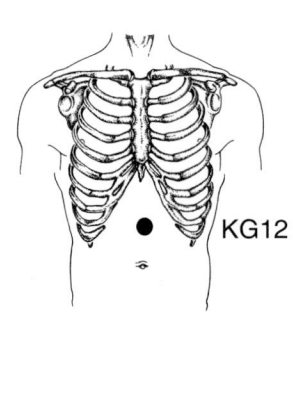
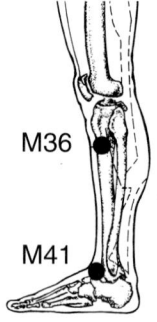

Abbildung 81: Behandlungspunkte »Kälte stört Magen«.

Beschwerdebild nach der Terminologie der TCM	Symptome	Behandlungs- punkte
Schwäche des Dickdarms mit Milz-Qi-Schwäche	Lungenprobleme unterschiedlicher Art; Durchfall; Aftervorfall; kalte Glieder; geistige Müdigkeit; schwindender Appetit; stumpfes Aussehen der Haut; Zunge blaß; Puls schwach.	B 25, Di 4, Di 11, M 25, M 36, M 37

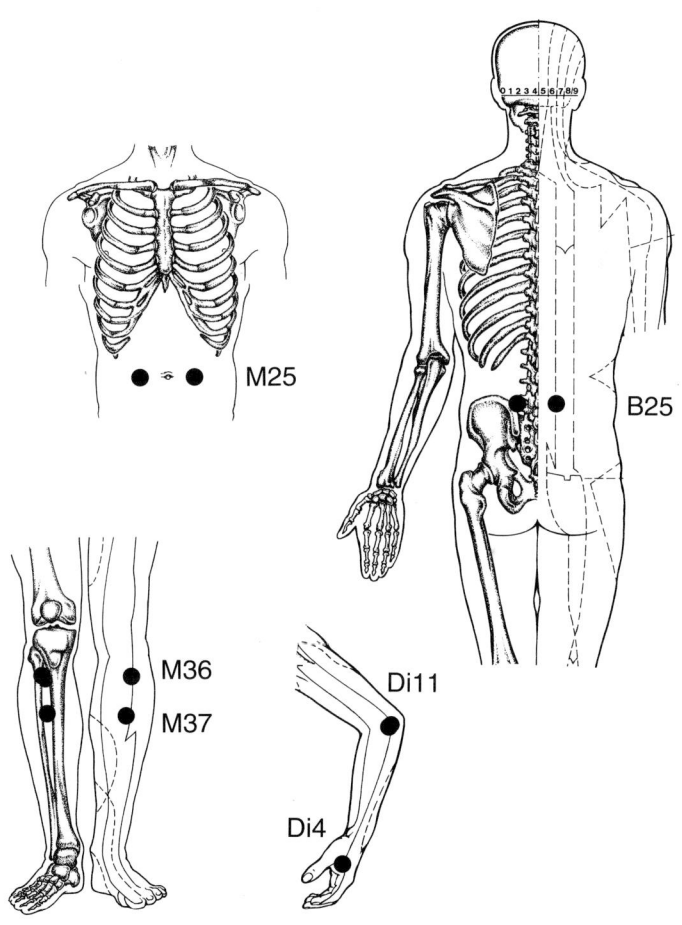

Abbildung 82: Behandlungspunkte »Schwäche des Dickdarms mit Milz-Qi-Schwäche«.

Beschwerdebild nach der Terminologie der TCM	Symptome	Behandlungspunkte
Kälte im Dickdarm	Bauchschmerzen; abgesetzter, schmieriger Stuhl; Aufstoßen; kalte Extremitäten; klarer, vermehrter Urin; Zunge blaß mit schmieriger Oberfläche; Puls liegt tief und schlägt langsam; nach dem Stuhlgang das Gefühl unvollständiger Entleerung.	DE 6, KG 8 (Salz), KG 12, M 25, M 37

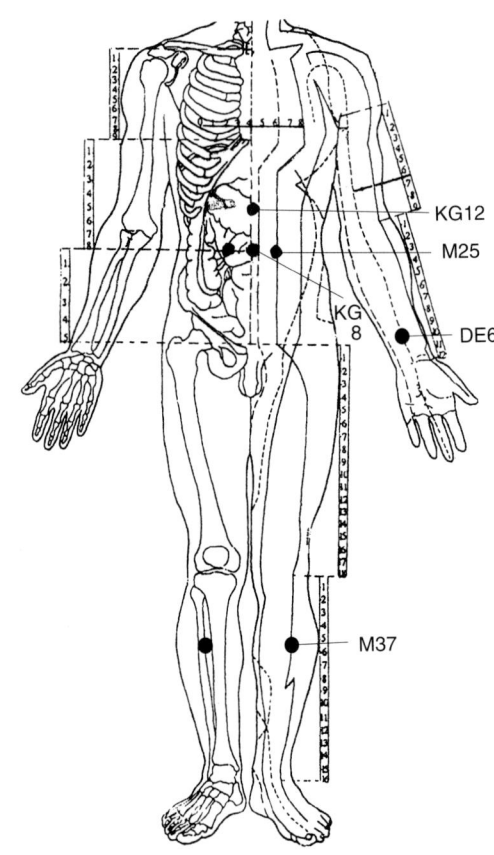

Abbildung 83: Behandlungspunkte »Kälte im Dickdarm«.

Beschwerdebild nach der Terminologie der TCM	**Symptome**	**Behandlungspunkte**
Schwäche durch Kälte im Dünndarm; Zustand der Energieleere	Wechselnde Bauchschmerzen, durch Wärme und Druck gelindert; Spannungsgefühl im Bauch; chronischer Durchfall; dünner Stuhl; Aufstoßen; häufiges Wasserlassen.	B 27, KG 4, M 39

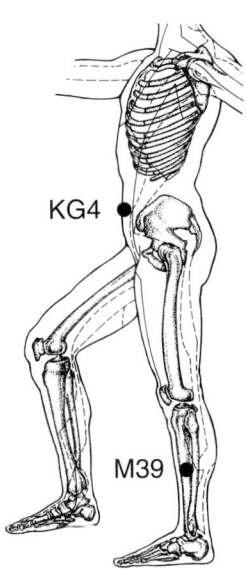

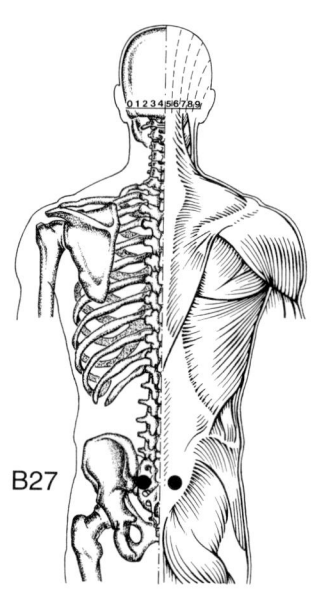

Abbildung 84: Behandlungspunkte »Schwäche durch Kälte im Dünndarm; Zustand der Energieleere«.

157

Beschwerdebild nach der Terminologie der TCM	Symptome	Behandlungs-punkte
Kälte und Schwäche in der Blase	Kalte Füße; häufiges Wasserlassen von klarem Urin; Patient kann Wasser nicht halten; Zunge blaß, etwas belegt; tiefer, schwacher Puls; Blasenschmerzen.	B 24, B 28, KG 3, M 36, Ni 3

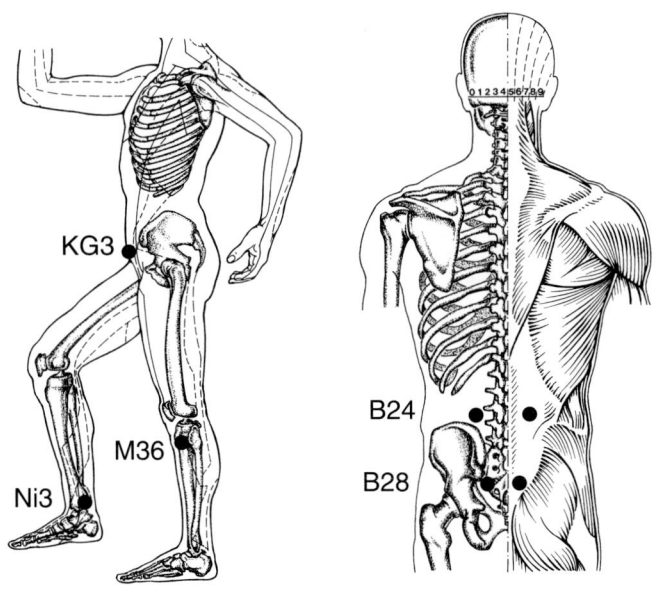

Abbildung 85: Behandlungspunkte »Kälte und Schwäche in der Blase«.

Beschwerdebild nach der Terminologie der TCM	Symptome	Behandlungspunkte
Wind und Kälte stören in Körper und Meridianen	Verstopfte Nase; Wundheitsgefühl; ausgesprochene Abneigung gegen Wind und Kälte; Kopfschmerzen; Zerschlagenheitsgefühl, manchmal mit Fieber und Durst; Zunge feucht, weiß belegt; schnell wechselnde Symptome; klinische Symptome einer Wind-Kälte-bedingten Grippe.	DE 5, Di 4, Lu 7

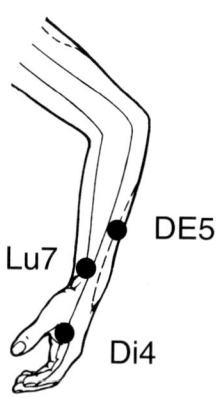

Abbildung 86: Behandlungspunkte »Wind und Kälte stören in Körper und Meridianen«.

Beschwerdebild nach der Terminologie der TCM	Symptome	Behandlungspunkte
Kälte an eng umschriebenen Stellen (Bi-Syndrom)	Eng umschriebene Schmerzen in Muskeln und Gelenken; starkes Spannungsgefühl.	Di 4, KG 17, Lg 4, Lu 7, M 36

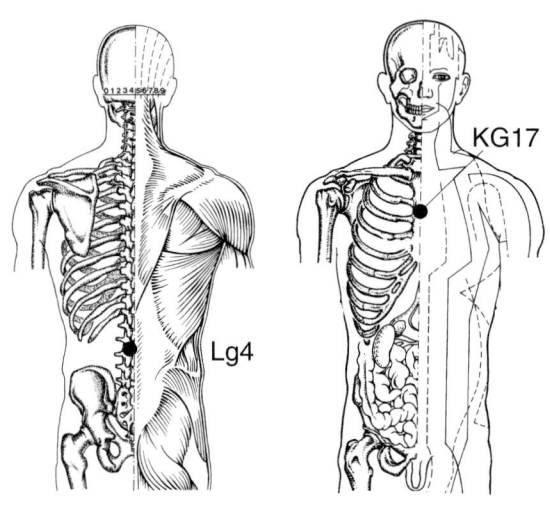

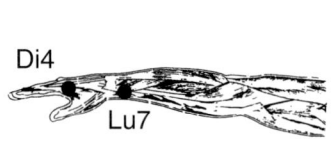

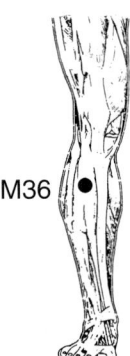

Abbildung 87: Behandlungspunkte »Kälte an eng umschriebenen Stellen (Bi-Syndrom)«.

Beschwerdebild nach der Terminologie der TCM	Symptome	Behandlungspunkte
Schmerzen durch Kältestau	Wundes Spannungsgefühl und Schmerzen im Bauchgebiet, verschlimmert durch Kälte; lang bestehende Abneigung gegen Kälte und Wind.	KG 6, KG 8 (Salz), KG 12, M 25, M 36

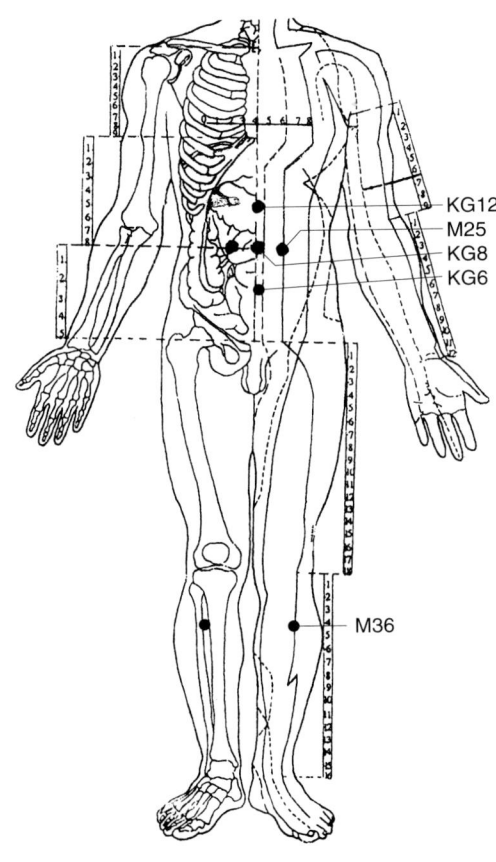

Abbildung 88: Behandlungspunkte »Schmerzen durch Kältestau«.

Beschwerdebild nach der Terminologie der TCM	Symptome	Behandlungspunkte
Durchfall durch Kälte	Ziehende Schmerzen; Spannung und Krämpfe im Bauchraum mit Durchfall, gebessert durch Wärme; Kältegefühl in den Gliedern.	B 20, B 21, KG 8 (Salz), M 36, MP 2, MP 3

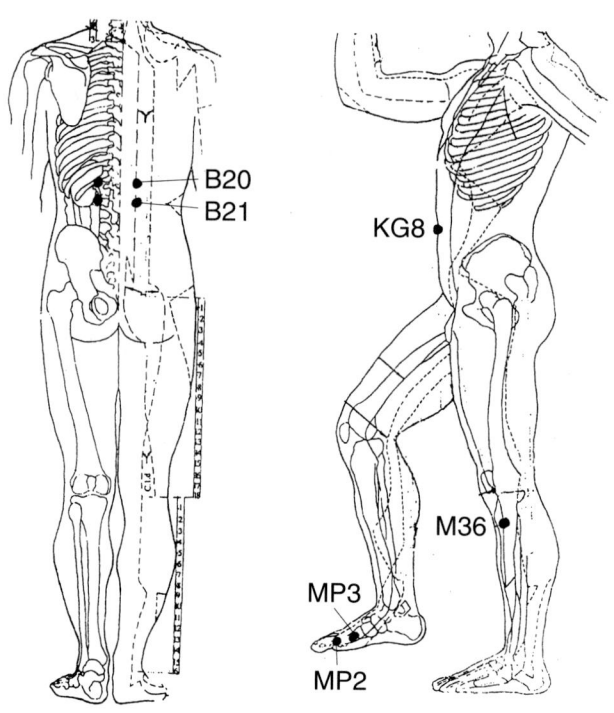

Abbildung 89: Behandlungspunkte »Durchfall durch Kälte«.

Beschwerdebild nach der Terminologie der TCM	Symptome	Behandlungspunkte
Schwäche durch Kälte	Kältegefühl; Spannungsgefühl allgemein und verschiedener Lokalisation; Gefühl des Zuges nach unten, z.B. in den Hoden; Schmerzen vom Hoden ausgehend zum Unterbauch, gebessert durch Wärme; Puls tief, gespannt; Zunge weiß, glänzend, belegt.	B 18, Di 8, KG 3, M 36, MP 10 und Orte des Schmerzes bzw. Spannungsgefühls;

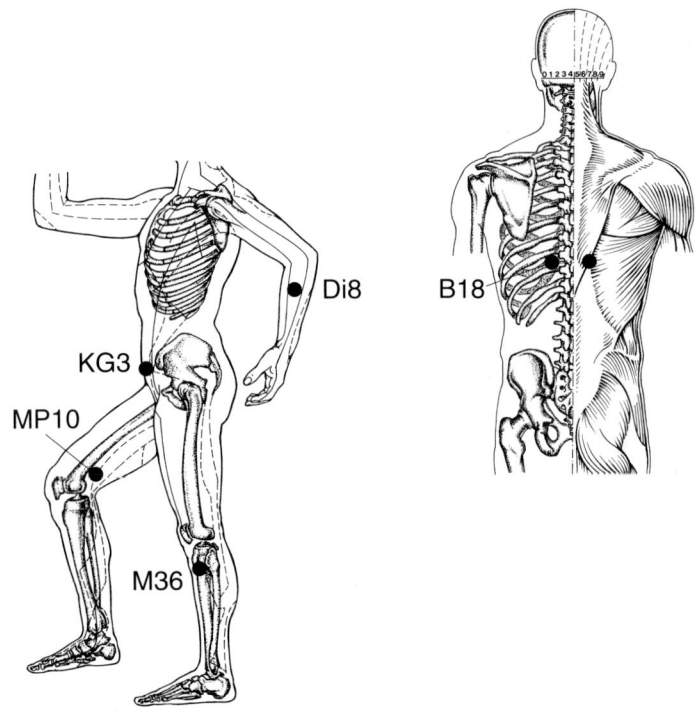

Abbildung 90: Behandlungspunkte »Schwäche durch Kälte«.

Beschwerdebild nach der Terminologie der TCM	Symptome	Behandlungspunkte
Feuchtigkeitsstau in Körper und Meridianen	In unregelmäßigen Abständen erhöhte Temperatur; besonders im Sommer immer wieder auftretende Beschwerden unterschiedlicher Art; Schweregefühl; Schwellungen; Sensibilitätsstörungen; Steifheit von Muskeln und Gliedern.	B 20, KG 9, LE 13, MP 6

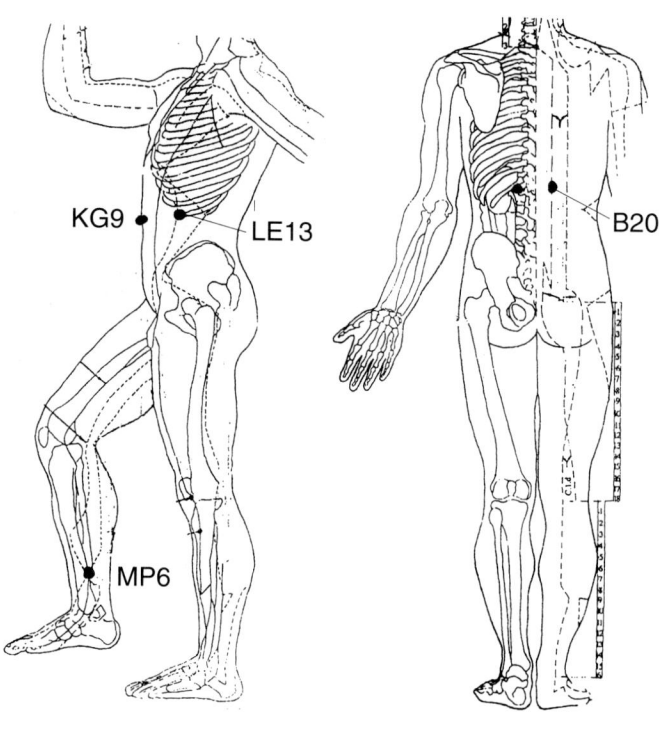

Abbildung 91: Behandlungspunkte »Feuchtigkeitsstau in Körper und Meridianen«.

Beschwerdebild nach der Terminologie der TCM	Symptome	Behandlungspunkte
Ansammlung von Schleim und Feuchtigkeit	Viel schaumiger Auswurf; Druckgefühl im Brustkorb; schnelle Ermüdung; mühsame Beinbewegungen; alles scheint dem Patienten zu schwer; generelles Schweregefühl; Zunge dick belegt.	B 20, M 40, MP 2, MP 3, MP 6

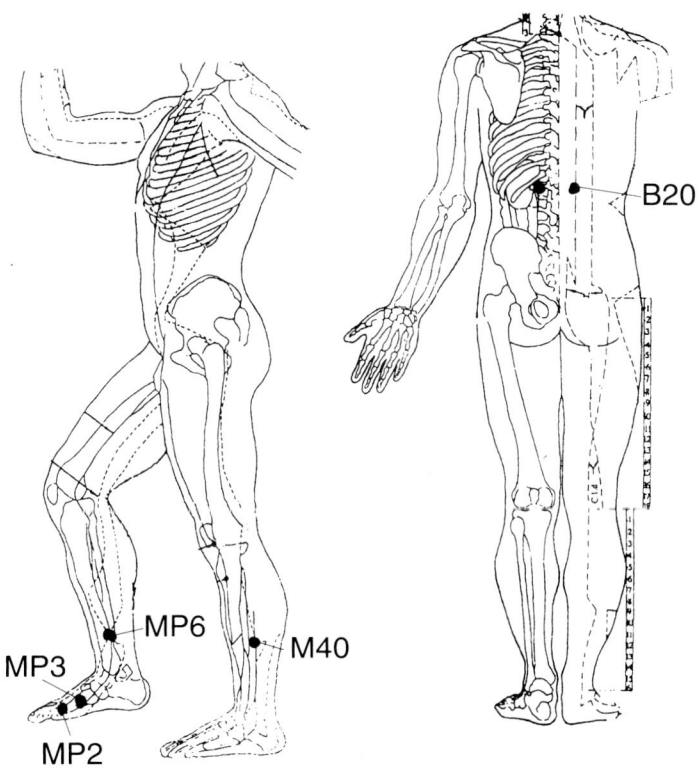

Abbildung 92: Behandlungspunkte »Ansammlung von Schleim und Feuchtigkeit«.

Beschwerdebild nach der Terminologie der TCM	Symptome	Behandlungspunkte
Ansammlung von Kälte und Schleim	Viel dünner, klarflüssiger, weißer Auswurf; Gefühl der Kälte in den Gliedern; Spannungs- und Schweregefühl.	KG 12, KG 17, Lu 9, M 40, MP 2, MP 3, MP 9

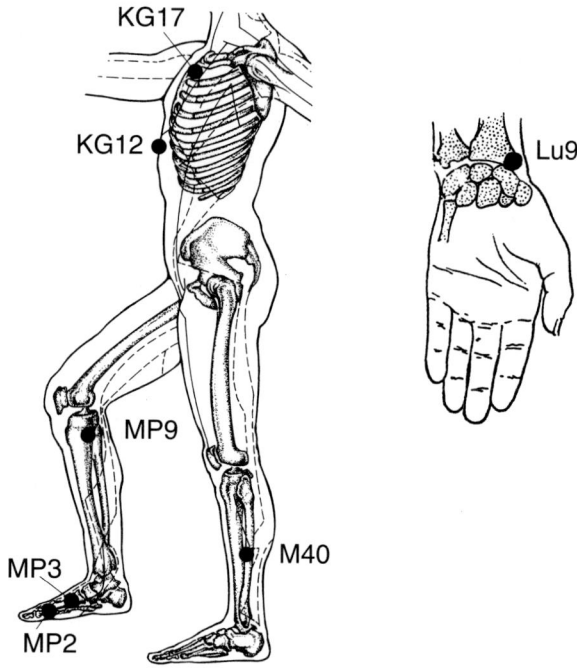

Abbildung 93: Behandlungspunkte »Ansammlung von Kälte und Schleim«.

Beschwerdebild nach der Terminologie der TCM	Symptome	Behandlungs- punkte
Irritation durch Kälte	Abneigung gegen Kälte; zusammen- gerollte Schlafposition; geistige Ab- wesenheit; Spannungsgefühl in den Gliedern; übelriechender Durchfall; Konzentrationsstörungen.	KG 6, KG 12, Lg 4, Lg 20, Lu 7, M 36

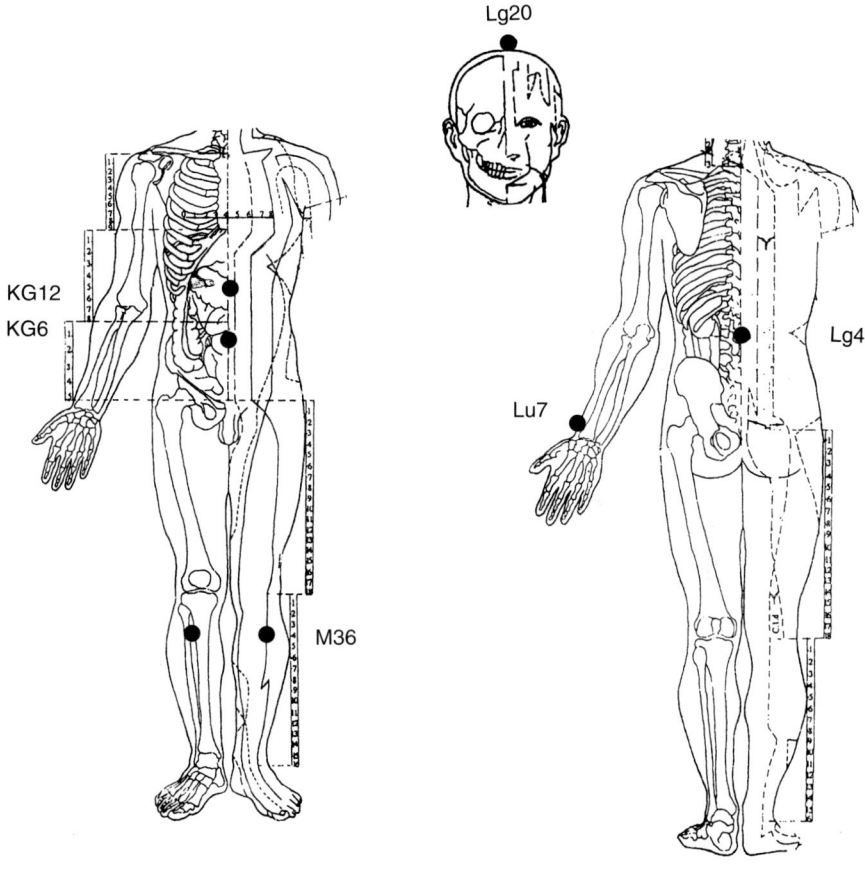

Abbildung 94: Behandlungspunkte »Irritation durch Kälte«.

Beschwerdebild nach der Terminologie der TCM	Symptome	Behandlungspunkte
Energiemangel durch Kälte-Hitze-Vermischung	Zeitlich und stellenweise wechselnde Körperdurchwärmung, z.B. oben warm, unten kalt; Diabetes; Patient hat Hunger, will aber nichts essen; Erbrechen; Spannungsgefühl in den Gliedern.	B 18, KG 4, KG 12, KS 5, LE 2, LE 14, M 36

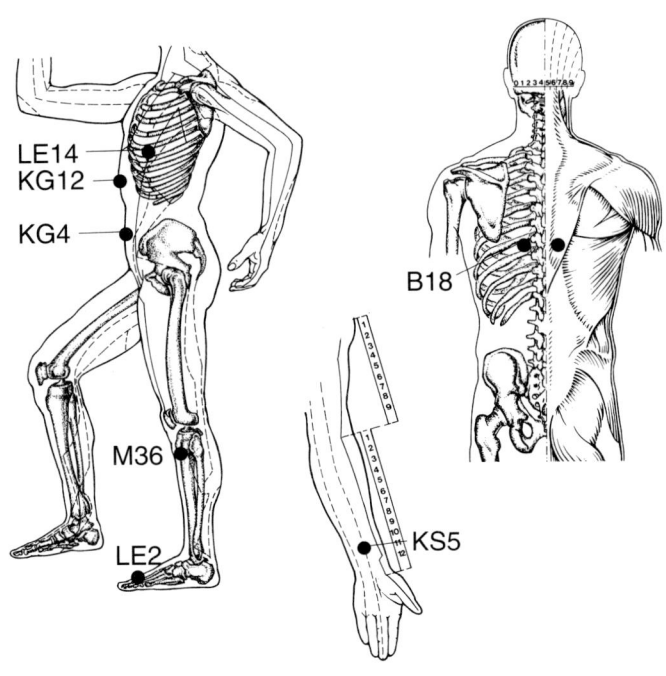

Abbildung 95: Behandlungspunkte »Energiemangel durch Kälte-Hitze-Vermischung«.

Beschwerdebild nach der Terminologie der TCM	Symptome	Behandlungspunkte
Schleim blockiert KS-Meridian	Bewußtseinstrübung; kein deutliches Hitzegefühl an der Körperperipherie; dünner Stuhl; Gefühl der schmerzhaften Völle; keine oder nur geringe Krampfsymptome; schneller Puls; Zunge weiß belegt.	DE 15, KG 4, KG 6, KG 8, KS 9

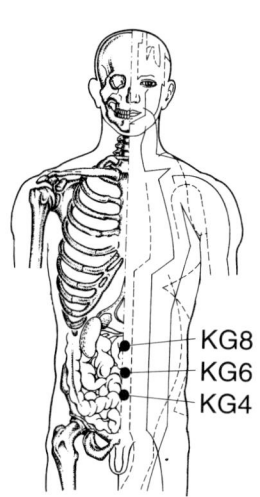
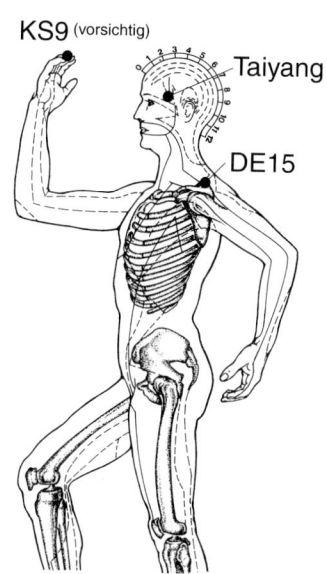

KS9 (vorsichtig)

Taiyang

DE15

KG8
KG6
KG4

Abbildung 96: Behandlungspunkte »Schleim blockiert KS-Meridian«.

Beschwerdebild nach der Terminologie der TCM	Symptome	Behandlungspunkte
Kälte im Bauchraum	Bauchschmerzen wie Wundheitsgefühl; Spannungsgefühl; Kältegefühl; Abneigung gegen kalte Speisen; wärmebedürftig.	KG 8 (Salz), KG 12

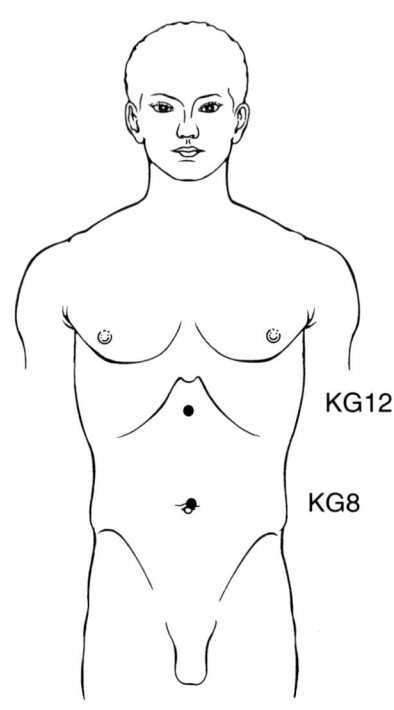

Abbildung 97: Behandlungspunkte »Kälte im Bauchraum«.

Beschwerdebild nach der Terminologie der TCM	Symptome	Behandlungspunkte
	Verstopfung, d.h. weniger als einmal pro Tag Stuhlgang.	DE 5, H 7, MP 14

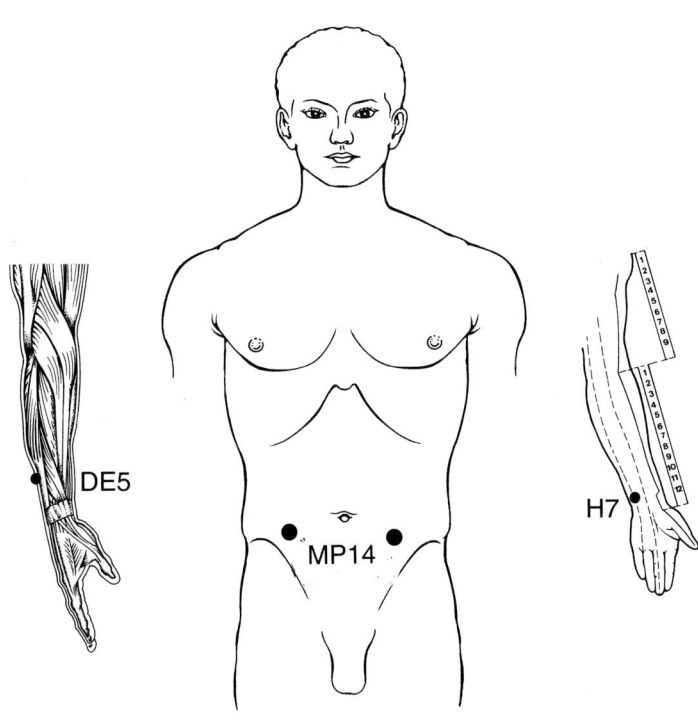

Abbildung 98: Behandlungspunkte bei Verstopfung.

Beschwerdebild nach der Terminologie der TCM	Symptome	Behandlungspunkte
Milz-Yang-Mangel	Immer wieder auftretender dumpfer Bauchschmerz, durch Wärme oder Druck gebessert, verschlimmert durch Kälte und Hunger; Schwäche; dünner Stuhl; Blässe; Appetitstörung; Kälte- und Schweregefühl in den Gliedern.	B 20, B 21, KG 6, KG 12, LE 13, M 36, MP 3, MP 6

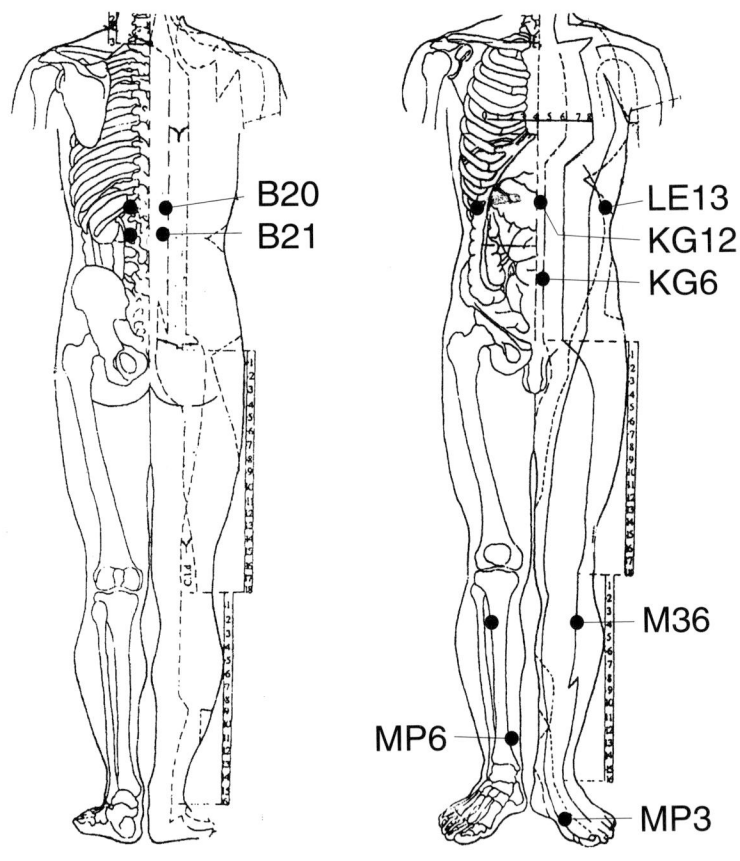

B20
B21

LE13
KG12
KG6

M36

MP6

MP3

Abbildung 99: Behandlungspunkte »Milz-Yang-Mangel«.

Beschwerdebild nach der Terminologie der TCM	Symptome	Behandlungs-punkte
	Unklare funktionelle Beschwerden durch Leberstörung; Oberbauch-druck; bitterer Mundgeschmack; »alles schlägt auf den Magen«; »Stein im Magen«; Saures wird nicht vertragen.	B 18, KG 10, KG 12, KG 14, M 21, M 25

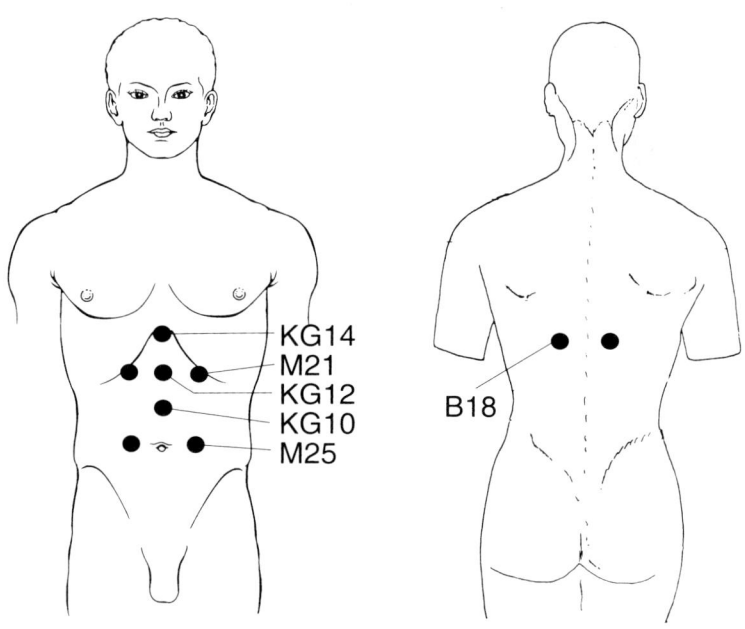

Abbildung 100: Behandlungspunkte bei funktionellen Beschwerden durch Leberstörung u.a.

Beschwerdebild nach der Terminologie der TCM	Symptome	Behandlungs- punkte
	Schluckauf.	B 21, KG 10, KG 12, KG 14, KG 17, M 21, M 25

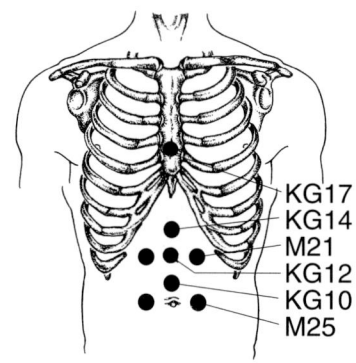

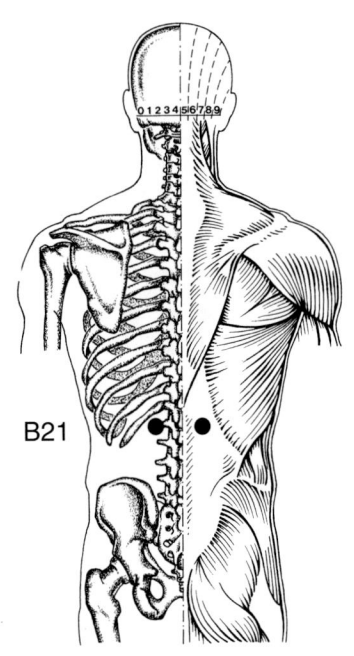

Abbildung 101: Behandlungspunkte bei Schluckauf.

Beschwerdebild nach der Terminologie der TCM	Symptome	Behandlungspunkte
	Unklare Beschwerden im Magen-Darm-Gebiet; sogenannter nervöser Magen; Reizdarm.	B 21, KG 8 (Salz), KG 10, KG 12, KG 14, M 21, M 25, M 36

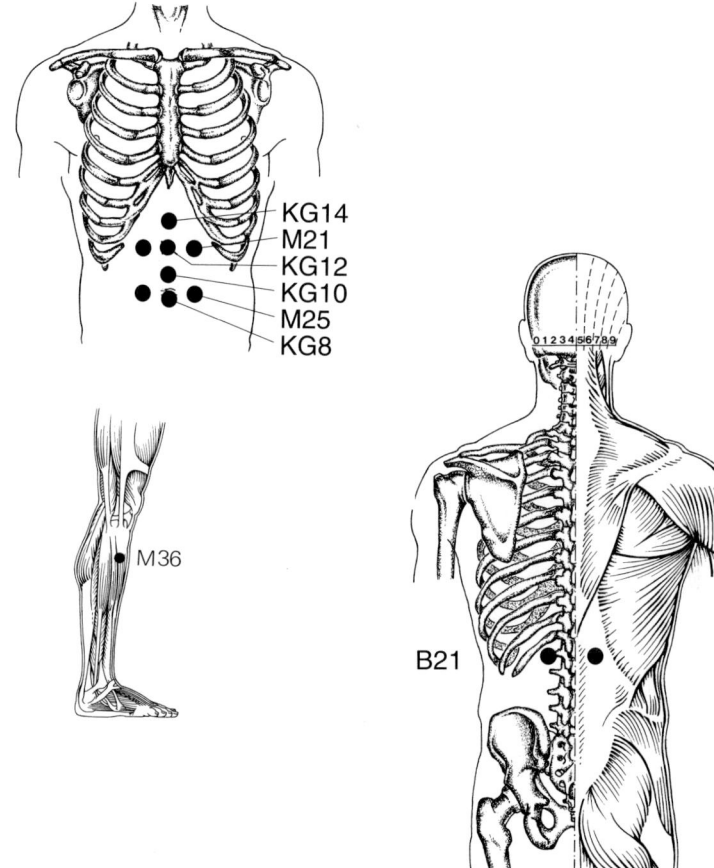

Abbildung 102: Behandlungspunkte bei Beschwerden im Magen-Darm-Bereich.

Beschwerdebild nach der Terminologie der TCM	Symptome	Behandlungspunkte
	Chronischer Durchfall.	B 25, KG 4, KG 6, KG 9, M 25, M 34, M 36, M 37

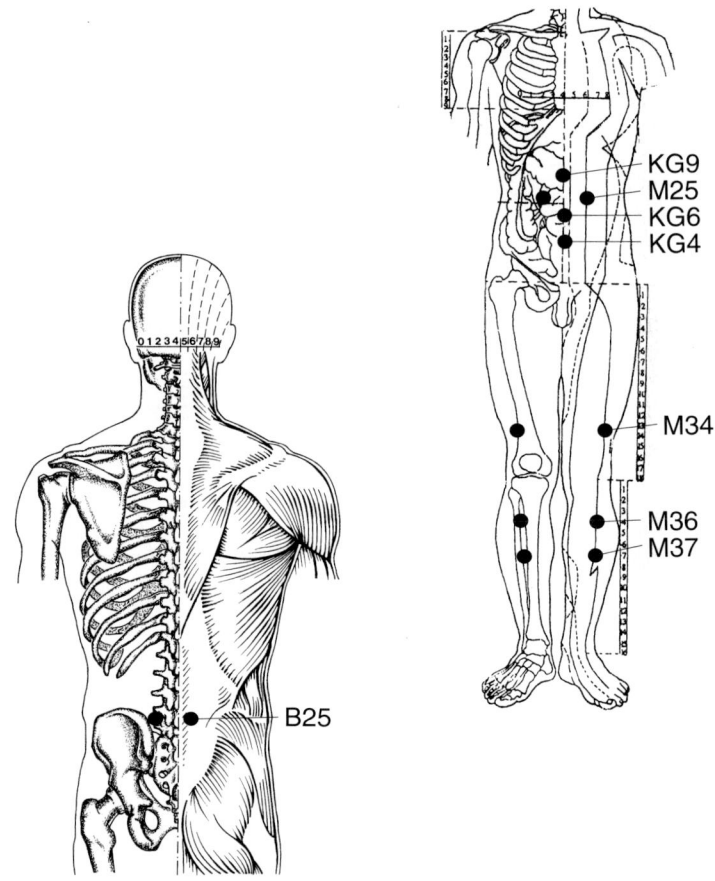

Abbildung 103: Behandlungspunkte bei chronischem Durchfall.

Beschwerdebild nach der Terminologie der TCM	Symptome	Behandlungspunkte
Magenschwäche durch Kälteansammlung	Nicht lokalisierter dumpfer Schmerz im Oberbauch; generelle Schwäche; Aufstoßen von Flüssigkeit; Schmerzen durch Wärme oder Druck gebessert; Unverträglichkeit von kalten Speisen und Getränken.	B 20, KG 12, M 21, M 36

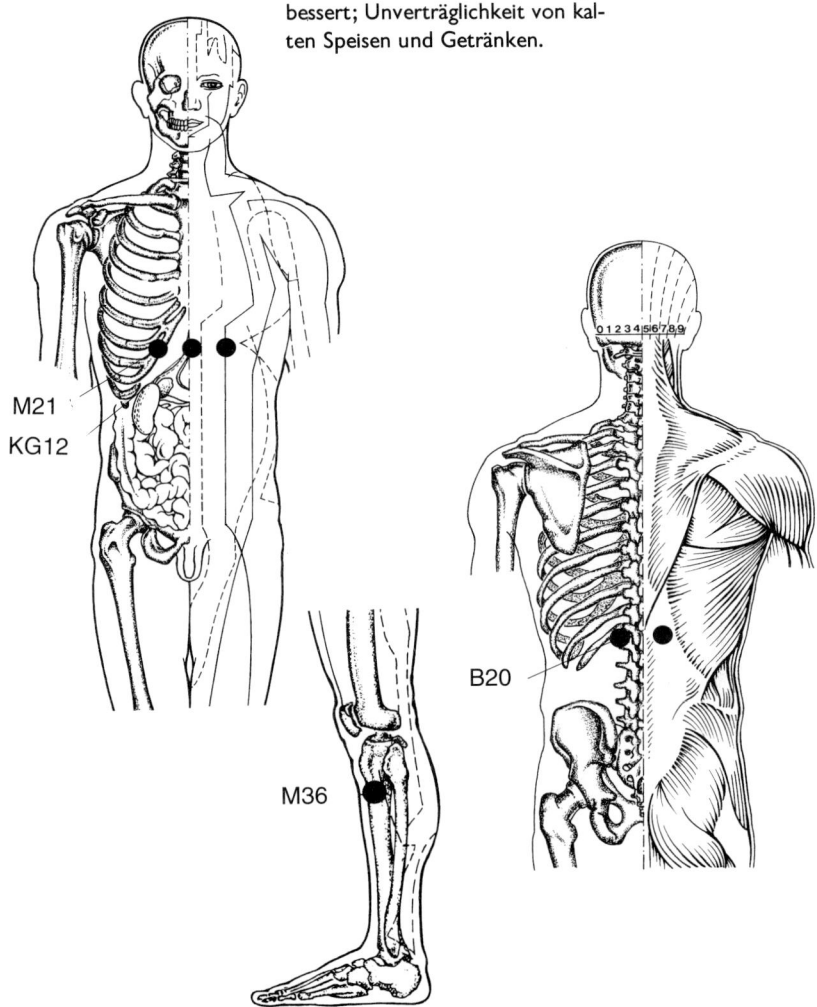

M21
KG12

M36

B20

Abbildung 104: Behandlungspunkte »Magenschwäche durch Kälteansammlung«.

Beschwerdebild nach der Terminologie der TCM	Symptome	Behandlungspunkte
Chronische Gastritis durch Magen-Kälte	Unregelmäßige und in der Intensität unterschiedliche Magenschmerzen; nach dem Essen fühlt sich der Patient nicht wohl; Beschwerden werden durch kalte Nahrung schlimmer; Herzklopfen; gurgelndes Geräusch im Magengebiet; Auswurf ist schaumig; faulig riechender Atem; saures Aufstoßen; Hungergefühl, aber schnell satt; Spannungsgefühl im Oberbauch; weiß belegte Zunge.	B 18, B 21, KG 12, KG 13, M 21, M 36

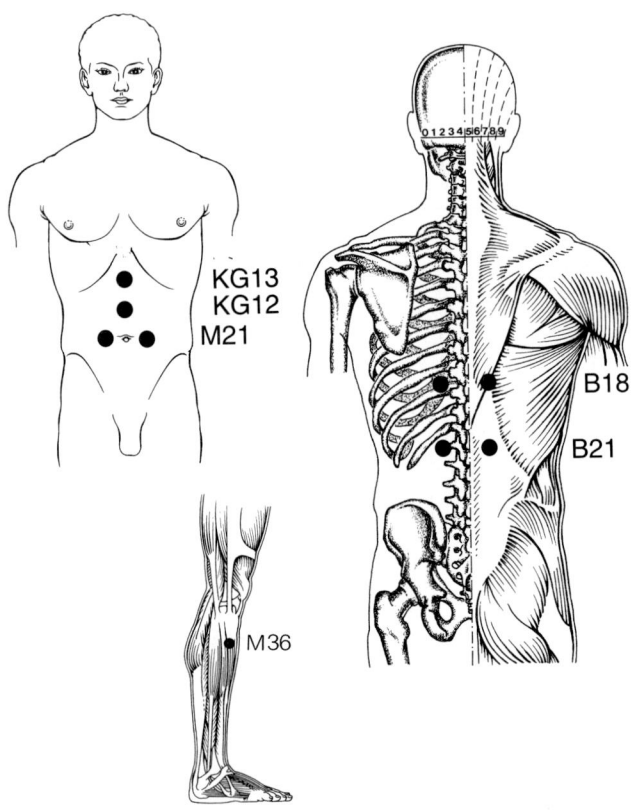

Abbildung 105: Behandlungspunkte »Chronische Gastritis durch Magen-Kälte«.

Beschwerdebild nach der Terminologie der TCM	Symptome	Behandlungspunkte
Schwäche durch Energieleere in den Eingeweiden	Spannungsgefühl im Bauchraum, gebessert durch Druck und Wärme; Aufstoßen; Blähungen; dünnflüssiger Stuhl; Gewichtsabnahme; Schwäche; Lustlosigkeit; klarer Urin.	KG 4, KG 12, M 36, MP 3

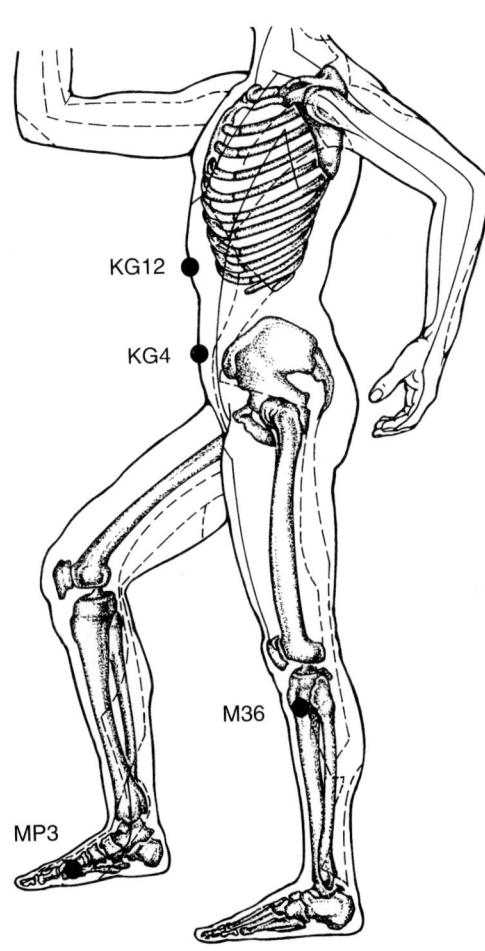

Abbildung 106: Behandlungspunkte »Schwäche durch Energieleere in den Eingeweiden«.

Beschwerdebild nach der Terminologie der TCM	Symptome	Behandlungspunkte
Schwäche und Leere im Magen- und Milz-Bereich	Blässe; Aufstoßen nach den Mahlzeiten; Gewichtsabnahme; manchmal dünnflüssiger Stuhl; generelle Schwäche; Appetit gestört; schwerverdauliche Speisen werden nicht vertragen; Patienten vertragen morgens meistens kein Frühstück.	B 20, KG 12, M 36

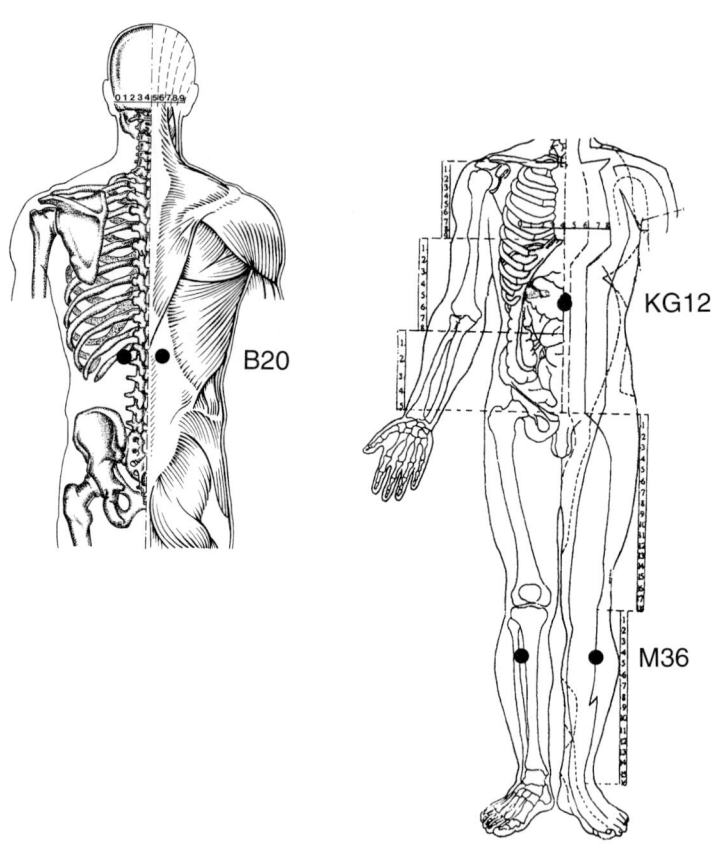

Abbildung 107: Behandlungspunkte »Schwäche und Leere im Magen- und Milz-Bereich«.

Beschwerdebild nach der Terminologie der TCM	Symptome	Behandlungspunkte
Kälte-Feuchtigkeits-Stau	Wäßrige, übelriechende Durchfälle; Schmerzen und Blähungen im Bauchgebiet; Frösteln, wird durch Wärme besser; kein Durst; Wind wird als unangenehm empfunden.	KG 6, KG 8 (Salz), KG 9, KG 12

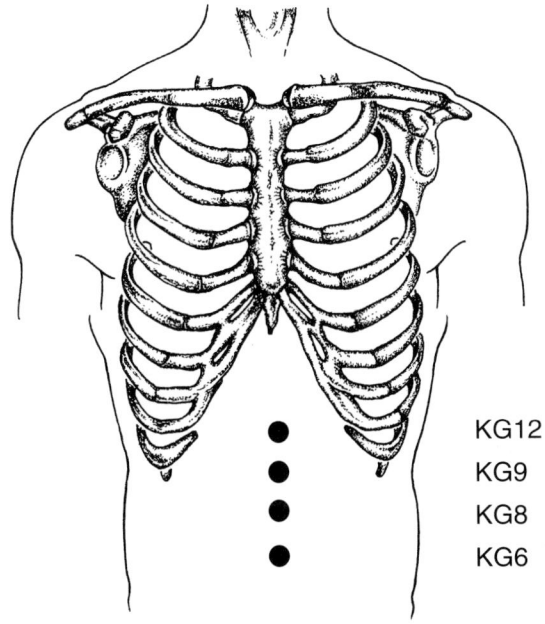

KG12
KG9
KG8
KG6

Abbildung 108: Behandlungspunkte »Kälte-Feuchtigkeits-Stau«.

181

Beschwerdebild nach der Terminologie der TCM	Symptome	Behandlungspunkte
Milz-Yang-Schwäche	Dünnflüssiger Stuhl mit Unverdautem; im Ober- und Unterbauch Spannungsgefühl; Gewichtsabnahme; Schwäche; kalte Glieder; geistige Müdigkeit; Appetitstörungen; Unverträglichkeit von kalten Speisen und Getränken.	B 20, KG 12, LE 13, M 36

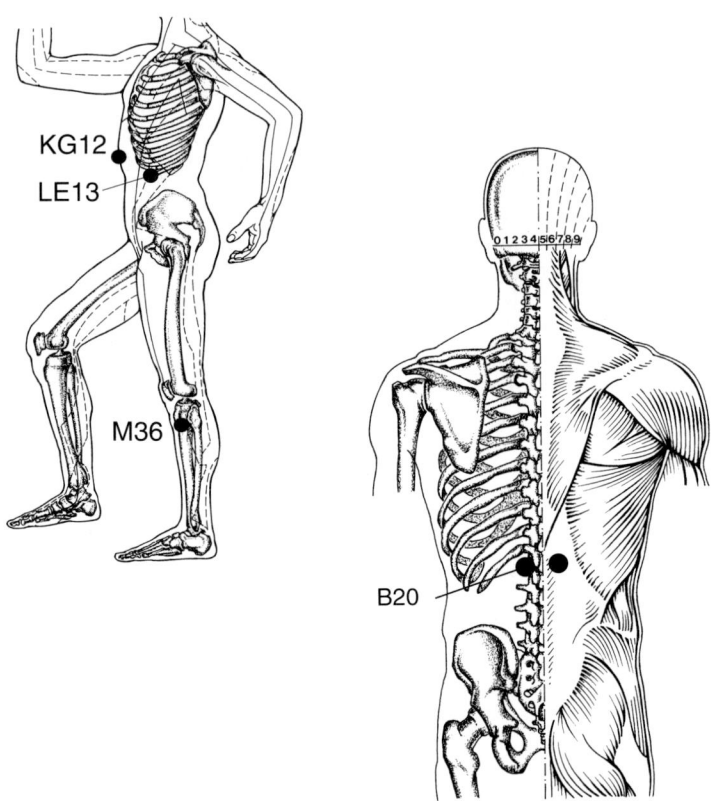

Abbildung 109: Behandlungspunkte »Milz-Yang-Schwäche«.

Beschwerdebild nach der Terminologie der TCM	Symptome	Behandlungspunkte
Nieren-Yang-Schwäche	Leichte Bauchschmerzen; Blähungen; Durchfall am frühen Morgen; Schüttelfrost oder Gefühl des Fröstelns allgemein, besonders im Bauchraum und in den Beinen; Schwächegefühl im Rücken; mangelndes sexuelles Verlangen.	B 23, B 25, KG 4, Lg 20

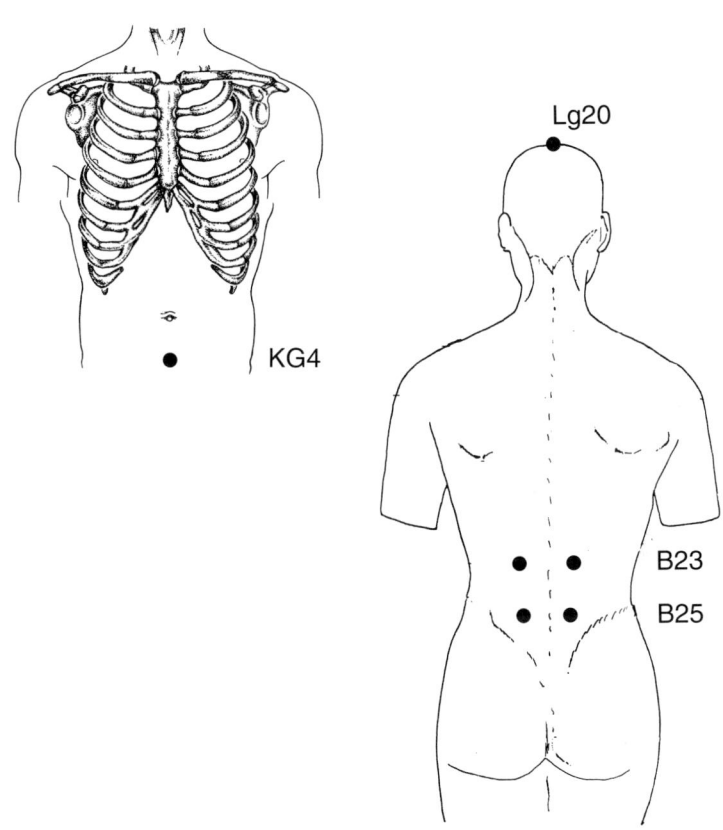

Abbildung 110: Behandlungspunkte »Nieren-Yang-Schwäche«.

Beschwerdebild nach der Terminologie der TCM	Symptome	Behandlungspunkte
Ansammlung von zuviel Kälte und Feuchtigkeit in den Eingeweiden	Wenig Stuhl, meistens aber nur Stuhl mit Schleim, Wärme bessert; Abneigung gegen Kälte; Völlegefühl in Brust und Oberbauch; bohrender Schmerz im Bauchgebiet; schlechter Mundgeschmack und -geruch; kein Durst.	KG 6, KG 8 (Salz), KG 12, M 36, MP 6

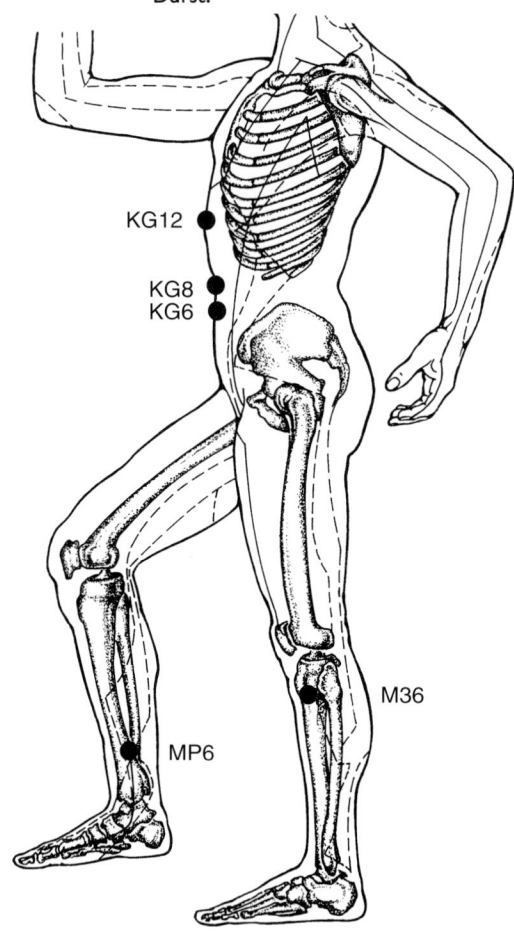

Abbildung 111: Behandlungspunkte »Ansammlung von zuviel Kälte und Feuchtigkeit in den Eingeweiden«.

Beschwerdebild nach der Terminologie der TCM	Symptome	Behandlungspunkte
Organ-Qi-Schwäche	Lang bestehender, immer wieder auftretender Durchfall; Schwäche; Blässe; Frösteln; Appetitlosigkeit; Patient kapselt sich ab; Hang zu Eigenbrötelei; Wortkargheit.	B 21, KG 4, KG 6, KG 8, KG 12, Lg 20, M 36

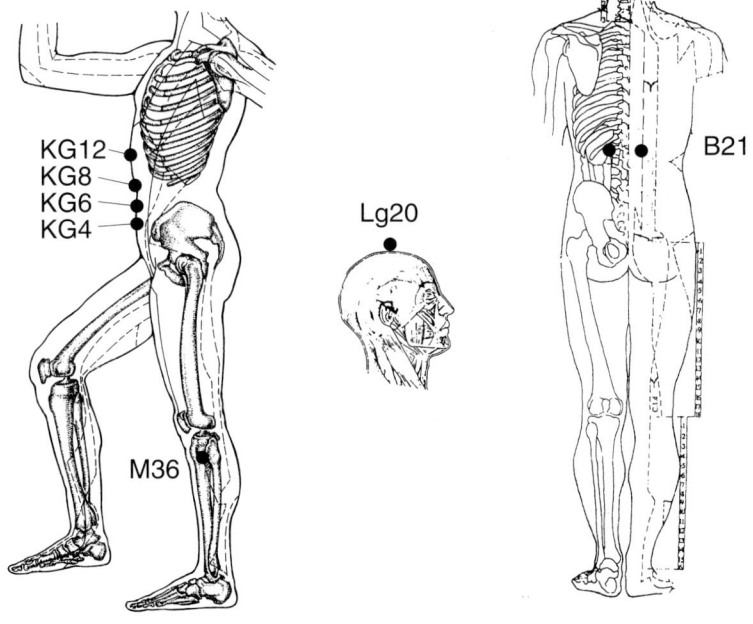

Abbildung 112: Behandlungspunkte »Organ-Qi-Schwäche«.

Beschwerdebild nach der Terminologie der TCM	Symptome	Behandlungspunkte
Verstopfung durch Qi- und Blutleere	Blässe; stumpfes Aussehen von Lippen und Nägeln; Schwindel; Herzklopfen; Kurzatmigkeit.	B 20, B 21, B 36

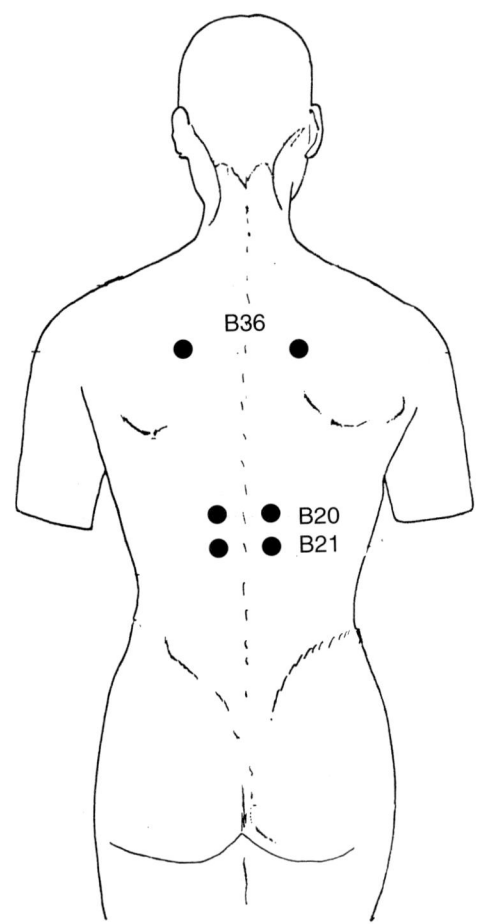

Abbildung 113: Behandlungspunkte »Verstopfung durch Qi- und Blutleere«.

Beschwerdebild nach der Terminologie der TCM	Symptome	Behandlungspunkte
Verstopfung durch Kälteansammlung	Schmerzen und Kältegefühl im Bauchraum; Abneigung gegen Kälte; Verlangen nach warmen Speisen; Unverträglichkeit von kalten Speisen und Getränken.	KG 6, KG 8 (Salz), KG 12

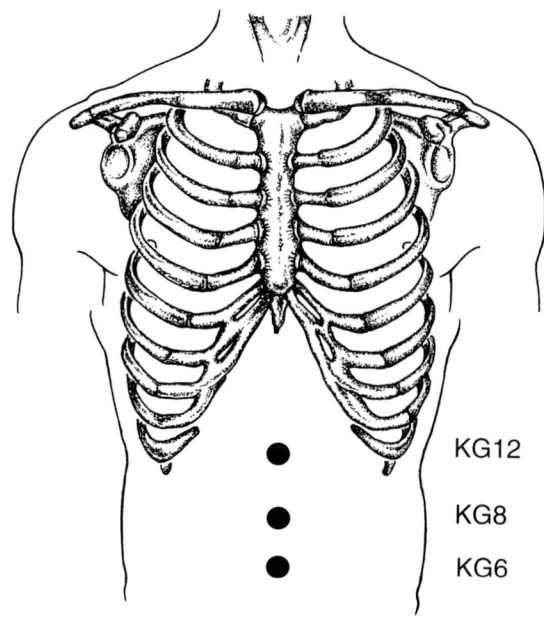

KG12

KG8

KG6

Abbildung 114: Behandlungspunkte »Verstopfung durch Kälteansammlung«.

Beschwerdebild nach der Terminologie der TCM	Symptome	Behandlungs-punkte
Rückenschmerzen durch Mangel an Meridian-Qi	Rückenschmerzen allgemein.	B 23, B 25, Lg 3, Yaoyan
Blockade des Gouverneursgefäßes (Lg)	Rückenschmerzen nur im Kreuz, nicht in Beine strahlend.	B 23, B 25, Lg 20

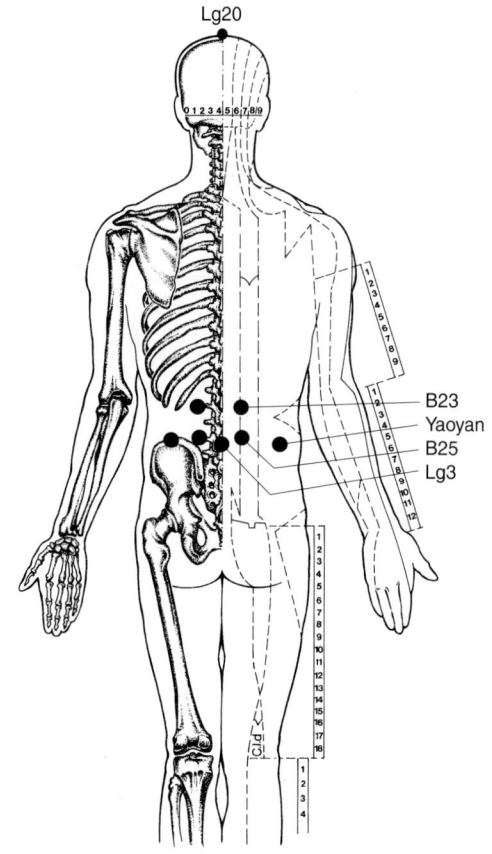

Abbildung 115: Behandlungspunkte »Rückenschmerzen durch Mangel an Meridian-Qi« und »Blockade des Gouverneursgefäßes (Lg)«.

Beschwerdebild nach der Terminologie der TCM	Symptome	Behandlungspunkte
Rückenschmerzen durch Kälte- und Feuchtigkeitsansammlung	Schwächegefühl und Schmerzen im Kreuz; Muskelsteifheit; Bewegungseinschränkung; Schmerz in Richtung Gesäßmuskulatur und Beine ziehend; Kältegefühl im Rücken, besonders an kalten, regnerischen, wolkigen Tagen; chronische Rückenschmerzen; hartnäckige, immer wiederkehrende Schmerzen und Steifheit der Wirbelsäule; Bettruhe bringt keine Besserung; morgens beim Aufstehen steifes Kreuz.	B 23, B 25, B 26, B 30 (mit Metallhülse), Yaoyan, alternativ B 23, B 25, Yaoyan und Shigizhui Lg 3 (mit Metallhülse), LG 4

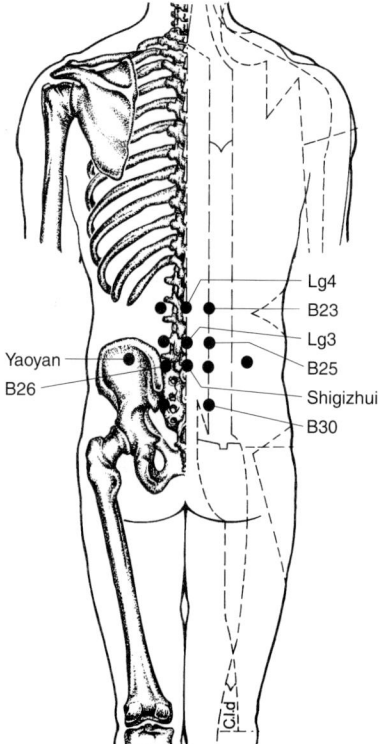

Abbildung 116: Behandlungspunkte »Rückenschmerzen durch Kälte- und Feuchtigkeitsansammlung«.

189

Beschwerdebild nach der Terminologie der TCM	Symptome	Behandlungspunkte
Rückenschmerzen durch Nieren-Yang-Leere	Kalte Extremitäten; krampfender Schmerz im Unterbauch; Kältegefühl im Rücken; Schwäche im Rücken, besonders im Stehen.	B 25, Lg 4

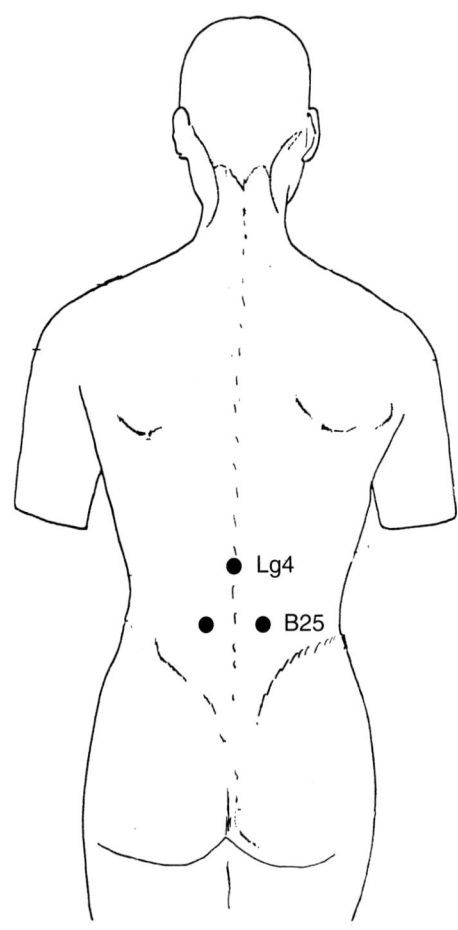

Abbildung 117: Behandlungspunkte »Rückenschmerzen durch Nieren-Yang-Leere«.

Beschwerdebild nach der Terminologie der TCM	Symptome	Behandlungspunkte
Qi-Störung im Nieren-Blasen-Bereich	Intermittierendes, manchmal tropfendes, schmerzendes Wasserlassen, verschlimmert durch Erschöpfung; schwacher Puls.	KG 6, Lg 20, M 36

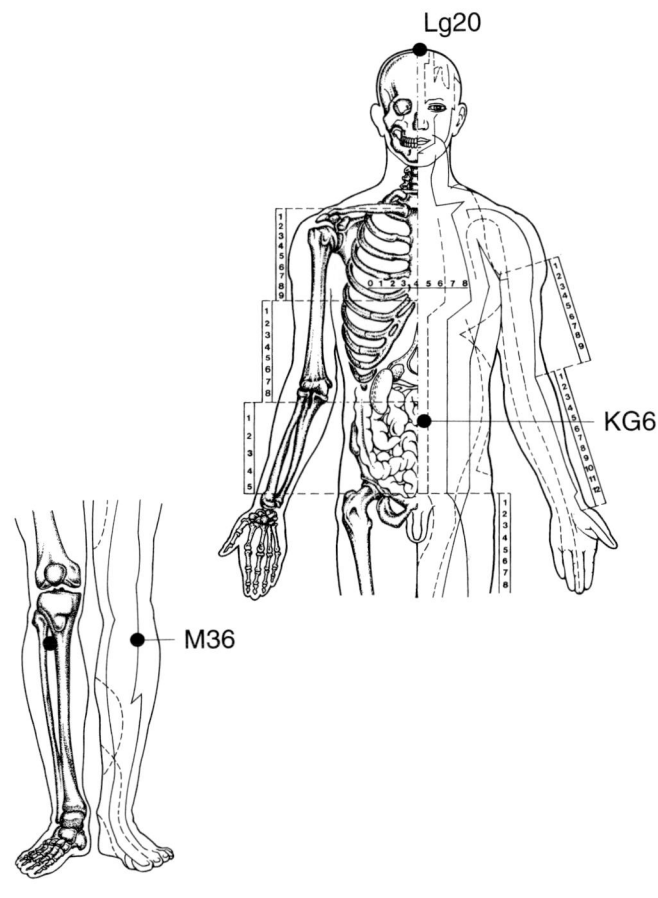

Abbildung 118: Behandlungspunkte »Qi-Störung im Nieren-Blasen-Bereich«.

Beschwerdebild nach der Terminologie der TCM	Symptome	Behandlungspunkte
Diverse	Wolkiger, milchiger Urin; Brennen beim Wasserlassen in der Harnröhre.	B 23, LG 3 (mit Metallhülse)
	Häufiges Wasserlassen.	KG 3, LE 8
	Bettnässen.	KG 2, KG 3, KG 4
	Harninkontinenz, z.B. beim Lachen oder Pressen des Stuhlgangs.	B 23, KG 2, KG 4
	Impotenz.	B 23, KG 4, KG 6, Lg 4, M 36
	Chronische Nierenentzündung.	B 23, KG 4, KG 6, KG 9, Ni 3

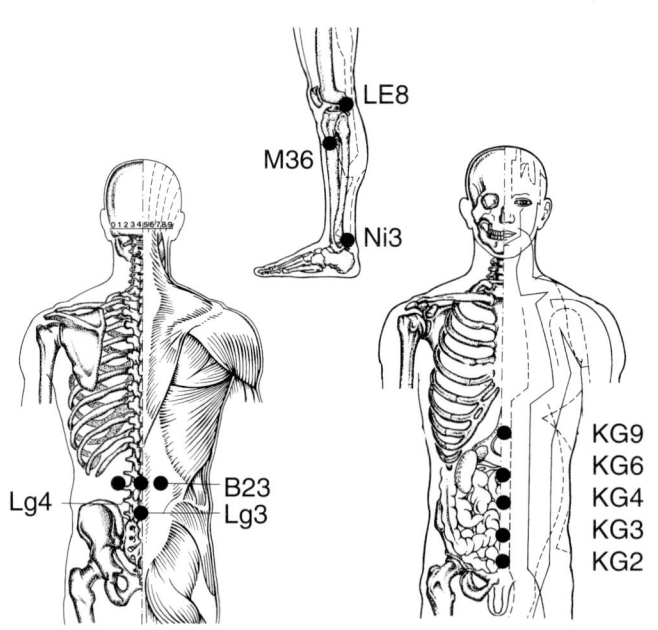

Abbildung 119: Behandlungspunkte bei Harnproblemen u.a.

Beschwerdebild nach der Terminologie der TCM	Symptome	Behandlungspunkte
Diverse	Häufiger unfreiwilliger Samenabgang; Blässe; Schwäche.	KG 4, KG 6
	Herzklopfen.	KS 4
	Angina pectoris (Herzschmerzen).	Dü 1, Dü 11, KS 4
	Blasser Bluthochdruck.	Gb 39, KG 4, Lg 4, M 36

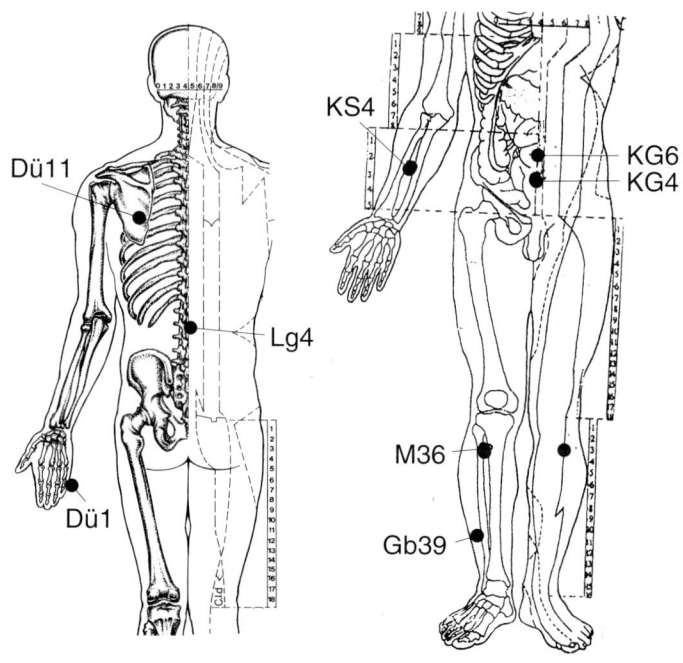

Abbildung 120: Behandlungspunkte bei unterschiedlichen Symptomen.

Beschwerdebild nach der Terminologie der TCM	Symptome	Behandlungspunkte
Mindere Qualität des Nieren-Yang-Qi	Spärliches, manchmal tropfendes Urinieren, das während des Wasserlassens hinsichtlich Stärke und Urinmenge nachläßt; Blässe; Schwäche; Frösteln und Schwäche im Kreuz-, Knie- und Oberschenkelbereich.	B 23, KG 4, Lg 4

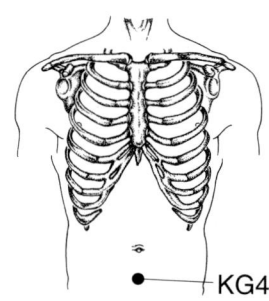
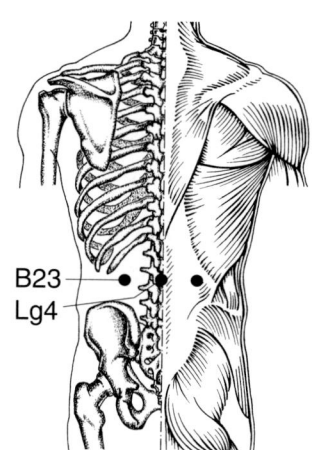

Abbildung 121: Behandlungspunkte »Mindere Qualität des Nieren-Yang-Qi«.

Beschwerdebild nach der Terminologie der TCM	Symptome	Behandlungs- punkte
Kinderkrankheiten	Milcherbrechen und Diarrhöen der Kinder	KG 4, KG 12

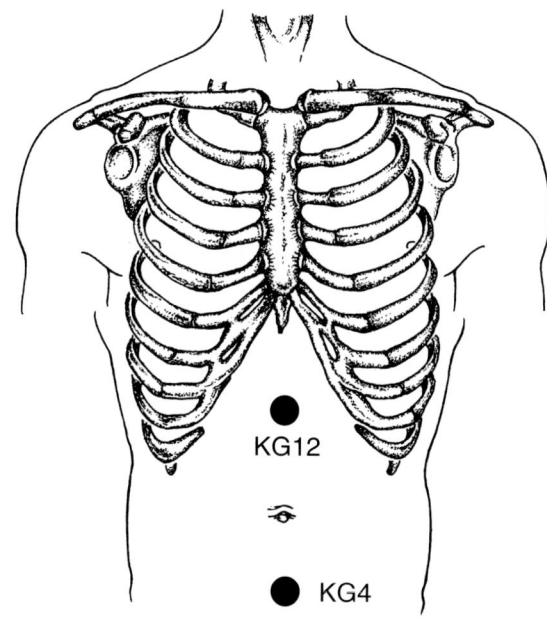

Abbildung 122: Behandlungspunkte »Kinderkrankheiten«.

Beschwerdebild nach der Terminologie der TCM	Symptome	Behandlungs- punkte
	Keuchhusten	B 12, KG 12, KG 17

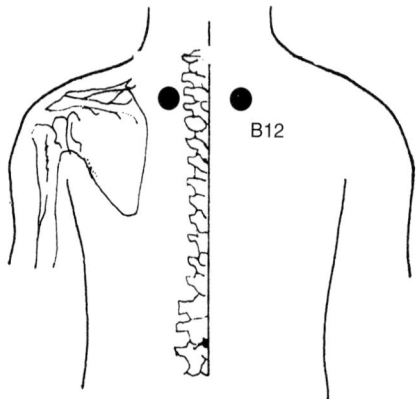

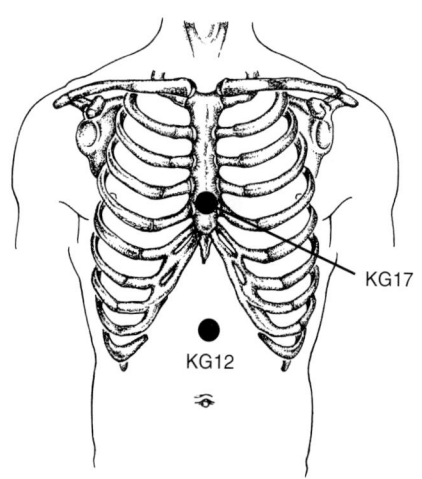

Abbildung 123: Behandlungspunkte bei Keuchhusten.

Beschwerdebild nach der Terminologie der TCM	Symptome	Behandlungspunkte
Krampfzustände chronisch	Blässe; Schwäche; halb geschlossene Augen; unregelmäßig auftretende Krämpfe mit unterschiedlicher Lokalisation und Heftigkeit; kalte Glieder; dünnflüssiger Stuhl mit unverdauten Nahrungsbestandteilen; stark fließender, klarer Urin; Puls tief und schwach.	B 20, B 23, Gb 34

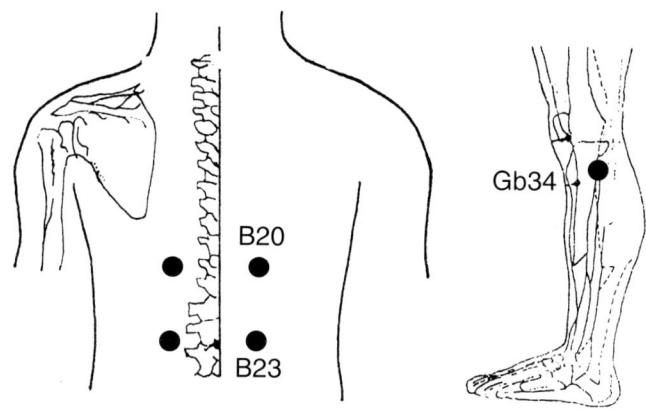

Abbildung 124: Behandlungspunkte »Krampfzustände chronisch«.

Beschwerdebild nach der Terminologie der TCM	Symptome	Behandlungspunkte
Nahrungsverwertungsstörungen durch Organ-Qi-Schwäche	Allmählich einsetzende Fieberschübe oder Auftreten von Fieber nachmittags; Trockenheit im Mund; Spannungsgefühl im Bauch; Durchfall mit übelriechendem, fauligem Geruch; milchiger Urin; Appetitlosigkeit; Stöhnen und Schreien; Schmerzen um den Nabel; Blässe; körperlicher Verfall; trockene Haut; Zunge weiß belegt; Mundgeruch.	B 20, B 23, KG 12, M 36

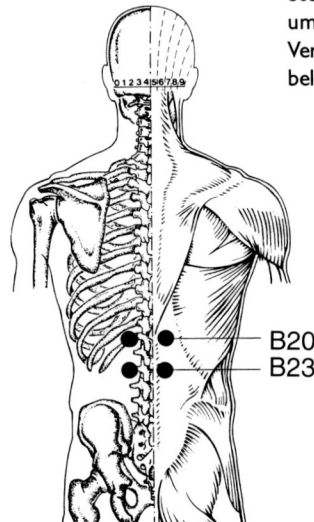

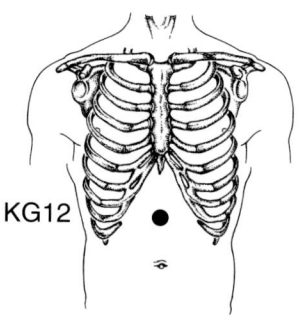

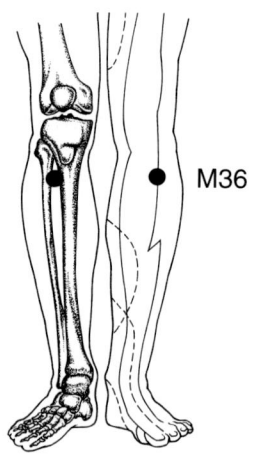

Abbildung 125: Behandlungspunkte »Nahrungsverwertungsstörungen durch Organ-Qi-Schwäche«.

Beschwerdebild nach der Terminologie der TCM	Symptome	Behandlungspunkte
Bettnässen	Nächtliches Einnässen.	B 33, KG 4, Lg 4, Lg 20

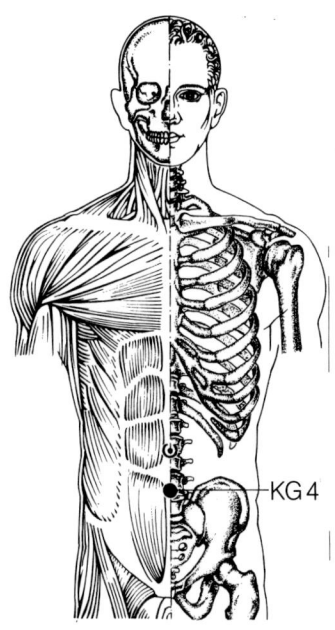 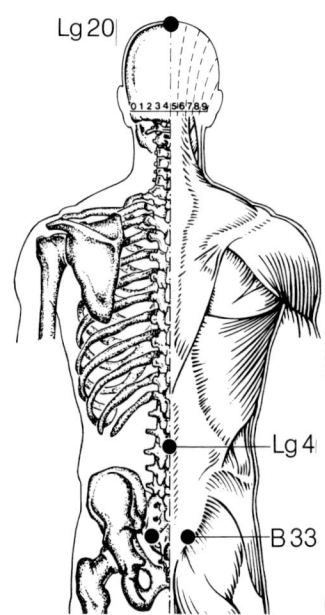

Abbildung 126: Behandlungspunkte »Bettnässen«.

Beschwerdebild nach der Terminologie der TCM	Symptome	Behandlungspunkte
Energieleere in den Meridianen	Schwerhörigkeit und Ohrensausen; immer wieder auftretendes Ohrenklingeln, verschlimmert durch Streß und körperlich-seelische Belastung, manchmal gelindert durch Druck; verschwommene optische Wahrnehmung; Rückenschmerzen; Schwäche allgemein; Symptome gelten nicht, wenn cholerisches Temperament vorhanden.	B 23, Lg 4, Lg 20, M 36

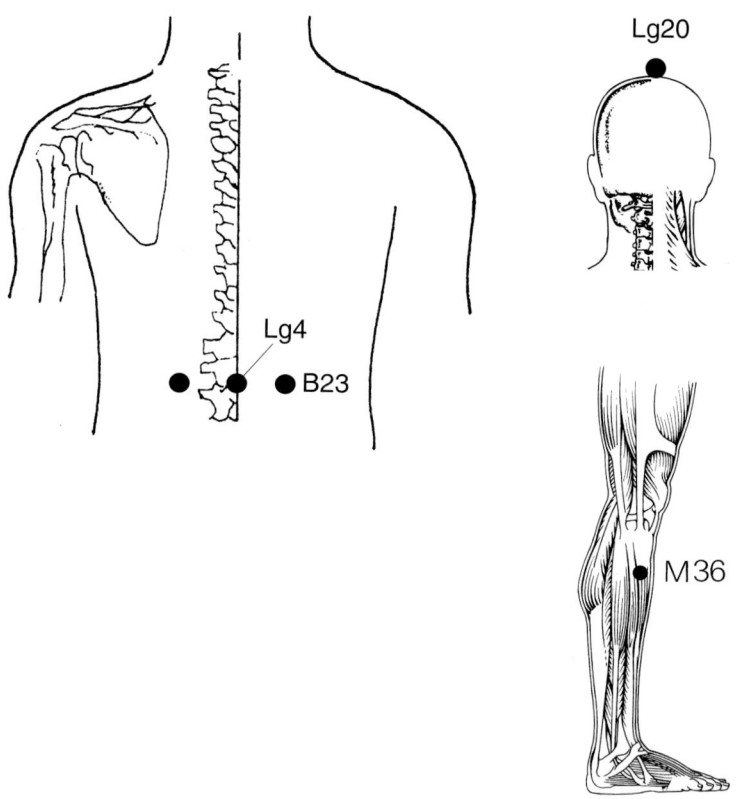

Abbildung 127: Behandlungspunkte »Energieleere in den Meridianen«.

Beschwerdebild nach der Terminologie der TCM	Symptome	Behandlungspunkte
Schwindel allgemein	Schwindel	DE 4 (mit Metallhülse), DE 5, Gb 43, Lg 4, Lg 20

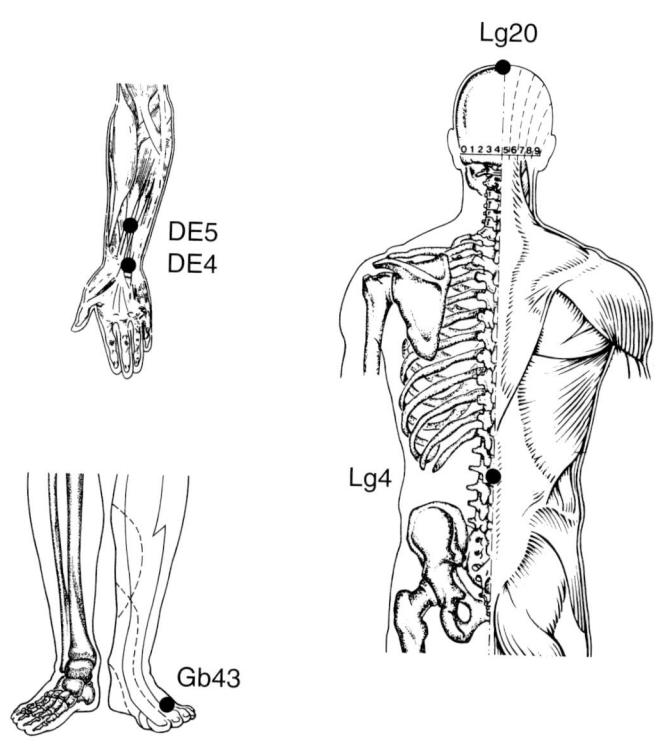

Abbildung 128: Behandlungspunkte »Schwindel allgemein«.

Beschwerdebild nach der Terminologie der TCM	Symptome	Behandlungspunkte
Asthma (blasser Krankheitstyp) und chronische Bronchitis	Chronischer Husten; Atemnot.	B 13, B 23, Dingchuan (Sonderpunkt links und rechts vom 7. Halswirbel), KG 6, KG 10, KG 12, KG 14, KG 17, Lg 4, Lg 12, M 21, M 36

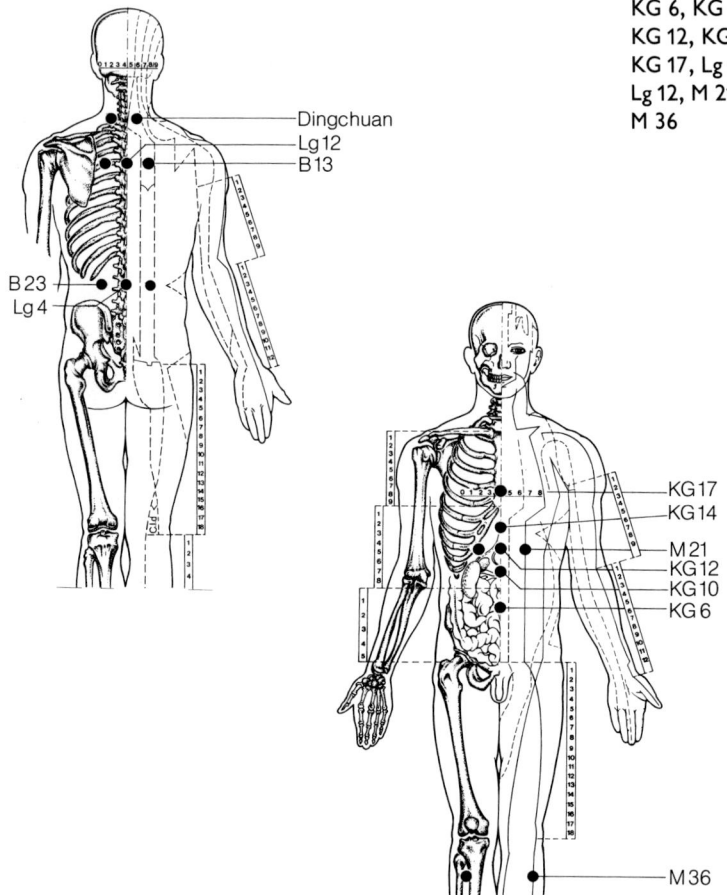

Abbildung 129: Behandlungspunkte »Asthma (blasser Krankheitstyp) und chronische Bronchitis«.

Beschwerdebild nach der Terminologie der TCM	Symptome	Behandlungspunkte
Husten durch Wind und Kälte	Kopfschmerzen, nicht fixiert; Abneigung gegen Wind und Kälte; Schüttelfrost und Fieber; verstopfte Nase; leicht weißer Auswurf; kein Schwitzen; Fließschnupfen; Wundheitsgefühl in der Nase.	B 13, DE 4 (mit Metallhülse), Di 4
	Fieber allgemein	Lg 14 sedierend moxen

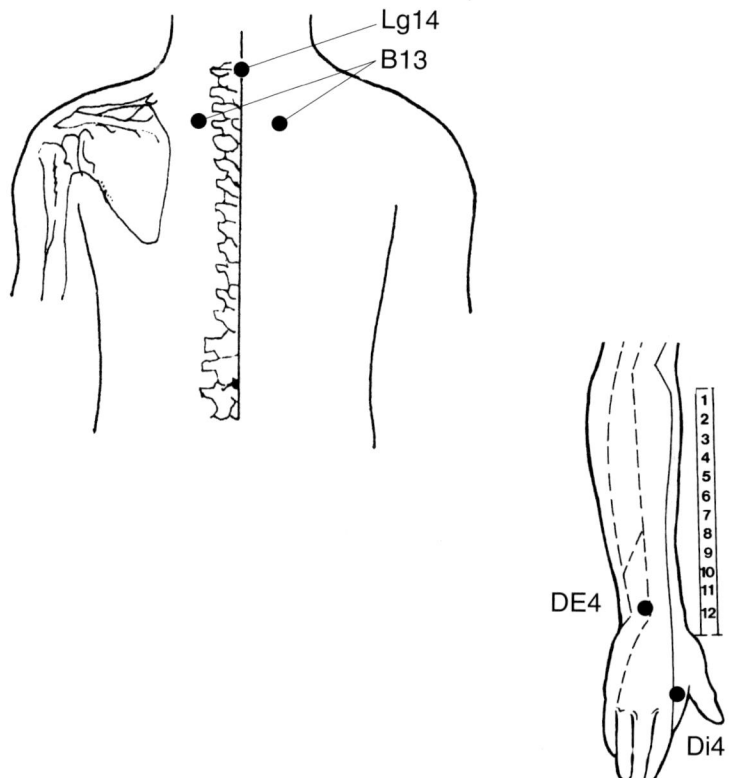

Abbildung 130: Behandlungspunkte »Husten durch Wind und Kälte«.

203

Beschwerdebild nach der Terminologie der TCM	Symptome	Behandlungspunkte
Husten durch Milz-Yang-Mangel	Husten mit starkem Auswurf, schlimmer im Winter; Appetitmangel; Lustlosigkeit; unter Belastung schneller Kräfteverfall.	B 12, B 13, DE 4 (mit Metallhülse), DE 5, Lg 4, Lg 14

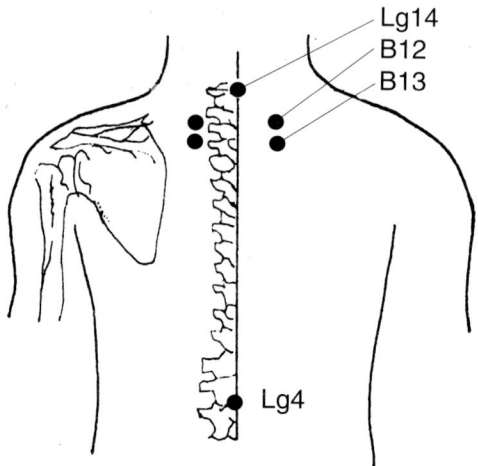

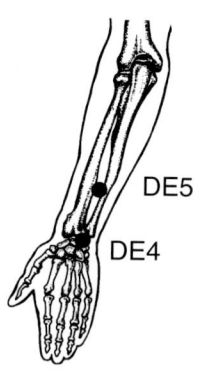

Abbildung 131: Behandlungspunkte »Husten durch Milz-Yang-Mangel«.

204

Beschwerdebild nach der Terminologie der TCM	Symptome	Behandlungspunkte
Chronische Bronchitis – Alternativbehandlung	Immer wieder aufflackernder Husten.	B 12, B 13, B 43, KG 17, Lg 4, Lg 14
Chronisches (blasses) Asthma – Alternativbehandlung	Atemnot, Husten.	B 12, B 13, B 43, KG 17, Lg 14

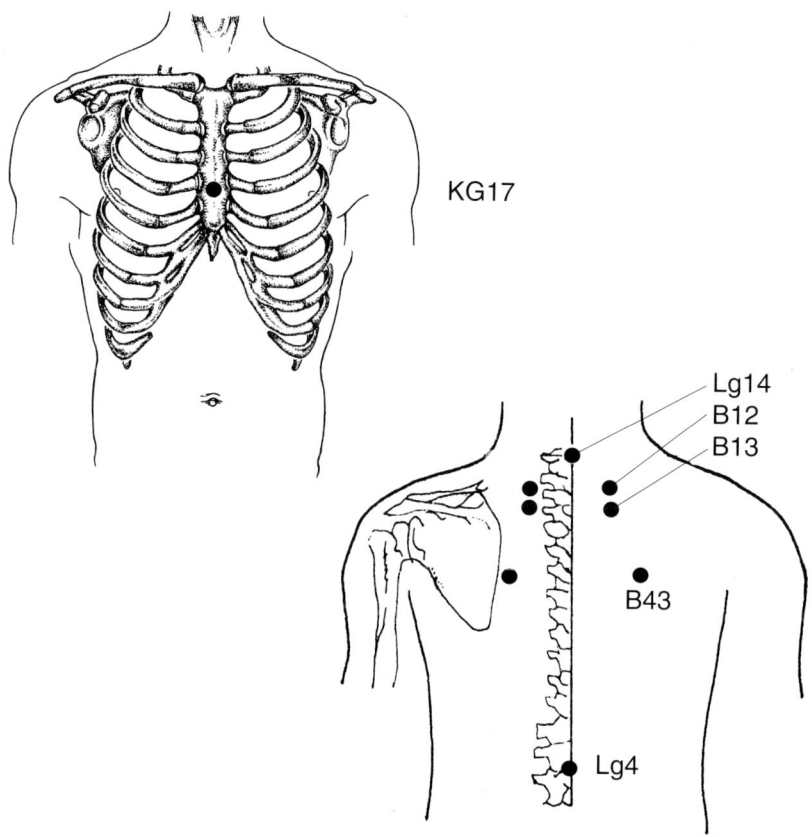

KG17

Lg14
B12
B13

B43

Lg4

Abbildung 132: Behandlungspunkte »Chronische Bronchitis, chronisches Asthma – Alternativbehandlungen«.

Beschwerdebild nach der Terminologie der TCM	Symptome	Behandlungspunkte
Allergisch bedingter Schnupfen durch Wind-Hitze oder Wind-Kälte	Wäßriger Schnupfen; verstopfte Nase.	B 12, B 13, Gb 14, Gb 20, KG 10, KG 12, KG 14, Lg 4, M 21, M 36

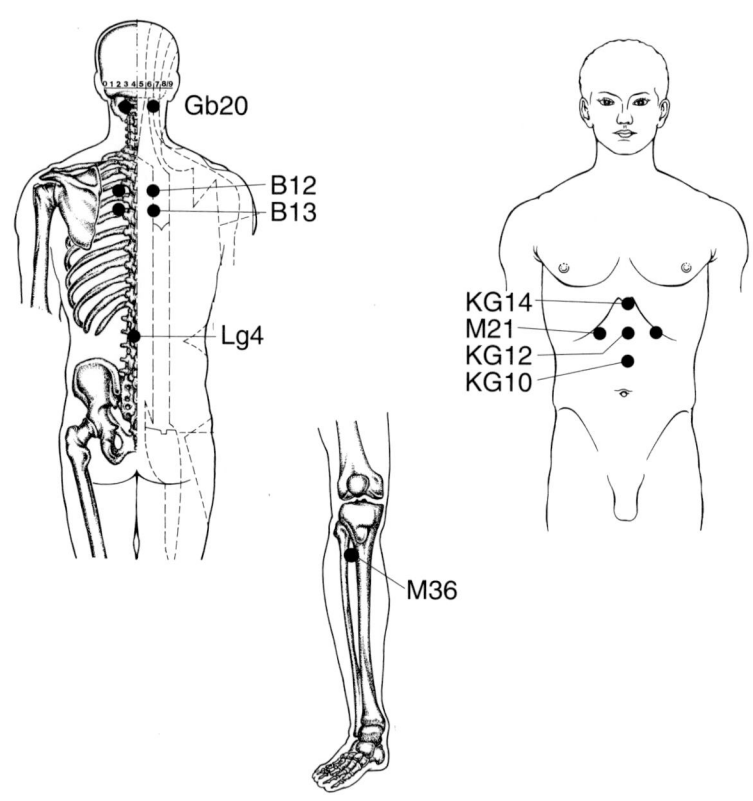

Abbildung 133: Behandlungspunkte »Allergisch bedingter Schnupfen durch Wind-Hitze oder Wind-Kälte«.

206

Beschwerdebild nach der Terminologie der TCM	Symptome	Behandlungspunkte
Schockzustand	Epilepsie (Fallsucht).	KG 4, KG 6, KG 8 (Salz), Lg 20

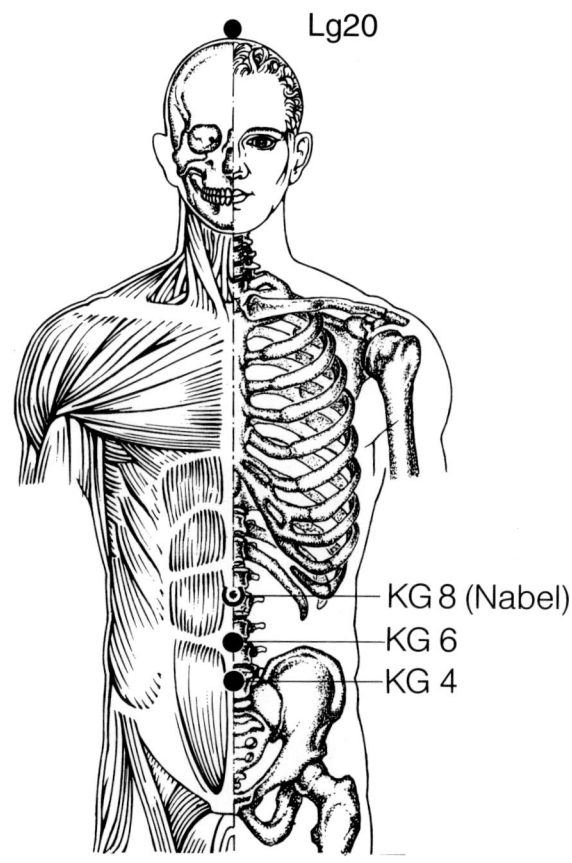

Abbildung 134: Behandlungspunkte »Schockzustand«.

Beschwerdebild nach der Terminologie der TCM	Symptome	Behandlungspunkte
Gefrorene Schulter	Einschränkung der Armbewegungen nach vorn, seitlich oder hinten; Schulter schmerzhaft unter Belastung und beim Daraufliegen.	Moxen der schmerzhaften Punkte in Gelenknähe

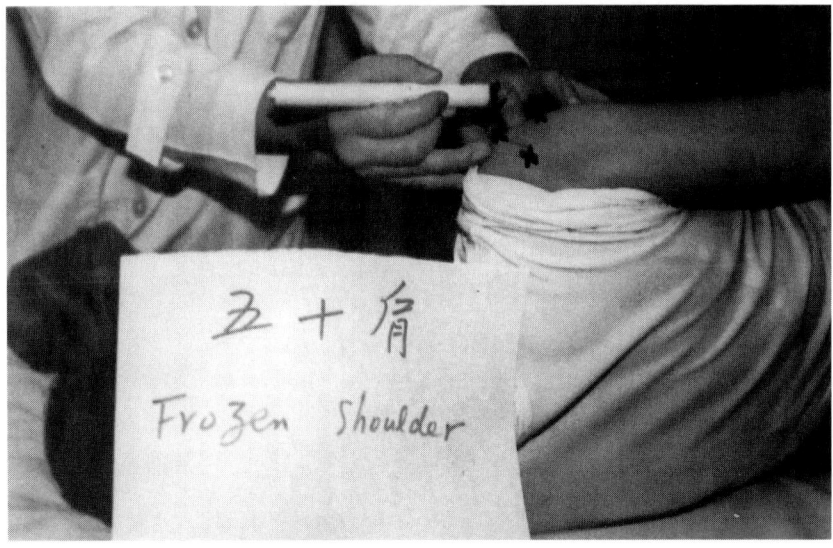

Abbildung 135: Behandlungspunkte »Gefrorene Schulter«. Foto: Chang Chung Gwo

Beschwerdebild nach der Terminologie der TCM	Symptome	Behandlungspunkte
Tennisellenbogen	Schmerzen beim Strecken des Armes oder beim Drehen des Unterarms unter Belastung.	Moxen der schmerzhaften Punkte am Gelenk
Polyarthritis	Schmerzhafte Veränderung im Gelenksbereich; Bewegungseinschränkung; im Endstadium Fehlstellung der Finger; Verdickung der Gelenkkapseln.	Moxen der empfindlichen Punkte kann Erleichterung bringen

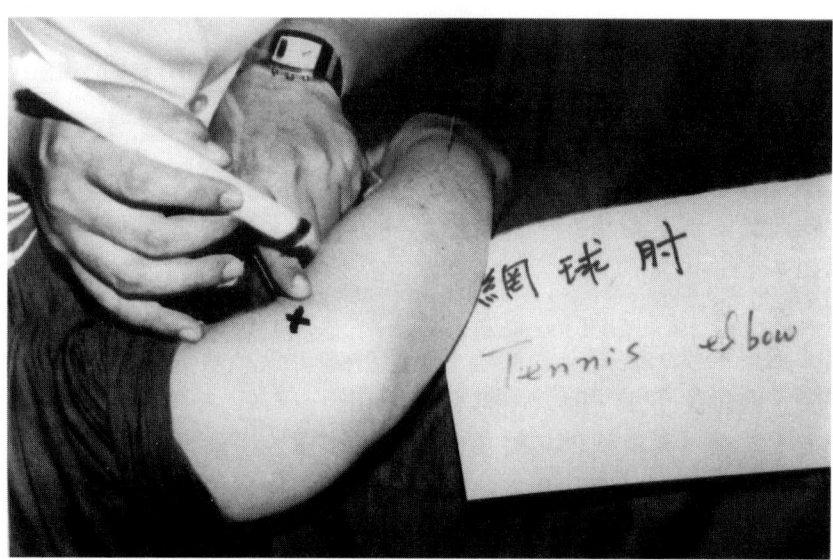

Abbildung 136: Behandlungspunkt »Tennisellenbogen«. Foto: Chang Chung Gwo

Beschwerdebild nach der Terminologie der TCM	Symptome	Behandlungspunkte
Schnellender Finger	Finger springt unwillkürlich in Richtung Handfläche.	Moxen lokaler Punkte
Neuralgien allgemein		Moxen lokaler Punkte

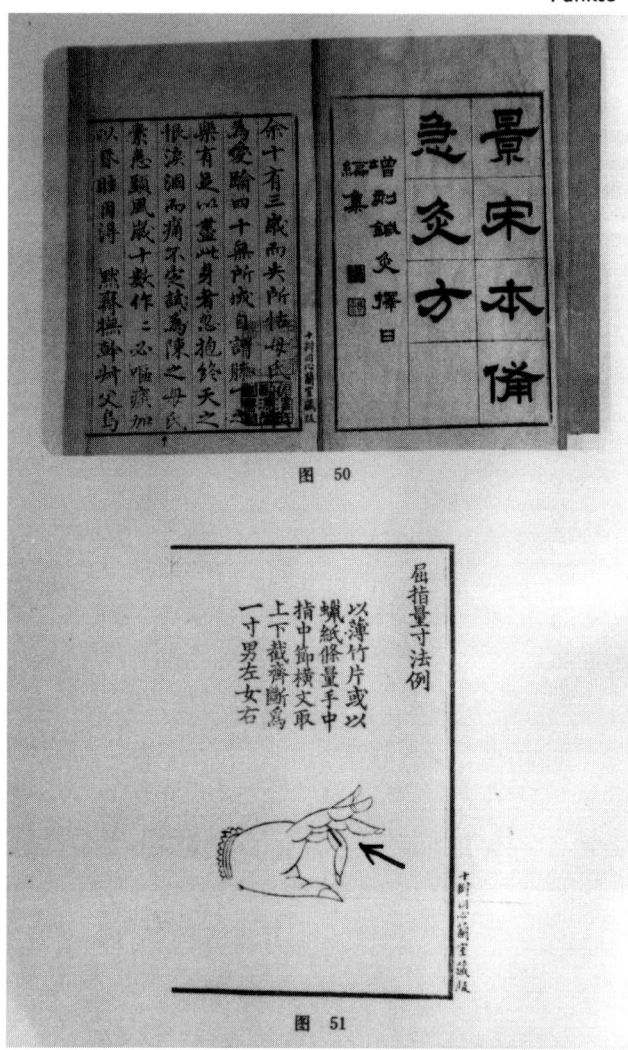

Abbildung 137: Oben: Darstellung des Zun-Maßes Nr. 51 in einem alten Klassiker. Unten: Alter Moxa-Klassiker mit Anweisungen für eine Notfallbehandlung.

Beschwerdebild nach der Terminologie der TCM	Symptome	Behandlungspunkte
Häufige Nasen-Rachen-Katarrhe	»Rotznase«	Di 4, Lg 20, E 10, Zhoujian

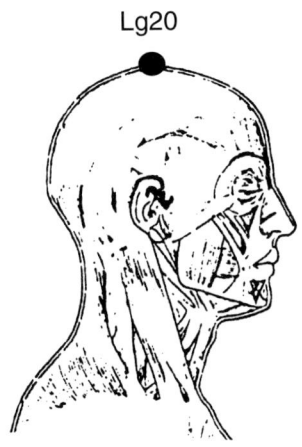

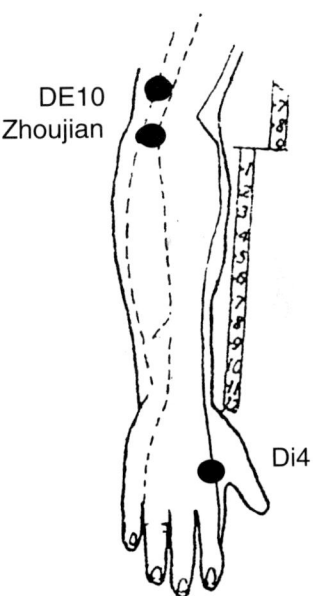

Abbildung 138: Behandlungspunkte »Häufige Nasen-Rachen-Katarrhe«.

Beschwerdebild nach der Terminologie der TCM	Symptome	Behandlungspunkte
Drehschwindel durch innere Anhäufung von Feuchtigkeit und Schleim	Blässe; stumpfes Aussehen; Schwäche; Lustlosigkeit; Herzklopfen; Schlaflosigkeit; blasse Lippen und Nagelbetten.	B 20, KG 4, Lg 20, M 36, MP 6

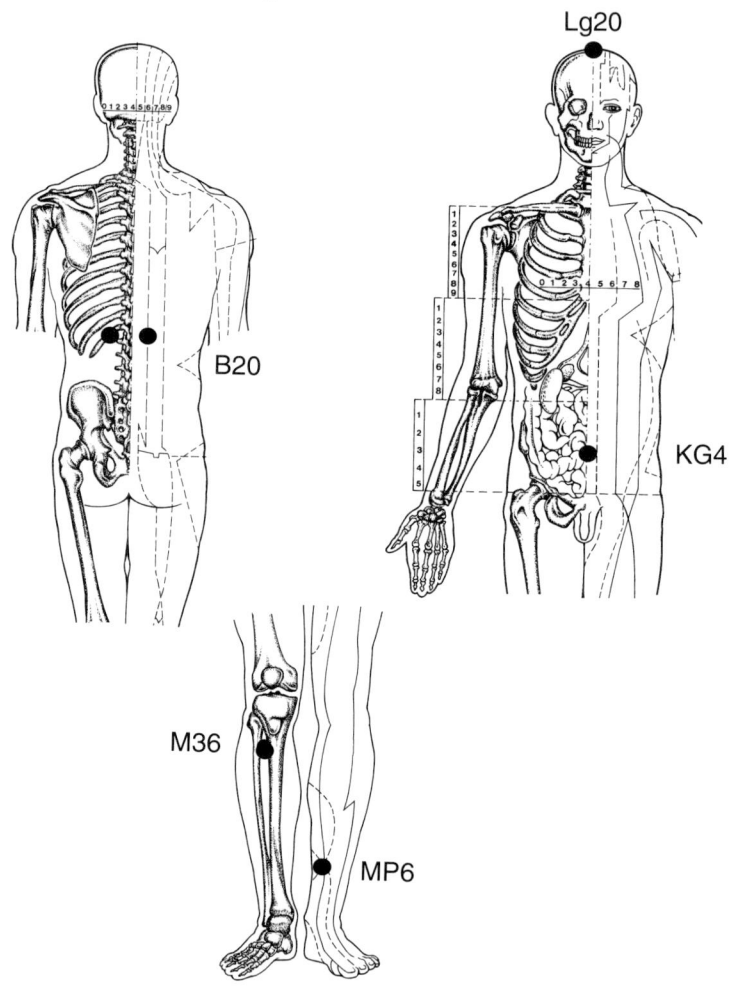

Abbildung 139: Behandlungspunkte »Drehschwindel durch innere Ansammlung von Feuchtigkeit und Schleim«.

212

Beschwerdebild nach der Terminologie der TCM	**Symptome**	**Behandlungspunkte**
Kopfschmerz durch Qi- und Blutleere	Immer wieder auftretender Kopfschmerz mit Schwindel; Sehstörungen; Schwäche; Lustlosigkeit; stumpfes Aussehen; Schmerz wird durch Wärme und Druck weniger, verstärkt sich durch Kälte, körperliche Belastung oder Streß.	B 20, KG 4, Lg 20, M 36, MP 6

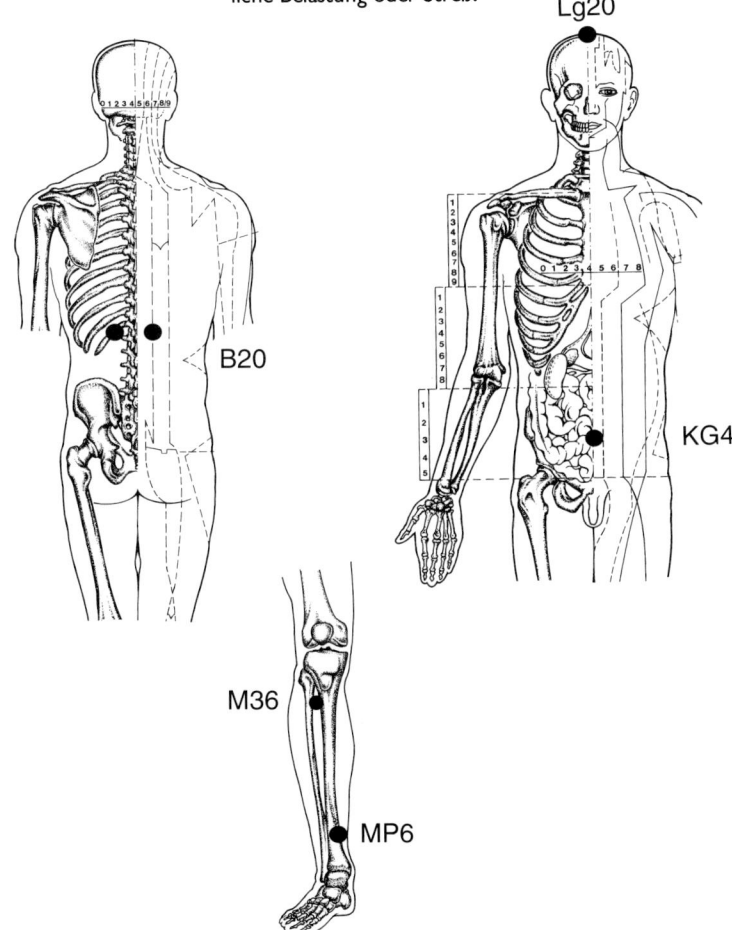

Lg20

B20

KG4

M36

MP6

Abbildung 140: Behandlungspunkte »Kopfschmerz durch Qi- und Blutleere«.

Beschwerdebild nach der Terminologie der TCM	Symptome	Behandlungspunkte
Schlaflosigkeit durch Milzschwäche und Blutmangel	Einschlafstörungen; unruhiger Schlaf; oftmals Herzklopfen; Gedächtnisschwäche; körperliche Schwäche; Lustlosigkeit; Appetitmangel; Blässe; Konzentrationsstörungen.	M 45, MP 6 Ni 1

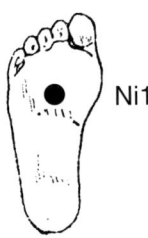

Ni1

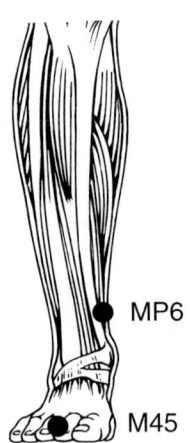

MP6

M45

Abbildung 141: Behandlungspunkte »Schlaflosigkeit durch Milzschwäche und Blutmangel«.

Beschwerdebild nach der Terminologie der TCM	Symptome	Behandlungspunkte
Yin-Ödem	Plötzliches Auftreten von Ödemen, meistens auf den Oberlidern, dann an verschiedenen anderen Teilen des Körpers; manchmal Kältegefühl; Blässe; Rückenschmerzen; generelle Schwäche; Spannungsgefühl im Bauchraum; dünnflüssiger Stuhl.	B 20, B 23, KG 6, KG 9, M 36

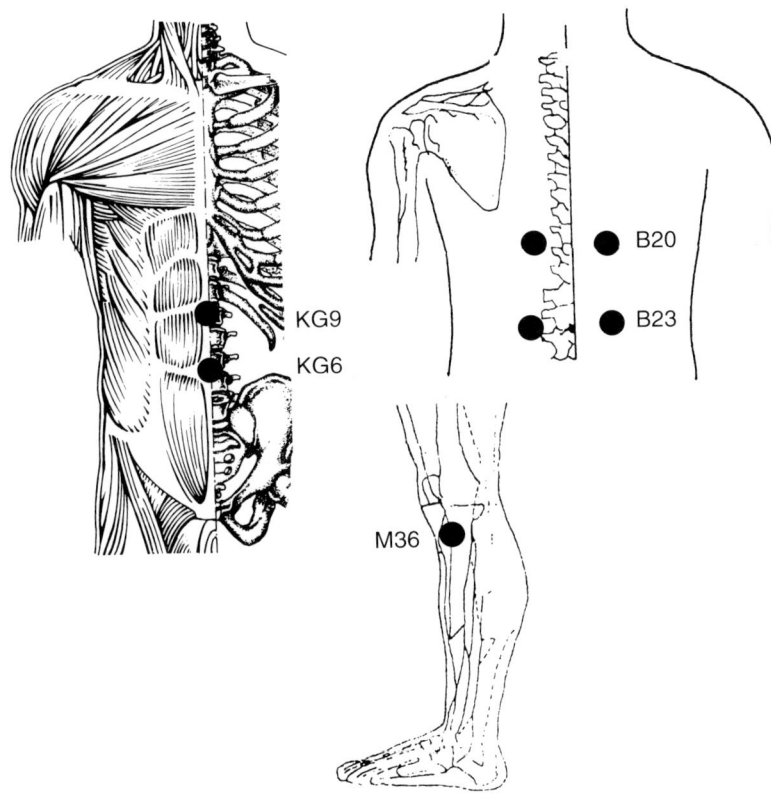

Abbildung 142: Behandlungspunkte »Yin-Ödem«.

Beschwerdebild nach der Terminologie der TCM	**Symptome**	**Behandlungspunkte**
Nierensteine (Sofortmaßnahme, die keine Notfalltherapie ersetzt)	Bohrender Schmerz in der Nierengegend, manchmal in Richtung Bauch und Genitalien ziehend, manchmal sich zu Krämpfen steigernd, in Richtung Hüfte ziehend, teilweise mit Erbrechen; Nierenlager berührungsempfindlich; Übelkeit; kalter Schweiß.	B 23, B 28, Gb 34, Lg 4

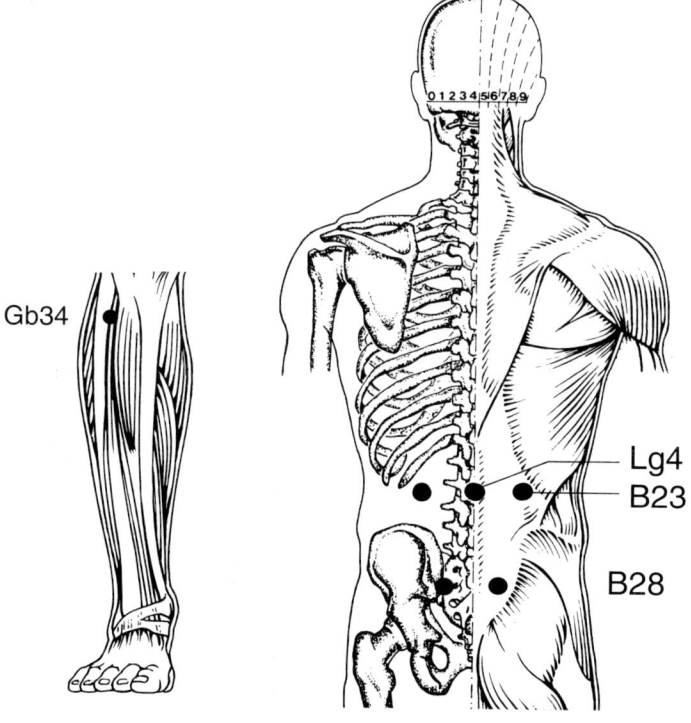

Abbildung 143: Behandlungspunkte »Nierensteine«.

Beschwerdebild nach der Terminologie der TCM	Symptome	Behandlungs-punkte
Harnverhaltung (Ursache klären!)	Blasenkoliken; Bauchschmerzen.	B 22, B 28, KG 3

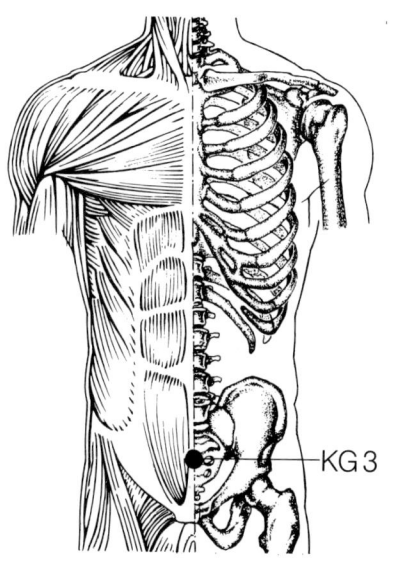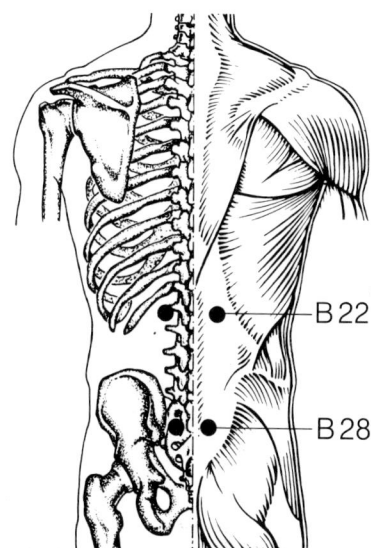

Abbildung 144: Behandlungspunkte »Harnverhaltung«.

Beschwerdebild nach der Terminologie der TCM	Symptome	Behandlungspunkte
Progressive Muskeldystrophie (fortschreitender Muskelschwund)	Beschwerden im unteren Körperbereich.	Gb 31, Gb 39, M 33 (mit Metallhülse), M 36, MP 6
	Beschwerden im oberen Körperbereich.	DE 4 (mit Metallhülse), DE 5, Di 11, Di 15
		Zusatzpunkte für beide Körperbereiche: B 23, KG 4, KG 6, KG 10, KG 12, KG 14, M 21

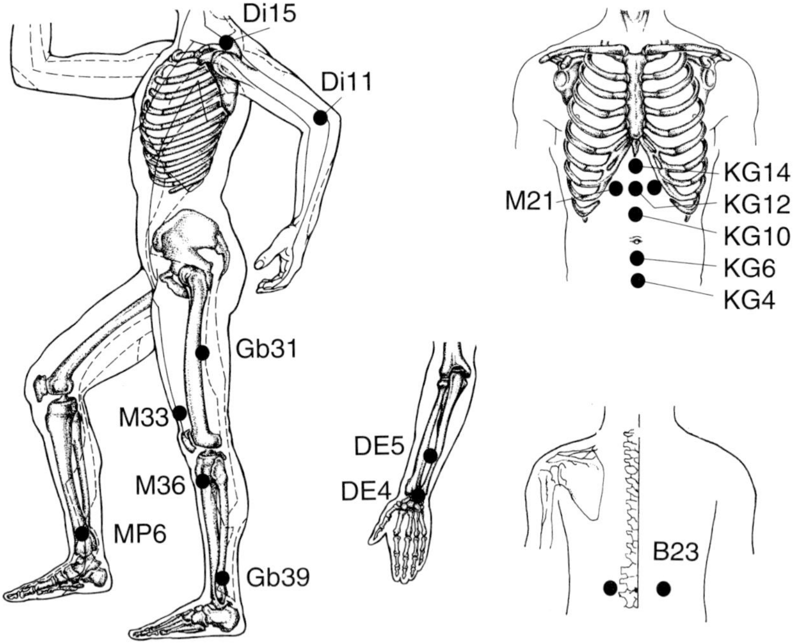

Abbildung 145: Behandlungspunkte »Progressive Muskeldystrophie«.

Beschwerdebild nach der Terminologie der TCM	Symptome	Behandlungspunkte
	Karbunkel; Furunkel.	Di 4, Di 10, Dü 6

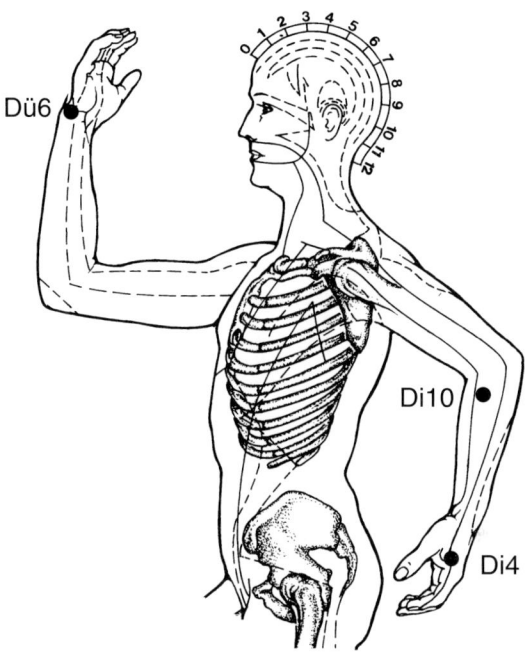

Abbildung 146: Behandlungspunkte bei Furunkel und Karbunkel.

Beschwerdebild nach der Terminologie der TCM	Symptome	Behandlungspunkte
Analprolaps (Aftervorfall) durch Milzschwäche	Ziehendes Gefühl im Enddarm, besonders nach Stuhlabgang; manchmal Schwäche in den Gliedern; Blässe; Schwindel; Herzklopfen; Nässen im Analbereich; Splitterschmerz.	B 25, Lg 2, Lg 20, M 36, MP 6

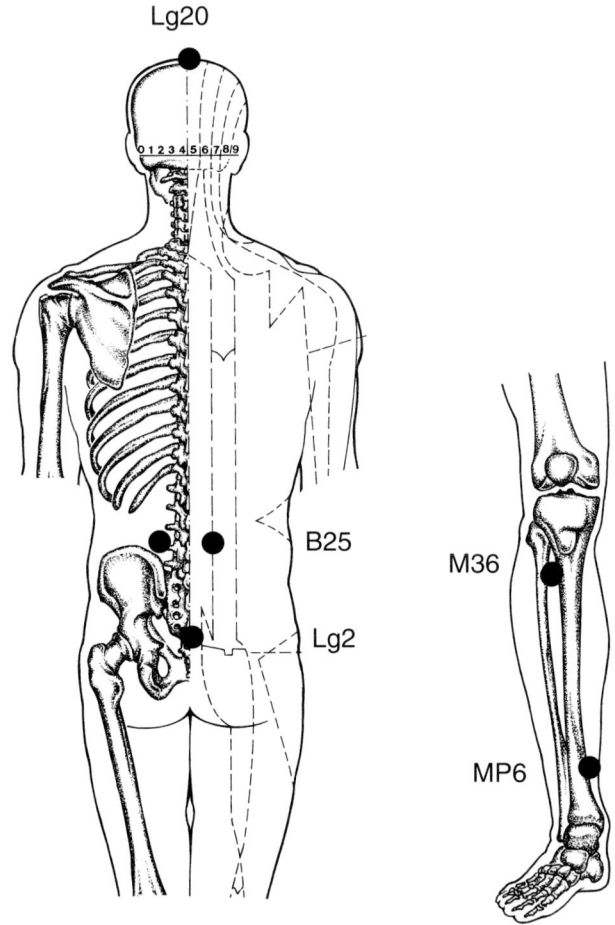

Abbildung 147: Behandlungspunkte »Analprolaps durch Milzschwäche«.

Beschwerdebild nach der Terminologie der TCM	Symptome	Behandlungspunkte
Aftervorfall	Siehe Seite 155	Alternative Behandlungspunkte zu Seite 155 B 23, B 33, KG 4, KG 6, Lg 20, Lu 6

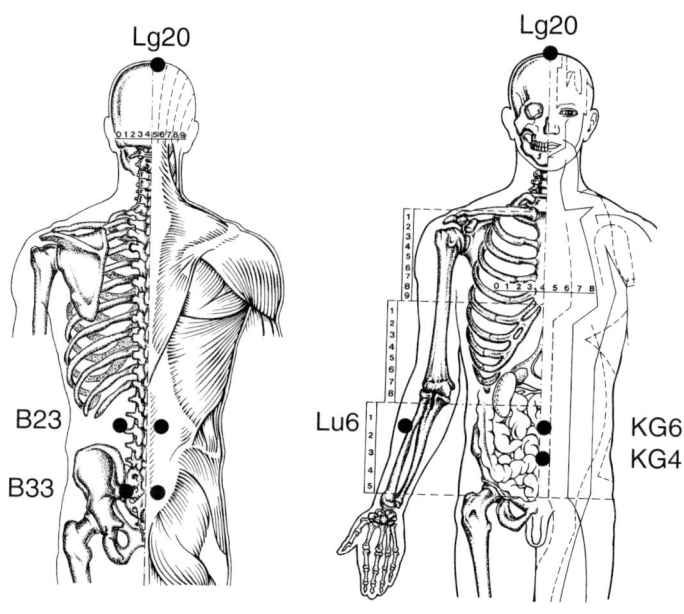

Abbildung 148: Behandlungspunkte bei Aftervorfall.

221

Beschwerdebild nach der Terminologie der TCM	Symptome	Behandlungspunkte
	Nachtschweiß.	B 18, DE 3, DE 4 (mit Metallhülse und Wasser), DE 5, Gb 20

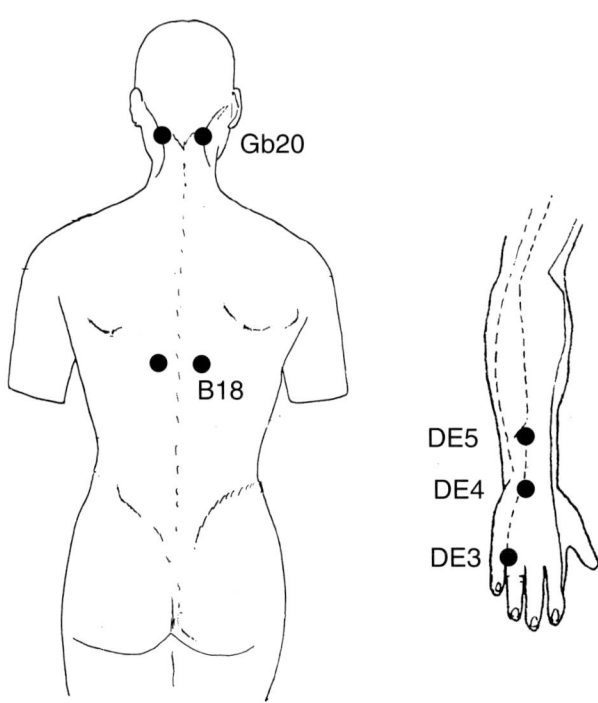

Abbildung 149: Behandlungspunkte bei Nachtschweiß.

Beschwerdebild nach der Terminologie der TCM	Symptome	Behandlungs- punkte
	Zahnbluten, traumatisch oder als Ausdruck einer Parodontose. Ursache klären und behandeln!	Di 4, Di 11

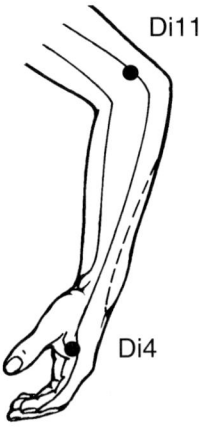

Abbildung 150: Behandlungspunkte bei Zahnbluten.

Beschwerdebild nach der Terminologie der TCM	Symptome	Behandlungspunkte
Karpaltunnelsyndrom	Funktionseinschränkung der Hand; Gefühlsstörungen und Schmerzen im Handbereich.	Betroffenen Unterarmbereich zweimal täglich 10 bis 20 Minuten moxen
Haarausfall (kreisrund)	Kontinuierlich sich erweiternde kahle Stellen, oft virusbedingt.	Betroffene Stellen über langen Zeitraum einmal täglich fünf Minuten moxen
Achillessehnenschmerz	Schmerzen im Nacken und Achillessehnenbereich, in Ruhe oder unter Belastung.	Moxen der schmerzenden Stellen
Fußsohlenschmerz	Brennender, stechender, dumpfer, ziehender Schmerz unterschiedlicher Intensität und Zeitdauer.	Betroffenen Schmerzbereich einmal täglich zehn Minuten moxen

Beschwerdebild nach der Terminologie der TCM	Symptome	Behandlungspunkte
Schock (Notfallbehandlung nur als Sofortmaßnahme bis zum Eintreffen des Arztes)	Bewußtlosigkeit; Schüttelfrost.	Lg 20, M 36

Lg20

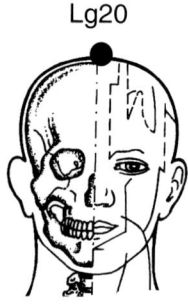

Abbildung 151: Behandlungspunkte »Schock«.

Beschwerdebild nach der Terminologie der TCM	Symptome	Behandlungspunkte
–	Schlaffe Lähmung nach Schlaganfall (Nachbehandlung und akuter Zustand).	Di 4, KS 6, Lg 20, Lg 26, M 36, Ni 1

Achtung: Das Moxen kann im akuten Zustand nur eine Zusatzbehandlung sein, bis der Notarztwagen eintrifft!

	Lähmung, generell	Behandlungspunkte des betroffenen Meridians verwenden, häufige Behandlungen über einen langen Zeitraum erforderlich

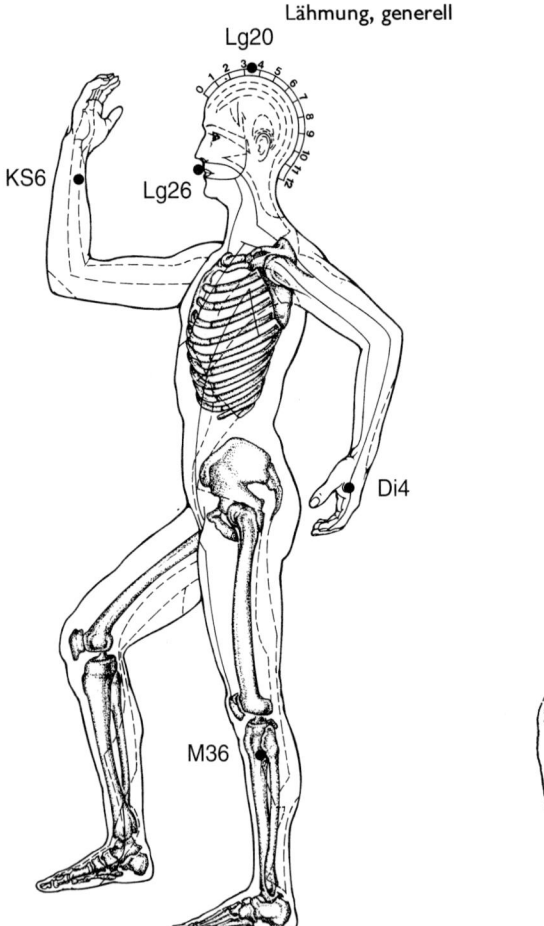

Abbildung 152: Behandlungspunkte nach einem Schlaganfall.

Beschwerdebild nach der Terminologie der TCM	Symptome	Behandlungspunkte
Plötzliche Blutung (Ursache klären!)	Blutung unterschiedlicher Lokalisation, Stärke und Zeitdauer mit unterschiedlicher Gerinnung.	LE 1, MP 1 (mit Metallhülse)

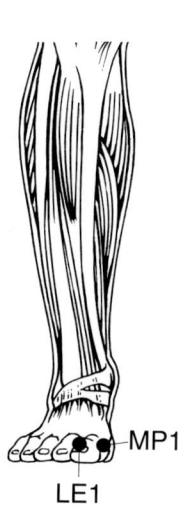

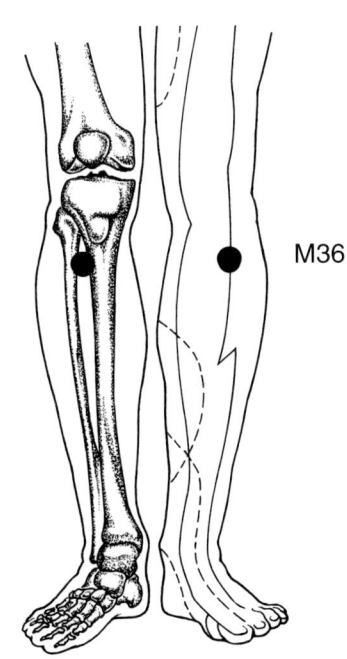

Abbildung 153: Behandlungspunkte »Plötzliche Blutung«.

Beschwerdebild nach der Terminologie der TCM	**Symptome**	**Behandlungspunkte**
Epilepsie (ersetzt keine ärztliche Betreuung!)	Plötzliche Krampfzustände und Bewußtlosigkeit.	B 60, B 62 (mit Metallhülse), KG 13, KG 17, Lg 20, M 4, Ni 3, Ni 6

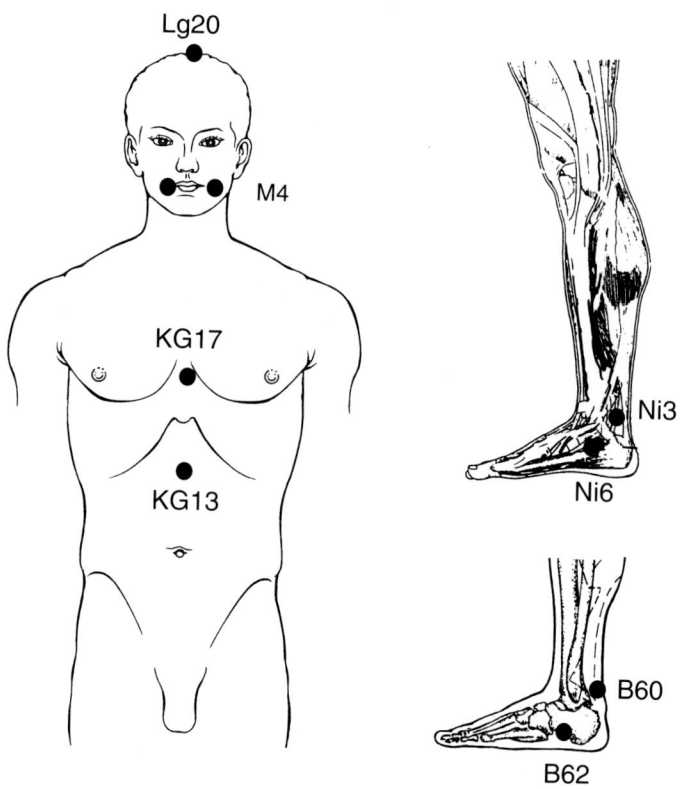

Abbildung 154: Behandlungspunkte »Epilepsie«.

Beschwerdebild nach der Terminologie der TCM	Symptome	Behandlungs- punkte
Frauenkrankheiten durch Qi-Leere	Häufige, aber geringe hellrote bis blaßrote Blutung; Kälte im Unter- bauch; Frösteln; Schwäche; Appetit- losigkeit; Kurzatmigkeit; Apathie; Blässe des Gesichts und der Lippen.	KG 4, Lg 20, M 1, (mit Metallhülse und warmem Wasser), M 36

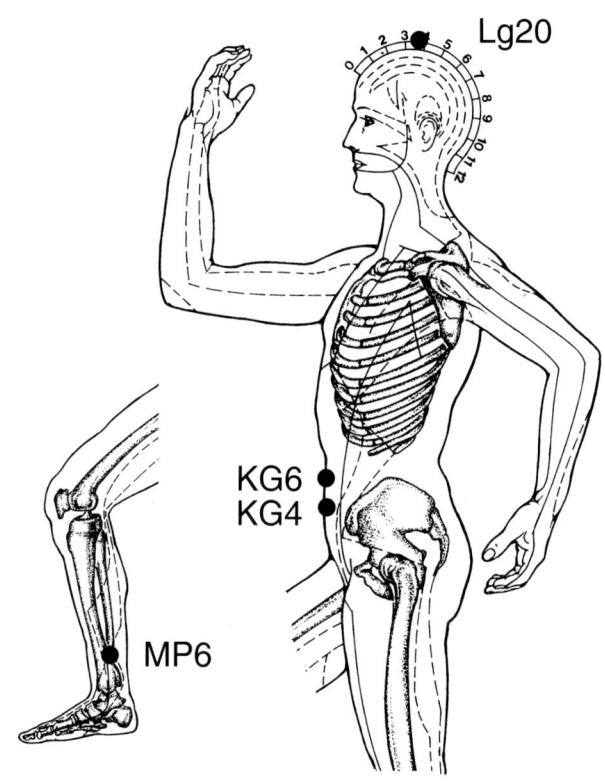

Abbildung 155: Behandlungspunkte »Frauenkrankheiten«.

229

Beschwerdebild nach der Terminologie der TCM	Symptome	Behandlungspunkte
Frauenkrankheiten durch Qi-Mangel	Gebärmuttervorfall mit dem Gefühl des Sinkens im Beckenbereich; Schwäche; Herzklopfen; Kurzatmigkeit; häufiges Wasserlassen; Ausfluß; Regelbeschwerden nach und während der Monatsblutung.	KG 6, KG 12, Lg 20, M 29, M 36

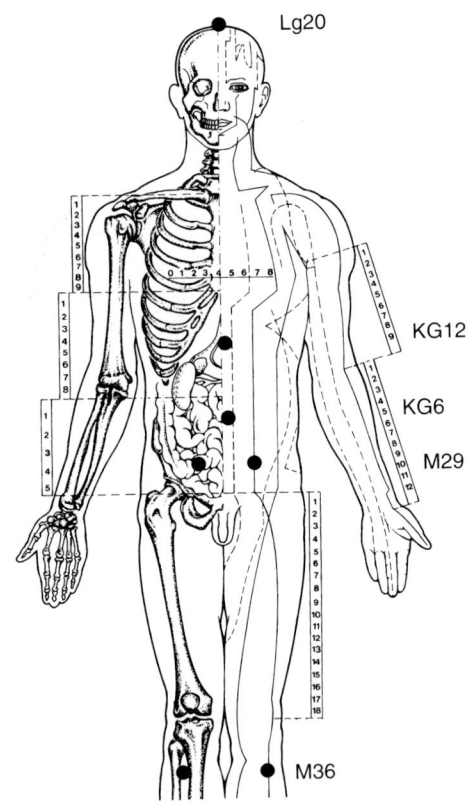

Abbildung 156: Behandlungspunkte »Frauenkrankheiten«.

Beschwerdebild nach der Terminologie der TCM	Symptome	Behandlungspunkte
Gebärmuttervorfall durch Nieren-Leere	Gebärmuttervorfall mit Schwäche und Wundheitsgefühl im Kreuzbereich und in den Beinen; ziehendes Gefühl im Beckenbereich; Trockenheit der Scheide; häufiges Wasserlassen; Schwindel; Ohrensausen.	KG 4, KG 6, Lg 20, MP 6

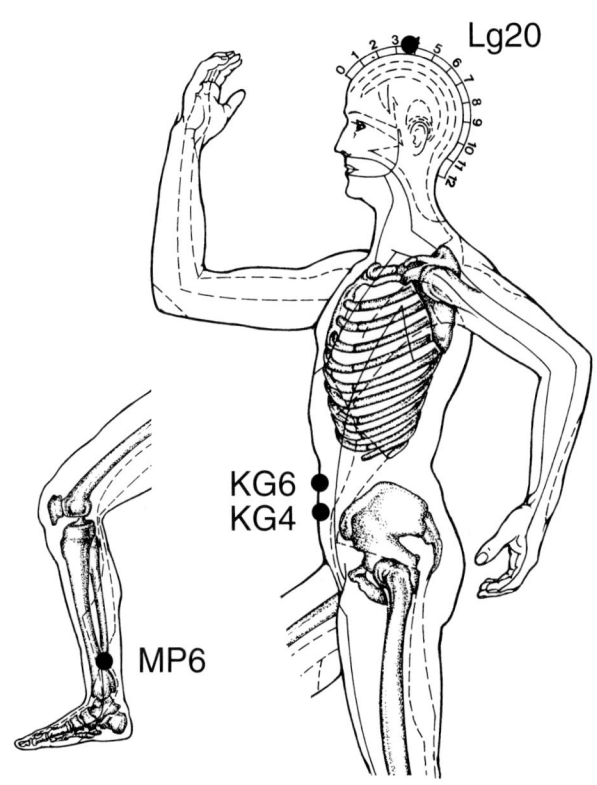

Abbildung 157: Behandlungspunkte »Gebärmuttervorfall durch Nieren-Leere«.

Beschwerdebild nach der Terminologie der TCM	Symptome	Behandlungspunkte
Regelstörungen durch zu geringe Regel im Sinne von Qi-Blut-Schwäche	Schwindel; Herzklopfen; blasses Aussehen; kalte Extremitäten; Nagelbett und Lippen sehen stumpf aus; Beschwerden unter körperlicher Belastung allgemein zunehmend.	B 20, LE 3, M 36, MP 6

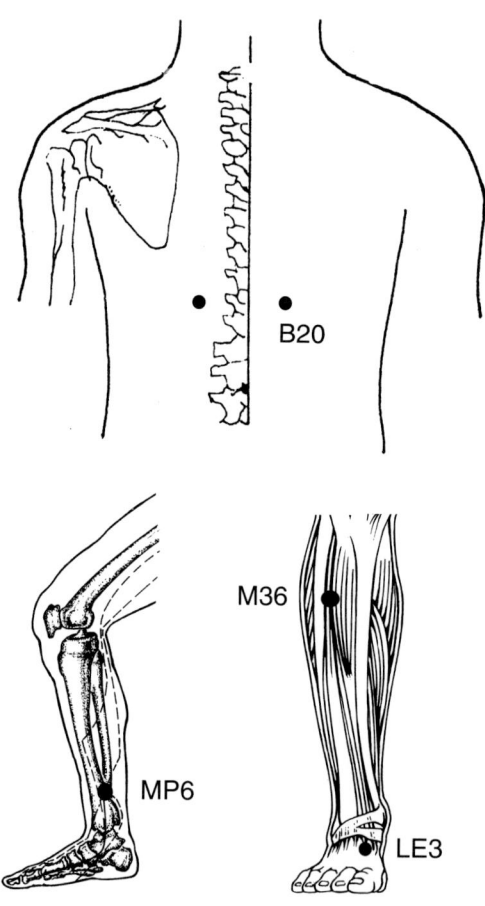

Abbildung 158: Behandlungspunkte »Regelstörungen durch zu geringe Regel im Sinne von Qi-Blut-Schwäche«.

Beschwerdebild nach der Terminologie der TCM	Symptome	Behandlungspunkte
Qi-Leere, Regel zu schwach	Kurze Regel; spärliche, hellrote Blutung; Schwäche; Herzklopfen; Kurzatmigkeit; Gefühl der Leere und Schwere im Unterbauch.	KG 6
	Morgendliche Übelkeit bei Schwangerschaftsbeginn.	B 23, DE 4 (mit Metallhülse), DE 5, KG 12, KG 14, Lg 4
	Mangelnde Milchbildung.	DE 4 (mit Metallhülse), Dü 11, KG 12, KG 17
	Krampfgefühl in der Gebärmutter.	B 32, DE 4 (mit Metallhülse), DE 5, KG 12, MP 6

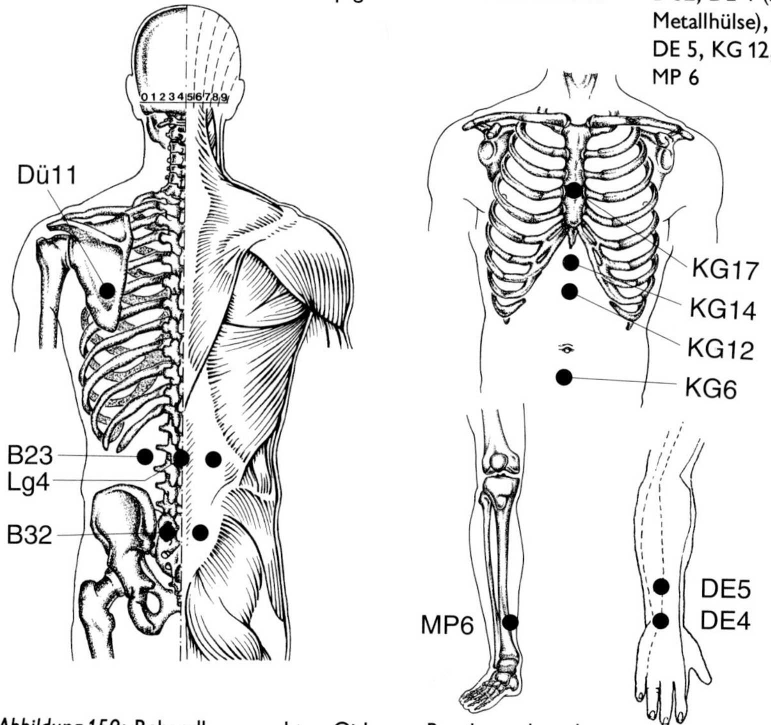

Abbildung 159: Behandlungspunkte »Qi-Leere, Regel zu schwach«.

Beschwerdebild nach der Terminologie der TCM	Symptome	Behandlungspunkte
Menstruationsstörungen durch Blut-Kälte	Spärliches, dunkles Blut mit kolikartigen Schmerzen im Unterbauch, die durch Wärme gebessert werden; kalte Glieder.	KG 3, KG 4, M 29, MP 6

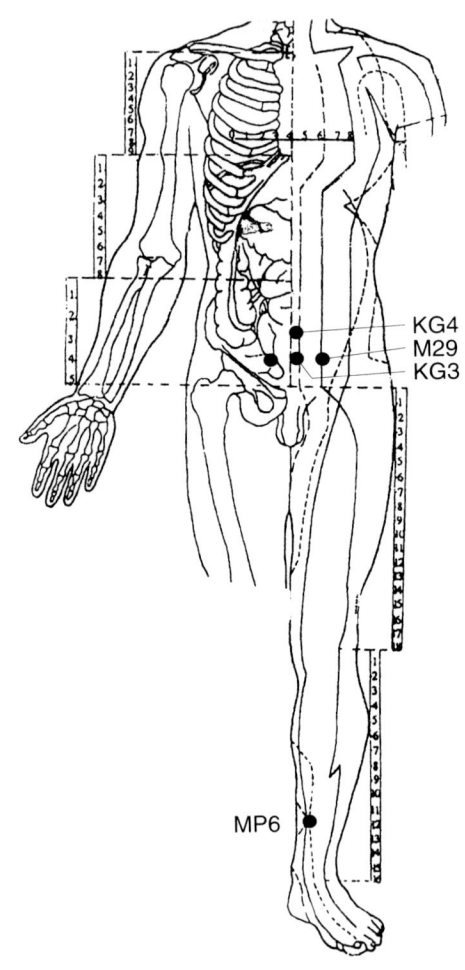

Abbildung 160: Behandlungspunkte »Menstruationsstörungen durch Blut-Kälte«.

Beschwerdebild nach der Terminologie der TCM	Symptome	Behandlungspunkte
Regelstörungen allgemein	Diverse Abnormitäten hinsichtlich Regeldauer, Blutungsintensität und Schmerzsymptomatik.	KG 4

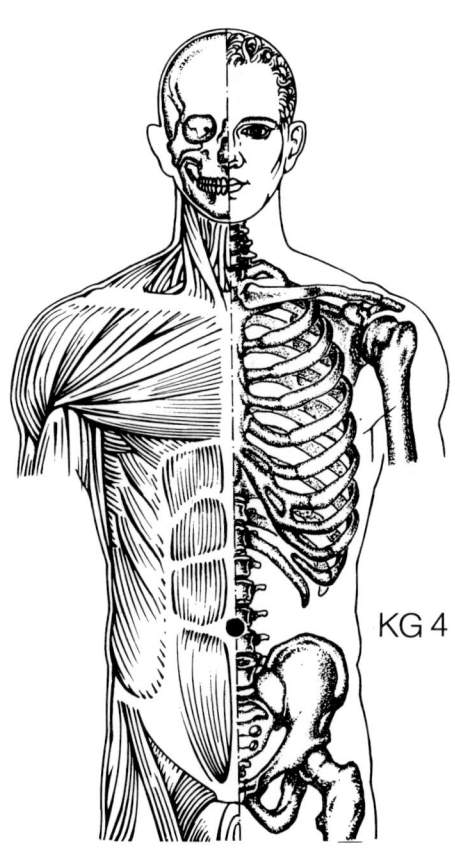

Abbildung 161: Behandlungspunkte »Regelstörungen allgemein«.

Beschwerdebild nach der Terminologie der TCM	Symptome	Behandlungspunkte
Regelschmerzen allgemein	Schmerzen vor, während oder nach der Regel.	KG 2, KG 4, KG 19

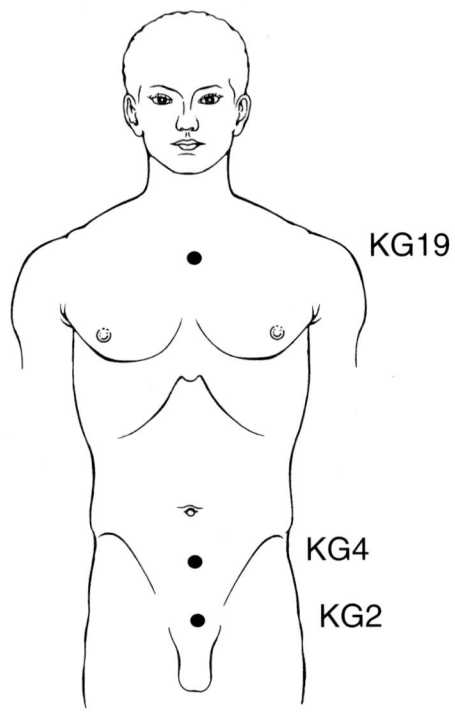

KG19

KG4

KG2

Abbildung 162: Behandlungspunkte »Regelschmerzen allgemein«.

Beschwerdebild nach der Terminologie der TCM	Symptome	Behandlungspunkte
Amenorrhöe durch Blutmangel	Regelstörungen mit allmählich nachlassendem Appetit; erhöhte Temperatur bis leichtes Fieber; Muskelschwäche; gelbliches Aussehen; Aufgedunsenheit; Sorge und Depressionen; Husten; Völlegefühl im Bauchraum; Schlaflosigkeit; kneifendes Gefühl im Bauchraum.	B 20, B 21, KG 4, M 36, MP 6

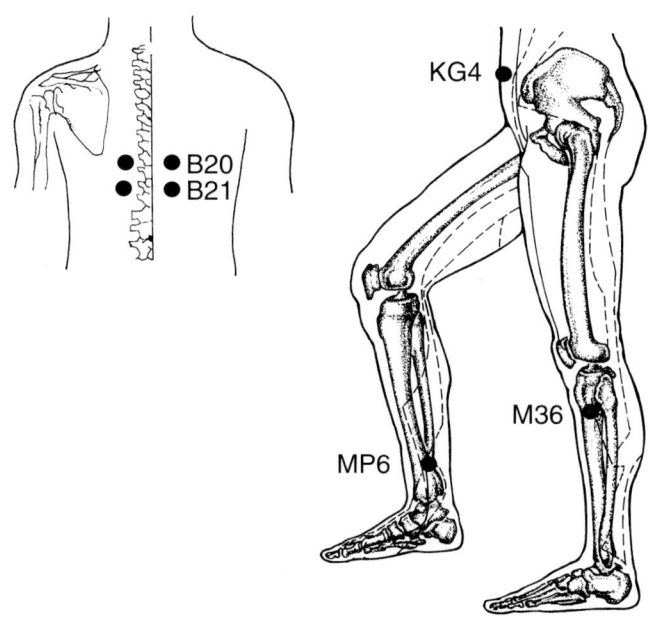

Abbildung 163: Behandlungspunkte »Amenorrhöe durch Blutmangel«.

Beschwerdebild nach der Terminologie der TCM	Symptome	Behandlungspunkte
Regelstörungen durch Kälte, Feuchtigkeit und Stauung im Uterus	Verlängerte, schwache Monatsblutung mit Blutklumpen, Schmerzen, Kälte im Bauch in Richtung Hüfte und Rücken ziehend, durch Wärme gebessert; kalte Füße.	KG 3, M 27, M 29

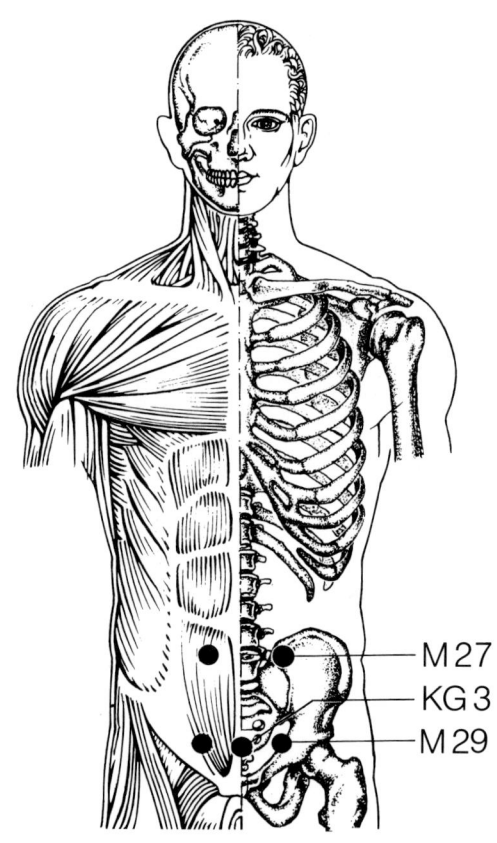

M 27
KG 3
M 29

Abbildung 164: Behandlungspunkte »Regelstörungen durch Kälte, Feuchtigkeit und Stauung im Uterus«.

Beschwerdebild nach der Terminologie der TCM	Symptome	Behandlungspunkte
Regelstörungen durch Qi-Leere	Schmerzen im Unterbauch zum Ende der Regel oder nach der Regel, besser durch Wärme; Schmerzen sind anhaltend; Regelfluß ist hellrot und spärlich; manchmal Frösteln; Herzklopfen; generelle Schwäche.	B 20, B 23, KG 4, M 36

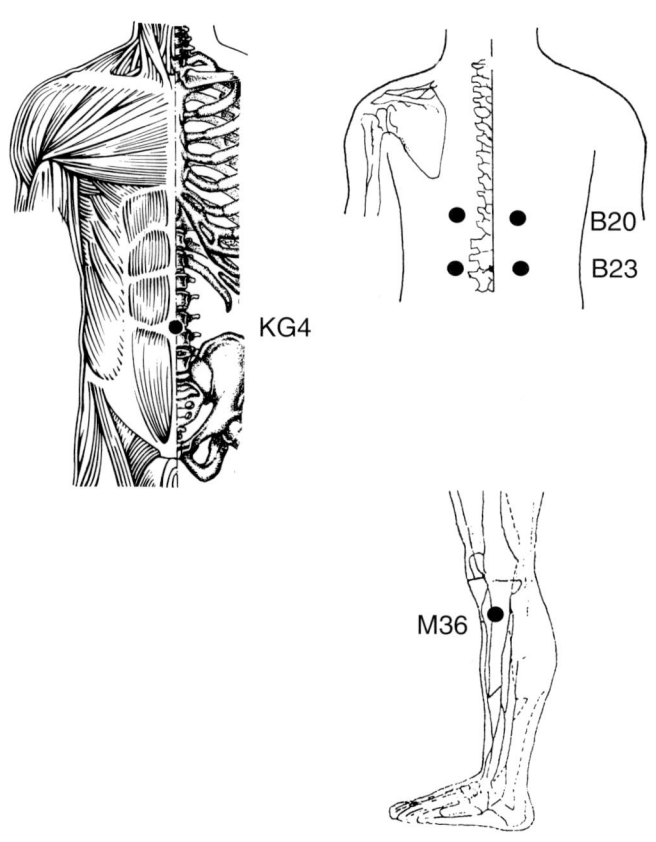

KG4

B20
B23

M36

Abbildung 165: Behandlungspunkte »Regelstörungen durch Qi-Leere«.

Beschwerdebild nach der Terminologie der TCM	Symptome	Behandlungspunkte
Ausfluß durch Nieren-Leere	Unregelmäßiger, ständiger, dünner, transparenter oder weißer Ausfluß; Schmerzen im Rückengebiet; Kältegefühl im Bauchraum; häufiges und sehr starkes Wasserlassen; dünnflüssiger Stuhl; Schwäche in den Beinen; spärliches sexuelles Verlangen.	B 23, KG 4

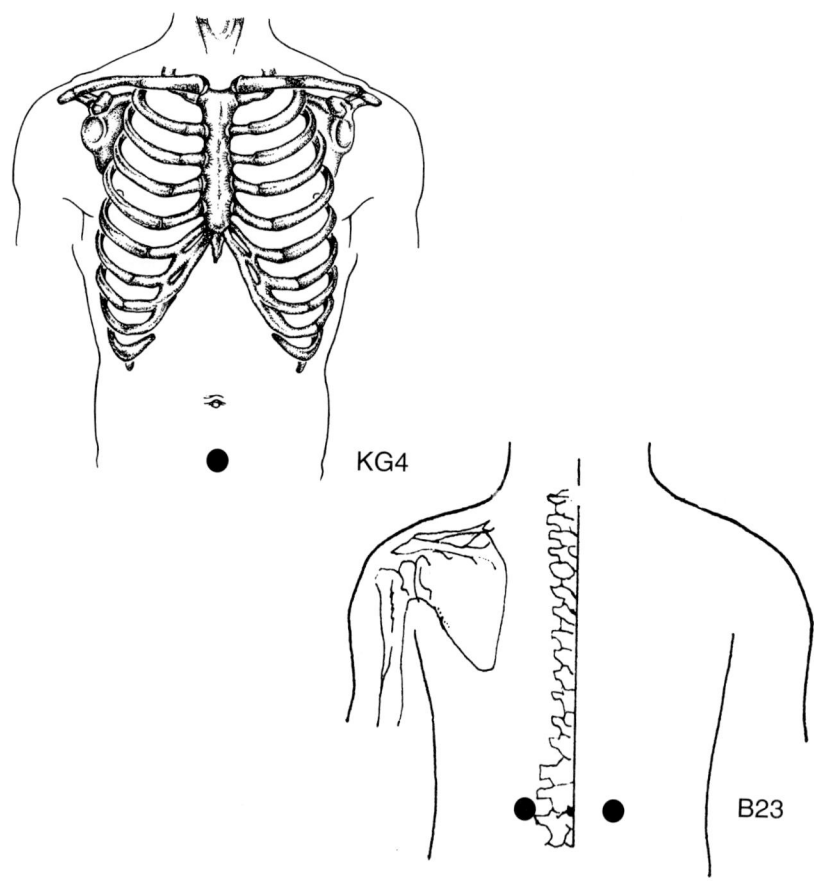

KG4

B23

Abbildung 166: Behandlungspunkte »Ausfluß durch Nieren-Leere«.

Beschwerdebild nach der Terminologie der TCM	Symptome	Behandlungs-punkte
Geburtsunterstützung bei Qi- und Blutleere	Dumpfe, mit Unterbrechung auftretende Geburtswehen; anhaltendes Spannungsgefühl; starke, hellrote Blutung; Blässe; Schwäche; Herzklopfen; Kurzatmigkeit.	B 60, B 67, M 36, MP 6

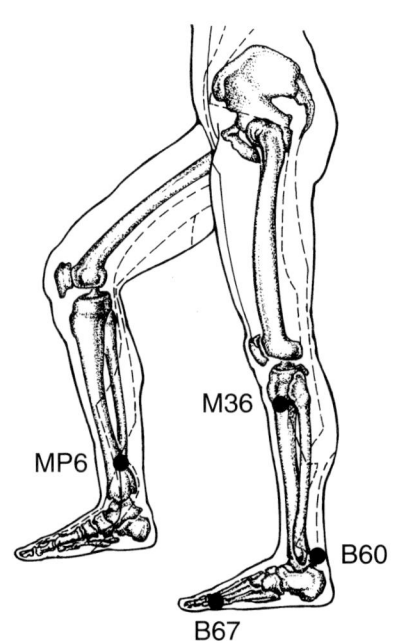

Abbildung 167: Behandlungspunkte »Geburtsunterstützung bei Qi- und Blutleere«.

241

Beschwerdebild nach der Terminologie der TCM	Symptome	Behandlungspunkte
Geburtsunterstützung bei Qi- und Blutstau – – – – – – – – – Regulierung der Steißlage des Fötus	Scharfer Schmerz im Bereich Rükken, Bauch und Hüfte; spärliche, dunkelrote Butung; dunkelbläuliches Aussehen; Depressivität; Völlegefühl in Brust und Oberbauch; häufiges Brechgefühl.	B 67

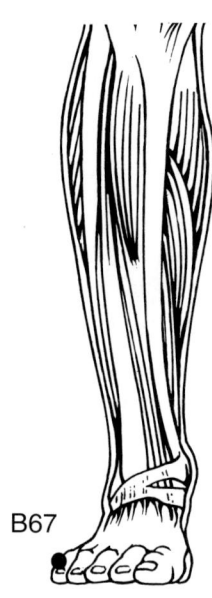

B67

Abbildung 168: Behandlungspunkt »Geburtsunterstützung bei Qi- und Blutstau« und »Regulierung der Steißlage des Fötus«.

242

Allgemeine Behandlungspunkte bei diversen Beschwerden

Bauchschmerzen:	Oberbauch: KG 12; Mitte: KG 8; Unterbauch: KG 4
Durchfall:	KG 8, M 36, MP 6
Schwäche:	KG 6, M 36
Kältegefühl:	KG 12, M 36, Ni 1
Blässe:	B 20
Rückenschmerz:	B 23, B 25, B 59
Regelstörung:	KG 4
Magenbeschwerden:	KG 12, M 36
Erbrechen:	KG 12, KS 5, M 36
Appetitlosigkeit:	KG 12, M 36
Herzbeschwerden:	B 14, KS 5, M 36

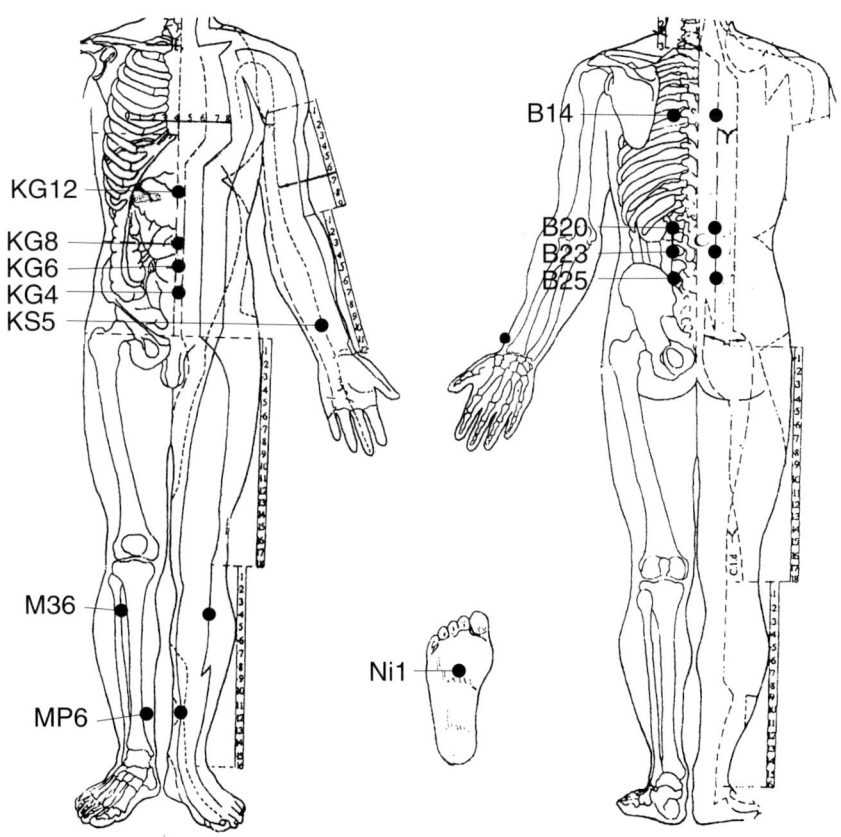

Abbildung 169: Allgemeine Behandlungspunkte bei diversen Beschwerden.

Therapiepunkte für vorbeugende Behandlungen, zur Stärkung der Gesundheit und zur Konditionsverbesserung

Therapiepunkte für vorbeugende Behandlungen

Vorbeugende Behandlungen für Neugeborene
Entgegen der im Buch ausgesprochenen Empfehlung, Kleinkinder nicht zu moxen, empfiehlt sich dieser sehr vorsichtig anzuwendende Versuch bei Neugeborenen, um deren Konstitution zu verbessern und Krankheiten wie Erkältungsneigung, Milcherbrechen, Verdauungsstörungen, Durchfall, Keuchhusten und Ernährungsstörungen vorzubeugen. Sie sollten die Behandlung während der ersten 100 Tage nach der Geburt, sobald es möglich ist, durchführen. Gemoxt wird der Punkt Lg 12 in der Wedeltechnik und in der »Spatzenpickmethode«. Kurzzeitiges Moxen von jeweils zwei bis drei Minuten reicht – generell sollten Sie nicht zu lange moxen, vor allen Dingen aber sehr vorsichtig!

Vorbeugende Behandlungen für Jugendliche
Der Punkt B 12 sollte gemoxt werden, um einer Infektanfälligkeit vorzubeugen, sodann der Punkt B 43, um die Lunge zu kräftigen, und die Punkte B 21 und B 49, um die Milz und damit die Blutkräfte zu stärken.

Vorbeugende Behandlungen für Twenties
Die Behandlung des Punktes MP 6 beugt Erkrankungen im Genitalbereich vor und steigert die Sexualkraft.

Vorbeugende Behandlungen für 30- bis 40jährige
Moxen Sie den Punkt M 36, das beugt Alterserscheinungen und Magen-Darm-Problemen vor und erhöht die Abwehrkraft.

Vorbeugende Behandlungen für Seniorinnen und Senioren
Das Moxen des Punktes Di 11 verbessert die Sehfähigkeit und normalisiert den Blutdruck, die Punkte M 36 und KE 6 stärken die Lebenskraft.

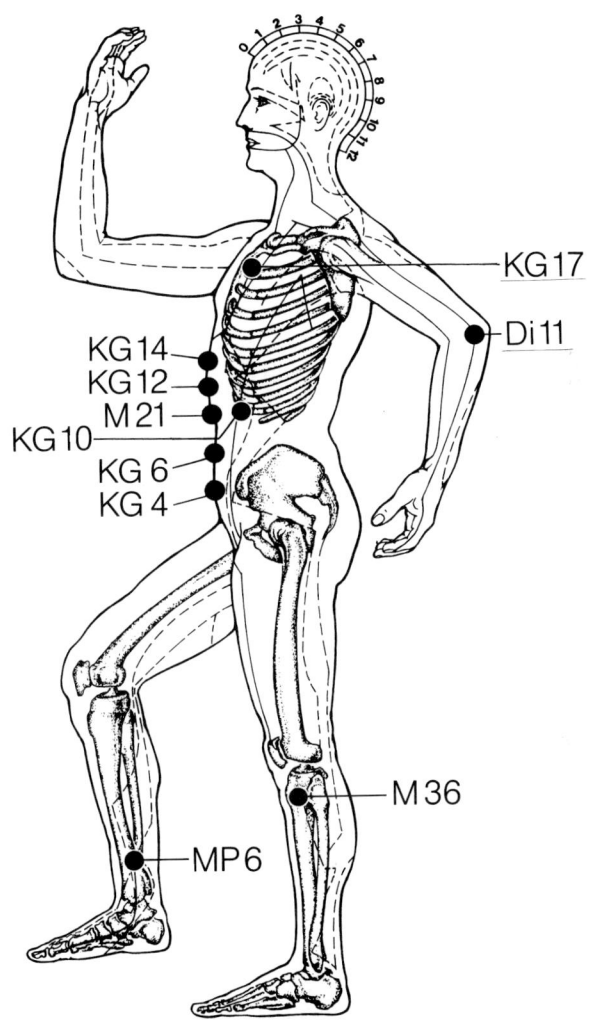

Abbildung 170: Therapiepunkte für vorbeugende Behandlungen, zur Stärkung der Gesundheit und zur Konditionsverbesserung.

Moxen zur Stärkung der Gesundheit und Konditionsverbesserung

Nach den Aussagen des Akupunkturwerks Chien Chin Fang (10) soll man die Wu-Zhu-Punkte (KG 10, KG 12, KG 14, M 21) moxen, um die Giftausscheidung im menschlichen Körper zu verstärken. Der Akupunkturklassiker Pien Chuen Hsin Shu (9) schlägt vor, die Punkte KG 4, KG 6, KG 12 und Lg 4 zu moxen, um das Leben auf 100 oder mehr Jahre zu verlängern. Nach einem Sprichwort in China, nach dem das Moxen von M 36 so gut sei, wie ein Hühnchen zu essen, wird diesem Akt ebenfalls eine lebensverlängernde Wirkung zugeschrieben.

Das Moxen der Punkte B 23, KG 6, KG 17 und M 36 sorgt für eine bessere Kondition im Sinne eines milden Dopingeffekts und verbessert damit sportliche Leistungen. Sportverletzungen werden durch das Moxen mit der »Spatzenpickmethode« im Bereich der verletzten Körperteile behandelt.

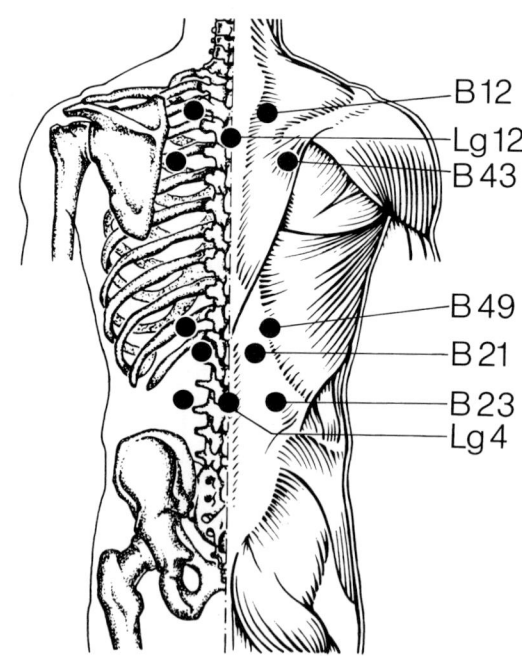

B 12
Lg 12
B 43

B 49
B 21
B 23
Lg 4

Quellenangaben

1. Chang Chung Gwo: *The Fundamentals of Moxibustion, Cupping, Bloodletting.* China Medical College. Taipeh 1985.
2. *Essentials of Chinese Acupuncture.* Foreign Language Press. Beijing 1980.
3. Hillier, Sh. / Jewell J.A.: *Health Care and Traditional Medicine in China 1800–1982.* Routledge & Kegan. London 1983.
4. *An Illustrated History of Acupunction and Moxibustion.* Peking 1987.
5. Journal Of Traditional Chinese Medicine. versch. Jgg. Beijing.
6. Kongreßberichte vom 1. Weltkongreß über Akupunktur und Moxibustion. Peking 1987.
7. Lu Gwei-Djen / Needham, Joseph: *Celestial Lancets. A History and Rationale of Acupuncture and Moxa.* Cambridge University Press. Cambridge 1980.
8. Porkert, Manfred: *Klinische Chinesische Pharmakologie.* Acta Medicinae Sinensis. Zug 1976.
9. Schulungsmaterial der Hochschule für Traditionelle Chinesische Medizin. Nanking o.J.
10. Wong, K.C. / Wu Lien-Teh: *History of Chinese Medicine.* 2nd edition. Shanghai 1936.

Stichwortverzeichnis

Bezüglich der Krankheitssymptome und der geeigneten Behandlungspunkte vgl. das *Schlagwortverzeichnis der Komplexen Beschwerdebilder*, S. 133 f.

Weitere Publikationen des Autors

1. »Aktiv und gesund durch die magischen Kugeln aus China«
   Spurbuch-Verlag, Baunach
   Die Qigong-Kugel ist ein uraltes chinesisches Hilfsmittel, um Krankheiten zu therapieren und Gesundheit zu erhalten. Schon Chinas Kaiser nutzten die Qigong-Kugeln. In diesem Buch bekommt der Leser eine Kurzanweisung zum Gebrauch der Qigong-Kugeln und erfährt viele interessante Einzelheiten rund um die Qigong-Kugeln. Ein Erfolgsbuch in der 6. Auflage mit bislang über 350 000 verkauften Exemplaren im In- und Ausland.

2. »Qigong-Kugeln für Gesundheit, Meditation und Vitalität«
   Irisiana-Verlag, München 1992
   Hier wird aus intimer Kenntnis der traditionellen chinesischen Heilweisen ein differenziertes Hintergrundwissen zu den unterschiedlichsten Qigong-Kugeln und ihren therapeutischen Anwendungen entfaltet. Übungen zum Fitneßtraining bis hin zur speziellen Behandlung körperlicher Leiden finden sich in diesem Buch. Es enthält Forschungsergebnisse zum Klangspektrum der Qigong-Kugeln, die völlig neue Perspektiven zum Verständnis des Klangaspekts eröffnen. Die Qigong-Kugel wird aus jedem erdenklichen Blickwinkel beleuchtet, ganz gleich, ob es sich um ihren Ursprung in prähistorischer Zeit, ihre Wirkungsweise oder die physikalischen und philosophischen Implikationen der Qigong-Kugeln handelt. Hier geht es um Grundsätze, die beim Üben zu beachten sind, um Spezialübungen, um Geschichte, Forschungsergebnisse und Wirkungsweisen: die umfassendste Studie zum Thema Qigong-Kugeln, die es gibt.

3. »Heilkraft der Gedanken«
   Spurbuch-Verlag, Baunach 1991
   In diesem Buch wird das Thema Selbstheilung durch Gedankenkraft angesprochen, theoretisch und anhand von praktischen Anleitungen. Die Anleitungen dienen dazu, die eigene geistige Heilkraft zu aktivieren, um Gesundheit zu erhalten und sie in Tagen der Krankheit wieder zu erreichen. Dazu gibt das Buch ausreichend Hinweise, auch um zu einer positiven Lebenseinstellung zu kommen. Viele Aphorismen ergänzen das Thema.

4. »Die Sechs Heiligen Laute«
    Bauer-Verlag, Freiburg 1988
    Wer die Sechs Heiligen Laute aus dem Taoismus bzw. der traditionellen chi-
    nesischen Medizin zu nutzen versteht, kann viel für seine Gesundheit tun.
    Das Buch gibt die nötige Anleitung, u.a. durch eine beiliegende Tonkassette.
    Diese enthält zusätzlich Übungen zur Bewältigung von Streß und Kopf-
    schmerz. Zum Verständnis des ganzen Themas wird auch erklärt, was Taois-
    mus ist.

5. »Der Neue Tag besiegt die Nacht«
    Das Trostbuch für Hinterbliebene.
    Kiefel-Verlag, Wuppertal 1993

6. »Lebenssaft Urin«
    Das Praxisbuch zum Urin als Heilmittel.
    Goldmann-Verlag, München 1994

Dr. Helga Abbendorf
Immun mit System
Gesund und fit durch ein intaktes
Immunsystem. 176 S. Pbck.
ISBN3-431-03421-7

Karen Acuff/Hans Finck
Die Anti-Hefepilz-Diät.
Vitalkost gegen Candida albicans.
128 Seiten. Pbck.
ISBN 3-431-03355-5

Jutta Altmann-Brewe
Zeitbombe Amalgam
Leitfaden zur Selbsthilfe für Amalgam-
und Zahnmetallgeschädigte.
2. Aufl. 160 S.mit zahlr. Abb. Pbck.
ISBN 3-431-03342-3

Dr. med. Bernard A. Bäker
Die verrückte Bandscheibe
Wirbelsäulenbeschwerden und ihre
Behandlung. 5. Aufl. 112 S. mit Abb.
Pbck. ISBN 3-431-02194-8

Diana Benzaia
Kleiner Biss mit bösen Folgen
Erkennung, Verhütung und Behandlung von Zeckenkrankheiten.
136 S. Pbck. ISBN 3-431-03343-1

Dr. Günter Ernst/Dr. Dieter Weinert/
Hans Finck
Dem Manne kann geholfen werden
Leitfaden zur wirksamen Hilfe und
Behandlung bei Potenzstörungen
96 Seiten. Pbck.
ISBN 3-431-03286-9

Hans Finck
Freundliche Bakterien
Die lebenden Pillen. Neue Wege einer
sanften Therapie durch Symbioselen-
kung. 2. Aufl. 112 S. Pbck.
ISBN 3-431-03195-1

Lyn Frederickson
Wenn das Herz nicht klappt
Das Mitralklappen-Proplaps-Syndrom-
Selbsthilfeprogramm.
176 Seiten. Pbck.
ISBN 3-431-03357-1

Manfred Fritsch
Gefahrenherd Mikrowellen
Infarktrisiko und Gesundheitsgefahr
durch Sendeanlagen, Mobilfunk und
Mikrowellenherde. Der lebensbedro-
hende Elektrosmog.
272 Seiten. Pbck.
ISBN 3-431-03345-8

Manfred Fritsch
Ein Leben unter Spannung –
Krank durch Elektrizität
Der alltägliche Elektrostreß
Schutz vor Elektrosmog.
168 Seiten. Pbck.
ISBN 3-431-03359-8

Heide-Marie Karin Geiss
Schuppenflechte/Psoriasis
104 S. Pbck.
ISBN 3-431-03124-2
Alternative Heilungsmöglichkeiten für
Millionen von Betroffenen.

Michael A. Grenzebach
Medizinische Haar-Analyse
Diagnose von Mineralienmangel.
2. Aufl. 152 S. mit 70 Abb. Pbck.
ISBN 3-431-02735-0

Walter Hempfing
Falsch behandelt?
Ihr Recht als Patient nach einem
Arztfehler. 80 S. Pbck.
ISBN 3-431-03377-6

Antje Köppern
Alptraum Müdigkeit
Das Symptom und was man
dagegen tun kann. 160 S. Pbck.
ISBN 3-431-03314-8

Dr. Kari Köster-Lösche
Rinderwahnsinn – BSE
Die neue Gefahr aus dem Kochtopf.
Aufklärung, Vorbeugung, Konsequen-
zen. 144 Seiten. Pbck.
ISBN 3-431-03415-2

Ratgeber Ehrenwirth

Michael Krüger
Neurodermitis
Ein Selbsthilfebuch.
136 Seiten mit Abbildungen. Pbck.
ISBN 3-431-03220-6

Dr. med. Harold H. Markus/Hans Finck
**Ich fühle mich krank
und weiß nicht warum**
Candida albicans - die maskierte
Krankheit. Mit Hefepilz-Kontrolldiät.
13. Auflage. 96 Seiten. Pbck.
ISBN 3-431-03077-7

Harold H. Markus/Hans Finck
Warum fühle ich ständig krank?
Das Schimmelpilzproblem, Pilze als
Auslöser von Haut-, Darm-, und Atem-
wegserkrankungen, neuen Therapien
gegen Neurodermitis, Colitis ulcerosa,
Morbus Crohn
3. Auflage. 112 Seiten. Pbck.
ISBN 3-431-03222-2

Dr. med. Harold H. Markus/Hans Finck
Candida, der entfesselte Hefepilz
Die versteckte Massenkrankheit und
ihre Heilung. 128 S. Pbck.
ISBN 3-431-03420-9

Dr. Michele Markus/
Alexander Hoffman
SOS aus dem Innenohr
Das heimtückische Ohrenrauschen.
Heilung bei Tinnitus.
136 Seiten. Pbck.
ISBN 3-431-03360-1

Paulette Maisner
Der unstillbare Hunger
Wenn das Essen das Leben regiert.
160 Seiten. Pbck.
ISBN 3-431-03379-2

Dr. Reiner Matheis
Heuschnupfen
Psychosomatische Zusammenhänge
und Behandlung.
2. Auflage. 128 Seiten mit Abb. Pbck.
ISBN 3-431-02734-2

Dr. Ingeborn Schindler
**Handbuch für den Alltag bei
Neurodermitis und begleitenden
Allergien**
120 Seiten mit zahlreichen zum Teil
vierfarbigenn Abbildungen. Pbck.
ISBN 3-431-03227-3

Dr. med. Woldemar Teichmann
Leben nach dem Herzinfarkt
Risiken und Chancen.
2. Auflage. 106 Seiten. Pbck.
ISBN 3-431-02585-4

Helga Vollmer
**Die Schilddrüse,
das launische Organ**
Funktionen kennen - Störungen
vorbeugen - Erkrankungen heilen.
144 Seiten mit zahlreichen Abbildungen. Pbck.
ISBN 3-431-03350-4

Helga Vollmer
Herzinfarkt und Schlaganfall
Vorbeugung, Diagnose, Therapie.
192 Seiten. Pbck.
ISBN 3-431-03276-8

Helga Vollmer
Jungbrunnen Hormone
Wie ist wahren, was sie bewirken.
136 Seiten.mit zahlr. Abb. Pbck.
ISBN 3-431-03223-0

Helga Vollmer
Die Jahre zählen nicht
Mein Alter bestimme ich selbst.
160 Seiten. Pbck.
ISBN 3-431-03251-6

Dr. Klaus-R. Zeep
Damit sie klar sehen!
Die häufigsten Augenkrankheiten und
und ihre Behandlung.
128 Seiten mit Abbildungen. Pbck.
ISBN 3-431-03378-4

Ratgeber Ehrenwirth

Lutz Bernau
Schmerzfrei ohne Tabletten
Das große Akupressurbuch. Vorwort
von Prof. Dr. med. Adolf-Ernst Meyer.
125. Tsd. 312 S. mit zahlr. Abb. Pbck.
ISBN 3-431-02421-1
Bestseller seit vielen Jahren

Dr. med. Mathäus Fehrenbach
Kneipp A-Z
2. Aufl. 232 Seiten mit Abb. Geb.
ISBN 3-431-02612-5

Dorothy Hall
Handbuch Irisdiagnose
Das Auge als Spiegel der Gesundheit
192 Seiten. Pbck.
ISBN 3-431-03315-6

Hans Höting
Die Moxatherapie
Wärmepunktur - Eine klassische
chinesische Heilmethode.
256 Seiten mit zahlr. Abb. Pbck.
ISBN 3-431-03219-2

Dr. Patrick Horay/David Harp
**Die 10-Minuten
Heißwassertherapie**
Schnelle Hilfe bei Rückenschmerzen
und Verspannungen.
112 S. mit zahlr. Abb. Pbck.
ISBN 3-431-03316-4

Monika Husel/Astrid Stein/
Gernot Knaus
**Natürlich Heilen –
Umweltmedizin heute**
Die erfolgreichsten Therapien
der Welt.
160 S. Pbck.
ISBN 3-431-03287-7

Monika Husel/Gernot Knaus/
Hans Finck (Hrsg.)
Nie wieder krank
Neue Therapien gegen Allergien,
Candida, chronische Müdigkeit.
2. Aufl. 128 S. Pbck.
ISBN 3-431-03198-6

Dr. med Josef H. Kaiser (Hrsg.)
Das große Kneippbuch
Handbuch der naturgemäßen
Lebens- und Heilweise.
Sonderausgabe.
10. Aufl. 596 S. mit vielen Abb. Geb.
ISBN 3-431-02286-3

Sebastian Kneipp
**Meine Wasserkur–
so sollt ihr leben**
Herausgegeben und bearbeitet von
Dr. med. Christian Fey
2. Aufl. 512 S. mit. 12 farb Abb. Zahlr.
Zeichnungen. Geb.
ISBN 3-431-02981-7

Peter Köster
Spagyrik
Die Alternative: Heilung aus Pflanzen.
240 Seiten. Pbck.
ISBN 3-431-03154-4

Kevin und Barbara Kunz
Durch die Füße heilen
Anleitungen zur Reflexzonen-
Therapie.
4. Auflage. 156 S.
mit 363 Zeichnungen. Pbck.
ISBN 3-431-02666-4

Ulrich W. Teleu/
Michael A. Grenzebach
Wer heilt, hat recht!
Naturheilweisen–wie sie wirken,
was sie können.
130 S. mit farb. Abb. Pbck.
ISBN 3-431-03048-3

Norbert Wölfl
Ganzheitstherapie bei Allergien
128 Seiten. Pbck.
ISBN 3-431-03078-5

Ratgeber Ehrenwirth